LA MÉDECINE

SANS MÉDECIN.

IMPRIMERIE MOREAU, RUE MONTMARTRE, N°. 39.

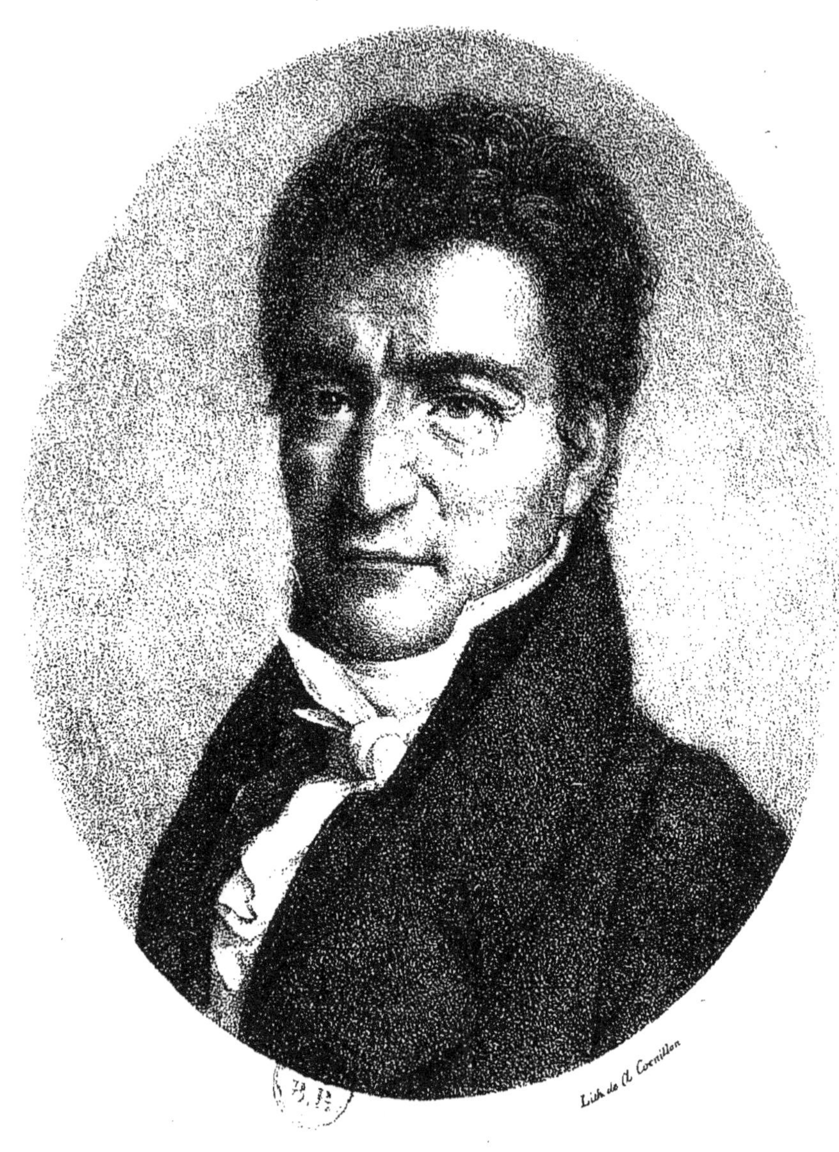

A. ROUVIÈRE,

Médecin Consultant, Ancien Professeur d'hygiène au Lycée de Paris, Membre-Fondateur de l'Athénée Royal.

Offert aux Membres de l'Athénée par leur dévoué Confrère. Lefèvre.

LA MÉDECINE

SANS MÉDECIN,

OU

MANUEL DE SANTÉ,

OUVRAGE DESTINÉ A SOULAGER LES INFIRMITÉS, A PRÉVENIR LES MALADIES AIGUES, A GUÉRIR LES MALADIES CHRONIQUES, SANS LE SECOURS D'UNE MAIN ÉTRANGÈRE,

PAR AUDIN-ROUVIÈRE,

MÉDECIN CONSULTANT, ANCIEN PROFESSEUR D'HYGIÈNE AU LYCÉE DE PARIS, L'UN DES FONDATEURS DE L'ATHÉNÉE ROYAL, ET MEMBRE DU BUREAU DES CONSULTATIONS MÉDICALES.

> Videtur autem mihi maximè de hâc arte dicturum opportere vulgo ac plebeis hominibus nota dicere.
>
> HIP., De vet. med., IV.

> Les malades guérissent quelquefois sans médecin; mais ils ne guérissent pas pour cela sans médecine.
>
> HIPPOCRATE.

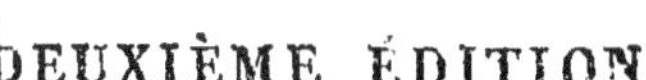

DEUXIÈME ÉDITION.

A PARIS,

CHEZ L'AUTEUR, RUE D'ANTIN, N°. 10,

ET CHEZ LES PRINCIPAUX LIBRAIRES.

1824.

TABLE RAISONNÉE

DES MATIÈRES,

PAR ORDRE ALPHABÉTIQUE.

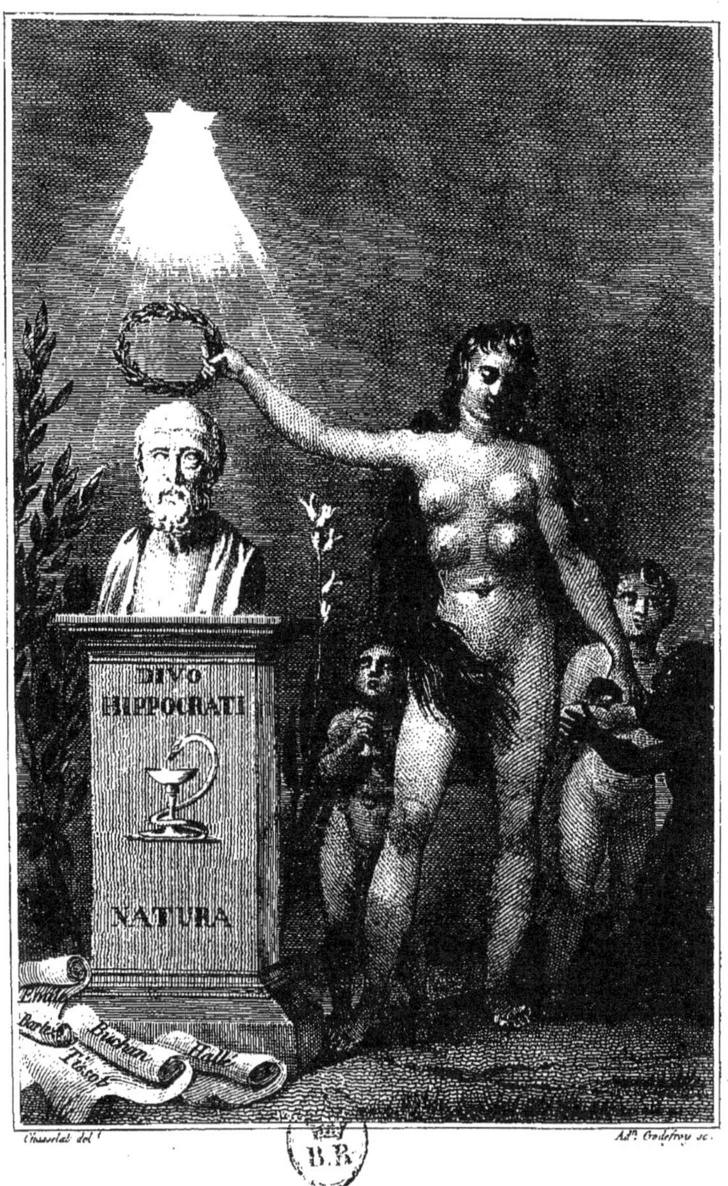

Chasselat del. Adr. Godefroy sc.

LA NATURE COURONNANT HIPPOCRATE.

RÉFLEXIONS PRÉLIMINAIRES.

Les sciences et les arts n'ont cessé, depuis près d'un siècle, de marcher vers la perfection avec une grande rapidité. De nos jours, l'esprit philosophique a débrouillé le chaos d'une foule de connaissances; il a remplacé le jargon systématique de l'école par des observations et des faits. Des ténèbres qui obscurcissaient la nature à nos yeux, il a fait jaillir la lumière; enfin le flambeau du génie nous a, pour ainsi dire, révélé un nouveau monde. Si les Aristote et les Descartes, revenant sur la terre, ne se prosternaient pas devant les monumens scientifiques que la vérité a élevés sur les ruines de leurs ingénieux systèmes, ils avoueraient hautement, du moins, que la physique, la chimie et l'histoire naturelle n'ont mérité le nom de sciences que dans l'état où elles se trouvent aujourd'hui.

La littérature même, depuis le siècle brillant de Louis XIV, n'a pas dégénéré. Les chefs-d'œuvre littéraires sont, il est vrai, moins nombreux; mais la justesse, la précision de la pensée, et l'élégance du style, sont des avantages plus communs parmi ceux qui cultivent les lettres; la force des choses, en divisant les fortunes, en multipliant les professions, semble avoir morcelé le domaine de la science et celui de la littérature; nous sommes, si l'on veut, la monnaie des grands écrivains du dix-huitième siècle, époque mémorable dans l'histoire de l'esprit humain, mais une monnaie qui a conservé tout l'éclat de son origine. La médecine de nos jours ne représente-t-elle pas la monnaie des Boërhaave, des Haller, des Sénac, des Vicq-d'Azir, des Barthez?

Le barreau est devenu éloquent; la science a dépouillé sa sécheresse, l'érudition son pédantisme. Un ouvrier mécanicien parle de son art avec plus de correction et de justesse que ne faisaient les membres de l'académie des sciences, alors qu'elle était encore au berceau. Un élève de Dupuytren possède plus de connaissances anatomiques, de notions physiologiques, que n'en pouvait avoir un des membres de la même académie, dont le mince bagage, en y entrant, consistait dans un petit mémoire, traduit d'une thèse étrangère.

L'accroissement prodigieux que les sciences physiques, surtout, ont acquis depuis trente à quarante années, peut-il être contesté? N'est-ce point au génie observateur et patient des hommes qui ont recueilli des faits certains pour en déduire des conséquences rigoureuses, que nous en sommes redevables?

Quoique la chimie soit la seule science dont une marche aussi sûre ait entièrement renouvelé la face, on peut dire qu'elles se sont toutes ressenties des excellens conseils de l'immortel Bacon. La médecine elle-même a éprouvé, en quelque manière, ce grand élan de l'esprit humain. Remarquons, cependant, que, au milieu de cette amélioration générale, quand tout se perfectionne, quand les efforts de l'esprit humain se dirigent avec tant de succès vers la découverte des moyens qui peuvent diminuer nos besoins ou multiplier nos jouissances, remarquons que la santé, qui nous montre la nature sous un aspect si brillant, qui nous rend la vie si douce, est encore un problême pour bien des gens, malgré tous leurs efforts pour le résoudre.

Depuis Hippocrate jusqu'à nos jours, on a constamment observé des maladies, décrit des symptômes pathologiques, indiqué des traitemens ; l'esprit d'observation a présidé à de nombreuses recherches ; on a publié des aperçus ingénieux, inventé des classifications, multiplié les nosographies, imaginé des nomenclatures de maladies ; mais, hélas ! les seuls auteurs des livres y ont gagné, et la santé de l'homme n'en a pas moins éprouvé des altérations que l'art n'a pu réparer.

Une maladie vient-elle affecter notre système ? le médecin, dont nous invoquons le secours, en observe les symptômes, à l'aide de sa mémoire et de ses livres ; il parvient à la classer, et prescrit un traitement qui, employé une fois avec succès, produit quelquefois des résultats contraires ; le livre n'a pas tout dit, ou le médecin n'a pas tout vu. D'ailleurs, que de circonstances, que de modifications ont pu survenir ! L'influence atmosphérique, le genre des alimens ou des boissons ; la force ou la faiblesse de la constitution, la nature de nos occupations, tant d'autres circonstances peuvent changer le caractère de nos maladies, et nous soustraire à l'efficacité du traitement, que la médecine n'a le plus souvent que le triste mérite d'entretenir le reste d'espérance qui accompagne l'homme au tombeau.

Combien la chirurgie, au contraire, et les savans, qui la cultivent, sont dignes de nos hommages! Cette science, tout-à-fait positive et ennemie des hypothèses, voit le siége du mal avec des yeux clairvoyans, et l'attaque, armée du scalpel; pour sauver le tout, elle en retranche une partie; elle appelle la souffrance au secours de la souffrance; et le malade, rendu à la société, est dédommagé de la perte de la partie dont le scalpel a opéré le sacrifice, par la vigueur nouvelle des parties que l'instrument a épargnées. Ainsi le vigilant jardinier enlève à l'arbre les branches dont la corruption peut le faire périr tout entier. La chirurgie ne détruit pas toujours; sa fonction est aussi de réparer : elle peut rendre la lumière aux yeux qui l'ont perdue, le mouvement à des membres perclus, et ouvrir les portes de la vie à l'enfant dont les entrailles maternelles semblent ne pas vouloir se détacher.

Si la physiologie obtient des résultats brillans, et la chirurgie des effets presque divins, de quels avantages peut se glorifier la thérapeutique clinique, telle que la plupart des médecins l'exercent aujourd'hui? Incertaine dans son objet, incertaine dans ses moyens, quoiqu'elle soit destinée à soulager ou à guérir les organes internes, ce n'est, pour ainsi dire, qu'à tâtons qu'elle opère, et presque toujours elle se trouve réduite à un *peut-être*. Quand toutes les sciences ont fait des progrès, pourquoi est-elle encore environnée de ténèbres et dans une situation stationnaire? Toutes les sciences ont abjuré les nomenclatures superflues, et ramené les faits à des bases invariables; et la médecine pratique, au contraire, s'obstine à tout confondre, à tout brouiller, à multiplier les êtres sans nécessité. Chaque nuance nouvelle dans un symptôme, est devenue, pour la plupart des médecins praticiens, une nouvelle espèce de maladie, et a nécessité un traitement nouveau. Disons-le hardîment: la médecine est aujourd'hui une science qui ne repose guère que sur une multitude de faits difficiles à obtenir, difficiles à expliquer, et sur des traditions, la plupart fausses ou inexactes; et pourtant elle exerce une influence journalière et inévitable sur le bien-être et la vie d'un grand nombre d'individus.

Quelle est donc la cause qui rend la médecine pratique si éloignée des résultats qu'elle promet? Les élémens de la nature sont très-peu nombreux, quoique les combinaisons en soient infinies; qui croirait, par exemple, que le nombre prodigieux de plantes, dont les formes variées charment nos yeux, soumises à une distinction artificielle, ne forment que trois ou quatre élémens, et que ces trois ou quatre élémens sont le résultat de toutes celles qui croissent dans les quatre parties du monde, et sous les climats les plus opposés? Ces plantes ne sont-elles pas exposées, comme nous, à des états maladifs? Que fait-on pour rendre la force à leur végétation affaiblie ? si elles souffrent d'une température trop chaude, on les met à l'ombre ; d'une température trop froide, on les expose à la chaleur bienfaisante d'une serre ; si la terre qui renferme leurs racines est trop sèche, on l'arrose ; si elle est trop humide, on cesse de l'arroser.

Ne rirait-on pas du charlatanisme d'un agriculteur qui entreprendrait de nous dresser une longue et fastidieuse nomenclature des symptômes sous lesquels l'état maladif d'une plante se présente ; de bâtir, sur ce système, une nomenclature plus longue encore de remèdes et d'observations plus heureuses ; qui conseillerait tel remède quand le bout de la branche souffrirait ; tel autre quand c'en serait le milieu qui se viderait ; de faire une incision dans un autre cas, et de tirer de la sève jusqu'à épuisement?

Voilà pourtant ce que l'on fait pour nous rendre la santé, quand nous sommes malades ; or notre santé n'est-elle pas une espèce de végétation? n'est-il pas démontré que notre corps, ainsi qu'une plante, soumis à l'analyse chimique, peut se réduire à cinq ou six principes fondamentaux, et que ces principes se rencontrent dans l'encéphale, le canal intestinal, le cœur, les poumons, etc. ? On croirait, à en juger par la conduite de la plupart des praticiens, que le mal est un principe étranger qui vient s'emparer de notre système organique, sous plusieurs combinaisons simultanées ou successives, et qu'il faut expulser aujourd'hui par tels moyens, et demain par tels autres. Cependant la nature nous démontre que le mal n'est qu'un dérangement dans nos principes constitutifs et leurs forces vitales. Rétablir l'ordre et les proportions dans ces principes et dans ces forces, c'est là le vrai moyen curatif à employer par la médecine.

A quelle autre époque cet ouvrage que nous livrons au public, pourrait-il être plus favorablement accueilli ? Nous fondons l'espérance de son succès sur l'attention des esprits graves et méditatifs, qui se portent particulièrement sur cet art de guérir, si différent de celui des médecins dont nous avons signalé les vicieuses méthodes, les fausses opinions. Peut-être nous objectera-t-on la foule d'ouvrages qui ont déjà paru dans ce genre, et sous tant de titres différens; nous ne nous arrêterons point à démontrer l'insuffisance du plus grand nombre, dont la raison du public a déjà fait une dédaigneuse justice. Un simple aperçu de notre plan est la meilleure preuve que nous puissions donner au lecteur de la vérité de notre doctrine et de la droiture de nos intentions, en traitant de la médecine populaire.

L'ancienne célébrité dont jouissait l'*Avis au peuple*, de Tissot, nous a, pour ainsi dire, imposé l'obligation de suivre à peu près la même marche, en nous écartant cependant de son cadre, qui a dû nécessairement offrir des erreurs et des imperfections que les progrès de la science ont rectifiées.

Afin de rendre notre ouvrage digne du temps où nous vivons, nous avons cru devoir présenter, dans une suite d'articles, sous une forme concise et philosophique, la théorie des diverses maladies chroniques avec le traitement qui leur convient. Cependant, quoique les maladies aiguës n'entrent point dans notre plan, et que nous ayons donné à cet ouvrage le titre de *la Médecine sans médecin*, nous ne prétendons point exclure absolument l'assistance du médecin, mais seulement assigner les circonstances dans lesquelles on pourroit s'en passer, relativement à plusieurs maladies chroniques.

Quelques écrivains, dont les plus célèbres sont Montaigne, Molière, J.-J. Rousseau, ont calomnié la médecine. C'est une injustice à laquelle nous pourrions opposer le jugement de Descartes, de Voltaire et de Bernardin de St.-Pierre. Afin de modifier, pour ainsi dire, le titre de notre ouvrage, nous citerons seulement ce dernier écrivain : *Si je faisais*, dit-il, *une nouvelle édition de mes ouvrages, j'adoucirais ce que j'ai écrit sur les médecins ; il n'y a pas d'état qui demande autant d'études que le leur ; par tous pays ce sont les hommes le plus véritablement savans.*

J'ajouterai aux belles paroles de Bernardin de St.-Pierre, qu'il n'est pas de plus noble ministère que celui de médecin, car un médecin de génie est le plus beau présent que la nature puisse faire au monde. C'est à lui que les hommes doivent la conservation du plus précieux de tous les biens, *la santé* : le père lui confie celle de son enfant, l'époux celle de son épouse ; il veille sur celle du monarque comme sur celle de l'habitant des chaumières. Sa main délicate et sacrée préserve l'enfant qui va naître des dangers qui menacent sa débile existence, même avant qu'il aît vu le jour. Ses soins défendent l'enfance contre les maux qui l'assiégent, protégent l'adolescence et soutiennent la vieillesse. A toutes les époques de son existence, l'homme appelle les secours de la médecine et rarement il les implore en vain. En attaquant le médecin inhabile, rendons justice aux praticiens éclairés dont les consolations sont, peut-être, autant que les ordonnances, un baume pour le malade aux prises avec la souffrance; et dont les conseils, sans garantir orgueilleusement la santé, peuvent efficacément aider la nature.

Ce sont les maladies chroniques, que nos consultations journalières nous ont mis à portée de mieux connaître, que nous croyons pouvoir dire n'avoir point été assez aprofondies par les médecins. Nous les avons assez étudiées, pour être en état de juger que la plupart des médecins les ont tout-à-fait négligées. Un jeune médecin, qui a suivi la clinique des hôpitaux, habitué à ne voir que les crises des maladies, qui n'est appelé qu'auprès d'un malade tourmenté par un accès, et qui dédaigne ou n'a pas le temps de s'occuper de ces maux domestiques qui ne finissent qu'à la mort de l'individu, peut-il donner, dans une maladie chronique, dans une de ces maladies que l'on traite vulgairement d'*imaginaires*, des conseils aussi bien adaptés à la situation des malades, que ceux qui nous sont suggérés par trente années d'une expérience journalière? Non, sans doute; la science médicale n'est point infuse, et l'expérience est la seule école de notre siècle. Nos essais ont été aussi nombreux que nos lectures. Après bien des traitemens de plusieurs sortes, nous sommes parvenus à nous convaincre que celui que nous avons adopté est le meilleur.

En dépit des partisans des sangsues et des brillantes théories du docteur Broussais, nous avons écouté la voix de la nature, et le système d'une sage purgation nous a paru le plus conforme à celui du corps humain. Il existe, soit dans l'ensemble de l'organisme, soit dans chacun de ses élémens, une tendance à une marche régulière et douce, et ce n'est que par une étrange exception aux lois vitales, que l'économie se trouve en proie à des secousses, à des impulsions irrégulières. L'uniformité que suit la nature dans l'acte de la vie, est la véritable règle de conduite pour le médecin qui ne doit considérer, dans la thérapeutique, les mesures violentes que comme des moyens dangereux, lors même qu'elles paraissent nécessaires. Si les propriétés vitales d'un organe essentiel sont profondément altérées, s'il s'y développe une action locale, intense et horriblement douloureuse, et qui, se concentrant sur un seul point, menace de là tout l'organisme, il faut, sans doute, opposer à cette altération une médication prompte, violente, et capable de rétablir l'égale distribution de la vitalité. Agissez donc pour obtenir ce résultat; multipliez les applications douces, stupéfiantes, près et loin de l'endroit affecté, employez les rubéfactions et les irritations; frappez, s'il en est besoin, l'organisme entier. Des topiques glacés, s'il est possible, puis des pédiluves chauds et des frictions générales, pourront dissiper en peu de temps cette concentration des forces vitales.

Une seule question s'est présentée à nous au sujet des maladies chroniques : nous nous sommes demandé si la saignée devait procurer aux malades un soulagement plus réel que la purgation, ou en d'autres termes, si le principe morbifique devait sortir avec le sang dont on épuise un malade, ou bien si ce principe devait avoir la même issue que les matières excrémentielles. Notre expérience ne nous a pas permis d'hésiter un instant en faveur de la purgation et du purgatif annoncé dans cet ouvrage. C'est aujourd'hui la mode de ne voir que des phlegmasies dans le dérangement de la santé, et conséquemment, d'ordonner les sangsues, l'eau gommée, les boissons acidulées et tout l'appareil antiphlogistique. Quel contresens pour la curation des maladies chroniques! Aussi, voyons-nous entrer chaque jour dans notre bureau de consultations, des victimes de ce mauvais traitement! Que de plaintes, que de reproches ces malades nous adressent contre les médecins praticiens dont ils ont invoqué le secours! Lesquels devons-nous accuser? Malheureusement, l'art médical n'est pas un de ceux qui ne sont exercés que par des hommes supérieurs à l'intérêt ; s'il est partout d'heureuses exceptions, et si l'on compte un certain nombre de médecins qui honorent leur profession, il en est d'autres qui accueillent des opinions que leur raison eût repoussées. C'est pourquoi quelques-uns de ces derniers ne se décident jamais à prescrire un remède dont ils connaissent l'efficacité, mais qu'ils ne peuvent revêtir du faste d'une ordonnance; ils savent trop bien que le malade aime à les voir prendre la plume pour rédiger un acte de cette espèce, et que ce serait par trop bref que de lui dire: Faites acheter une bouteille de *toni-purgatif.* D'ailleurs, ce médicament étant accompagné de toutes les instructions préalables, le médecin ne pourrait développer son savoir, et il se croirait humilié en voyant son malade guéri par un moyen qui ne lui appartiendrait pas exclusivement; mais nous en connaissons de plus modestes et de plus désintéressés, qui souvent nous adressent des malades. Devons-nous nous en applaudir, que ce soit, ou non, en désespoir de cause?

De cet état de la médecine, tel que nous l'avons exposé, et de ce caractère de plusieurs médecins, ne pouvons-nous pas conclure que tout homme pourrait être son propre médecin, surtout à quarante ans, ainsi que l'a dit J.-J. Rousseau?

Mais, dira-t-on, comment un malade suppléera-t-il lui-même à l'inhabileté de son médecin? Comment pratiquera-t-il sur lui-même la médecine, si celui qui l'a étudiée ne sait ni caractériser sa maladie, ni y remédier? Ce n'est point là ce que nous prétendons; nous disons seulement que l'habitude qu'un homme éclairé contracte de s'occuper de sa santé, et qu'une étude suivie de sa constitution physique, de ce qui lui a réussi ou non, dans telle ou telle circonstance, sont des élémens par le moyen desquels il peut, dans l'état de maladie, beaucoup mieux définir son mal qu'un médecin inhabile.

Dans les temps héroïques, les guerriers, les rois

même ne dédaignaient pas de s'initier dans un art qu'avaient exercé populairement Apollon, Hermès ou Mercure, Chiron, Hercule, Thésée, Jason, Macaon, Patrocle, Esculape, Orphée, et plusieurs autres grands hommes. Les druides, prêtres gaulois, exerçaient la médecine; les rois d'Egypte et de Judée en faisaient une de leurs occupations, et Salomon s'adonnait à la botanique; dans les Indes, les brachmanes ont de tout temps pratiqué l'art de guérir; Caton le censeur était son propre médecin et celui de sa famille. Enfin, dès les temps les plus reculés et chez tous les peuples, il a existé une médecine populaire, simple comme la nature, éloignée des savantes théories, et par laquelle l'homme conservait ou rétablissait sa santé, sans le secours des médecins de profession, et tout en raisonnant sur ses maladies et sur les remèdes qui leur conviennent. Vespasien a prononcé leur condamnation par ces paroles: *La tourbe des médecins m'a accablé. Turbâ medicorum perriisse*, dit Pline. *La santé*, dit Cicéron, *se soutient par la connaissance de notre corps et des choses que l'expérience a prouvé être favorables ou nuisibles. La médecine*, dit Celse, *est une partie de la science de la sagesse.*

Eh! n'est-ce pas à cette médecine populaire dont nous parlons, que nous sommes redevables de l'émétique et de la vaccine, et de leur propagation? Cette médecine, ainsi que la religion, ne produit-elle pas les plus heureux effets, par la raison qu'elle est accessible à tous, et que tout homme qui connaît son propre tempérament, connaît aussi les remèdes convenables à ses maux. Quelle opinion devons-nous donc avoir des déclamations de quelques jeunes novateurs qui se regardent comme seuls dépositaires du feu sacré des autels d'Épidaure? Qu'ils nous disent qui, dans les campagnes, portera la consolation dans l'âme de l'habitant des chaumières, et dans les villes dans le cœur de l'indigent ; la guérison à tous ces infortunés qui portent le poids du jour et de la chaleur, et pour lesquels il n'existe point de médecins ? Accompliront-ils eux-mêmes ces devoirs sacrés de l'humanité et de la religion ? Ne les abandonneront-ils pas au zèle de la sœur de charité, du bon curé, d'une dame de la paroisse, d'un chirurgien humain et impartial, qui s'est pénétré de la lecture des livres sur la médecine populaire, qu'il plaît au pédantisme de dédaigner? Faudra-t-il que ces malheureux périssent, parce que de prétendus savans ne seront pas entrés sous leur humble toit.

L'homme de l'art, solidement instruit, ne craint pas de vulgariser son langage et ses procédés ; il n'appartient qu'à la médiocrité de dire qu'aucun médecin célèbre ne s'est exercé dans la composition d'ouvrages à la portée du peuple. Elle ignore sans doute que, dans ce nombre, nous devons compter les Van-swieten, les Sidenham, les Boërhaave, les Hoffmann, les Helvétius, les Tissot, les Buchan, les Lieutaud, les Cabanis, les Barthez, parmi les modernes ; Celse et Hippocrate parmi les anciens.

Boërhaave, celui qui, peut-être, après Hippocrate, a le plus honoré la médecine et l'humanité, ne craint pas de dire que *si l'on vient à peser mûrement le bien qu'a procuré aux hommes, depuis l'origine de l'art jusqu'à ce jour, une poignée de vrais fils d'Esculape, et le mal que la multitude infinie de docteurs de cette profession a fait au genre humain dans cet espace de temps, on pensera sans doute qu'il serait beaucoup plus avantageux qu'il n'y eût jamais eu de médecin dans le monde.* (Instit. med., p. 401.) De quels médecins le grand Boërhaave a-t-il voulu parler ici ? est-ce de ceux qui, sans prétention, sans faste, mais guidés par l'expérience, exercent envers leurs semblables la médecine populaire ? Non ; mais de ceux qui soumettent la vie des hommes à leurs systèmes, et qui, comme nous l'avons dit plus haut, inventent pour chaque symptôme un nouveau médicament.

Les guérisons, énoncées dans ce livre, sont une preuve certaine que le remède qui les a opérées, est de la plus grande efficacité dans presque toutes les maladies chroniques, et même à la fin des maladies aiguës, et pendant la convalescence. Si plusieurs hommes de l'art voulaient parler franchement, ils avoueraient, avec plusieurs de leurs confrères, que, si d'abord ils ont pu douter des heureux effets du *toni-purgatif*, ils sont aujourd'hui forcés de convenir qu'il est peu de maladies chroniques dont il ne puisse hâter ou achever la guérison. Justice lui est déjà rendue par ceux-là même qui, soit mauvaise humeur, soit dédain obligé, ont affecté de le déprécier : tôt ou tard les brebis égarées reviennent au bercail. Que prétendons-nous qui ne soit conforme à la doctrine des plus savans médecins anciens et modernes? Nous disons qu'en général le sang est moins le principe des maladies que les humeurs; que le sang est un principe de vie, et que de sa nature il est pur et incapable de nuire; que la médecine doit s'appliquer à chasser du corps les principes morbides qui troublent tout le système; nous disons que ces principes, qui ne sont que des humeurs viciées, ne résistent point aux purgatifs, et que les sangsues ne sont bonnes qu'à affaiblir, chez les malades, les forces vitales; enfin, nous disons que les vomitifs, en ébranlant les appareils thoraciques et digestifs, leur enlèvent leur tonicité et les disposent aux maladies. Rien n'est donc plus simple que notre doctrine; et rien ne prouve mieux l'efficacité de notre méthode, que d'être, indépendamment de l'expérience, établie sur des principes aussi certains.

Lecteurs, souvenez-vous que celui qui vous parle, n'est ni un savant en *us* ni un pédagogue systématique; mais un homme simple, ami de la vérité, sans parti, sans système, éloigné des cotteries médicales, qui n'a point partagé les préjugés de la fourrure, et qui, par conséquent, a eu plus de loisir pour étudier les infirmités humaines. Ses raisonnemens sont moins fondés sur des principes que sur des faits, et il croit ne pouvoir mieux vous mettre en état d'en juger, que de vous rapporter dans ce livre quelques-unes des observations qui les lui ont suggérés.

CHAPITRE PREMIER.

Double organisation de l'homme.—Description de l'estomac.—Idée de la digestion.—Du siége probable des maladies.—Du principe morbifique des humeurs.

§. Ier. — *Double organisation de l'homme.*

L'HOMME renferme deux êtres ou deux substances : par l'une, il vit ; par l'autre, il pense ; l'une est le centre des forces qui l'animent ; l'autre, le foyer de la pensée qui l'éclaire ; l'une crée sa vigueur ; l'autre fait naître ses sensations ; celle-là le rend l'égal des animaux ; celle-ci le fait roi de la nature. Mais, sans recourir aux termes de l'école, nous nommerons l'un, l'*estomac* et le *canal intestinal*, et l'autre, le *cerveau* ou l'*encéphale.*

Il existe tant de rapports sympathiques entre ces deux portions de notre existence, que le malaise de l'un nécessite toujours le malaise de l'autre : un vif chagrin vient-il affecter le système nerveux, les fonctions de la digestion se ralentissent, se troublent, et quelquefois se paralysent : *nous repoussons le pain, parce que nous sommes dans la douleur.* L'estomac se sent-il embarrassé, le cerveau se ressent aussitôt de ce malaise ; la tête est lourde ; une violente céphalée, ou une migraine plus violente encore, se manifeste ; notre paupière s'apesantit, et notre intelligence est frappée de stupeur.

Les moyens d'atteindre le mal diffèrent selon les deux siéges qui le renferment. Un traitement doit être employé, quand c'est l'estomac qui paralyse l'intelligence, et un autre, quand c'est l'intelligence qui trouble les fonctions de l'estomac. Dans ce dernier cas, la voix d'un ami, les conseils de la sagesse, les consolations de la vertu, la vue du clocher du village qui nous a vu naître, les embrassemens de famille, sont bien plus puissans que tous les secours d'Epidaure; et le Suisse, soldat mercenaire dans l'étranger, à qui les sons mélancoliques de la chanson de ses vallées ont enlevé la soif des combats et rendu l'amour de la vie, se hâte de quitter la pompe des villes, qui ne ramène point le calme dans son cœur, et bientôt il se retrouve tout entier, à la vue de ses lacs, de sa chaumière, de ses neiges, de ses rochers, *et de tous les objets de son amour.*

L'illustre Cabanis, dans son beau traité des *Rapports du physique et du moral de l'homme*, a fait faire de grands progrès à la médecine philosophique; éloquence entraînante, pompe de style, force de jugement, élévation des idées, telles sont les qualités brillantes qui ont fait le succès impérissable de cet ouvrage. Cabanis a développé avec une rare sagacité les rapports de l'étude de l'homme physique avec celle des procédés de son intelligence, et ceux du développement systématique de ses organes avec le développement ou le siége de ses sensations et de ses passions; il a éclairé des points obscurs de la physiologie des nerfs; il a consacré cette distinction importante entre les mouvemens qui dépendent des nerfs, organes de la sensibilité, et les mouvemens involontaires qui résultent d'impressions reçues par les diverses parties dont les organes sont composés; et il a prouvé que toutes les idées et déterminations de la volonté ne viennent pas uniquement des sens, comme on le pensait d'après Locke et Condillac, mais que les impressions résultantes des fonctions de plusieurs organes internes y contribuent plus ou moins, et dans certains cas paraissent les produire exclusivement. C'est à ces impressions intérieures que se rapportent les diverses déterminations dont l'ensemble est désigné sous le nom d'instinct. Quoi de plus imposant que cette idée de Cabanis! *Il faut considérer le cerveau comme un organe particulier, destiné spécialement à produire la pensée, de même que l'estomac et les intestins à faire la digestion, le foie à filtrer la bile, les parotides et les glandes maxillaires et sublinguales à préparer les sucs salivaires.* L'ouvrage des *Rapports du physique et du moral de l'homme* est rempli de ces vues approfondies, de ces idées lumineuses qui en ont fait naître d'autres et qui ont caractérisé l'écrivain penseur.

Suivant la doctrine de Bichat, qui atténue la puissance nerveuse, les viscères de la vie organique sont le siége exclusif des passions. Bichat développe sa théorie avec un art extrême; il la présente sous toutes les formes, il l'appuie sur les raisonnemens les plus spécieux. Les deux systèmes nerveux qu'il décrit isolément, semblent entièrement indépendans l'un de l'autre. Tous ces aperçus sur le siége des passions et les fonctions du cerveau paraissent aussi justes qu'ingénieux; cette distinction des deux vies, l'une de relation ou animale, l'autre intérieure ou organique, séduit l'esprit et frappe l'imagination. Cependant cette brillante théorie est démentie par les faits. Nous avons partagé l'erreur de Bichat jusqu'au moment où les belles expériences de Legallois ont dissipé l'illusion. Nous pensons donc que la vie organique est absolument indépendante du cerveau.

Malgré les expériences, nous sommes loin d'avoir des notions étendues et précises sur les facultés physiques du système nerveux ; malgré les travaux de Haller et de son école, malgré ceux de Bichat et de Legallois, nous ne possédons encore qu'un petit nombre de faits exacts et importans sur une question qui intéresse à tant d'égards.

Déjà l'on savait que les nerfs donnent à nos organes la sensibilité, et le mouvement à nos muscles; que le cerveau paraît plus particulièrement destiné aux phénomènes intellectuels, le cervelet aux mouvemens ; mais ce que l'on a ignoré plus long-temps, c'est que la moelle de l'épine est la partie la plus utile du système nerveux.

Là se trouve le siége principal de la sensibilité et la source de tous nos mouvemens; là réside l'instinct supérieur qui nous porte à respirer, de sorte qu'à la rigueur on pourrait vivre privé de cerveau et de cervelet ; mais la vie, sans moelle épinière, n'est plus possible un seul instant. Le professeur Magendie ne vient-il pas d'agrandir récemment (1) le cercle des découvertes, qui déjà sont sorties de cet heureux concours d'efforts, par quelques faits nouveaux qui viennent d'être ajoutés à ces faits importans, mais si peu nombreux encore. Le domaine de la physiologie positive est trop étendu pour qu'il soit possible de le prouver en un moment.

Comment ce qui peut être dit sur le système nerveux serait-il épuisé? C'est un sujet si important à connaître et si difficile à étudier ! Ce n'est qu'en appréciant les ré-

---

(1) Voyez son mémoire, lu à l'Institut.

sultats d'une bonne méthode expérimentale, qu'on apprendra à sentir quelle doit être son influence sur la science entière.

Puisse-t-elle donc, cette méthode heureuse, la seule qui convienne aux sciences naturelles, attirer à elle tous ceux qui portent aux progrès de nos connaissances un intérêt sincère! Puisse la science de nous-mêmes, selon la belle expression de Bàcon, marcher long-temps d'un pas assuré dans la carrière nouvelle où elle est entrée, et multiplier ainsi les découvertes qui honorent l'intelligence de l'homme et protègent son existence!

§ II. — *De l'estomac.*

L'homme, perdant tous les jours de sa substance, il faut qu'il la répare tous les jours. L'unique moyen de réparation qui dépende de lui, c'est l'alimentation : la nature fait le reste.

L'organe, destiné à une fonction si essentielle, doit jouir d'une haute importance dans le système; aussi voyons-nous que toutes les parties de notre être, qui cessent d'être en rapport avec lui, cessent en même temps de participer à la vie.

Un léger coup-d'œil, jeté sur ce principe de notre existence, ne servira pas peu à éclairer le public sur l'efficacité des moyens curatifs que nous lui offrons, et sur les dangers des moyens de ceux qui s'obstinent à chercher le mal partout où il n'est pas.

L'estomac est l'organe principal de la digestion. Il reçoit le premier les alimens qui ont été mâchés, ramollis, imprégnés de salive dans la bouche; et pendant le séjour que les alimens font dans sa cavité, il leur fait subir une première élaboration, celle du chyme. C'est un réservoir musculo-membraneux, contigu d'un côté à l'œsophage, de l'autre à l'intestin grêle, situé dans la région supérieure de l'abdomen, et occupant l'épigastre et une partie de l'hypocondre gauche. Il a la forme d'un cône recourbé sur sa longueur, et placé transversalement, de manière à ce que la grosse extrémité du cône soit à gauche, et la petite à droite. Le diaphragme et le foie lui correspondent supérieurement; inférieurement l'arc du colon, et le mésocolon transverse; postérieurement le pancréas, le petit lobe de Spigel, et la portion hépato-gastrique de l'épiploon; antérieurement, les cartilages des côtes sternales et les parois abdominales; au côté droit, le foie et la vésicule biliaire, et au côté gauche la rate.

Il y a peu de différence entre l'estomac de l'homme et celui de la femme. Dans celle-ci, il est seulement un peu plus petit. Il y a plus de variétés selon les âges : dans l'enfant, par exemple, la forme est moins conique, l'organe est plus globuleux ; il est aussi placé plus *obliquement, et presque perpendiculairement*. Dans le vieillard, la forme conique est plus prononcée, et l'obliquité de position plus considérable que dans l'âge adulte.

L'estomac n'opère pas l'animalisation entière de l'aliment; il ne fait que lui faire subir la *chymification*. Ce n'est que dans l'intestin duodénum que s'achève l'altération digestive, et que s'accomplit la *chylification*. Néanmoins cette fonction chymifiante de l'estomac rend ce viscère un des plus importans de l'économie animale, et de plus c'est à lui que la nature a attaché la sensation de la faim, par laquelle nous sommes avertis de recourir à l'alimentation. La manière dont les alimens s'accumulent, le séjour qu'ils y font, l'altération qu'il leur fait éprouver, la manière dont il les pousse ensuite dans le duodénum lorsqu'ils sont chymifiés, etc., tout cela constitue un des actes les plus importans de la grande fonction digestive.

L'espace de temps de cette fonction digestive dans l'estomac, quoiqu'on puisse le fixer, en général, à environ quatre heures, est cependant relatif à diverses circonstances qu'il importe de signaler. Il dépend 1°. de la nature et de la quantité des alimens : plus ils sont faciles à digérer, moins ils restent dans l'estomac ; plus ils sont durs et fibreux, plus leur séjour dans ce viscère se prolonge : la même proportion s'observe relativement à leur quantité ; 2°. de l'impression qu'ils font sur l'estomac : l'aliment qui plaît et qu'on désire, se digère plus parfaitement et plus promptement que tout autre ; 3°. de la préparation qu'ils ont subie avant d'être ingérés : s'ils ont été assez attendris par la coction ou la macération, et surtout s'ils ont reçu un certain degré d'assaisonnement nécessaire, dans l'état où nous vivons aujourd'hui, pour réveiller l'action de l'estomac, la digestion en est plus rapide ; 4°. du genre d'exercice ou d'occupation à laquelle on se livre après le repas : le travail du cabinet et les passions ralentissent ou suspendent la digestion ; lorsqu'on a pris peu d'alimens, il est utile d'imiter la conduite des animaux, qu'un instinct naturel porte alors au repos : l'exercice, au contraire, est utile pour prévenir les inconvéniens qui pourraient résulter d'alimens pris à l'excès ; 5°. de l'état du pylore : les alimens sortent plus ou moins rapidement de l'estomac, suivant que cette ouverture est plus ou moins dilatée ; 6°. enfin, de l'âge, du sexe, du climat, des saisons et des habitudes.

La plupart des maladies de l'estomac proviennent de la quantité et de la nature des alimens, et du séjour plus ou moins long qu'ils font dans ce viscère, ainsi que des boissons dont on fait usage. Comme ces maladies influent, par la mauvaise chymification dont elles sont la cause, sur toute l'économie, il importe de les prévenir ; et lorsqu'elles se sont déclarées, de prendre des mesures pour leur curation. Le moyen de les prévenir, c'est de n'user que d'alimens sains et de facile digestion, tels que les plantes potagères, les viandes faites et bien cuites ou bien macérées ; d'éviter tout excès dans l'usage de ces mêmes alimens ; de ne faire usage que de boissons qui aident à la force digestive de l'organe ; de s'interdire toutes celles dont l'effet est d'en affaiblir l'énergie par l'excès d'action qu'elles lui communiquent : telles sont, en général, celles qui, comme les liqueurs, contiennent beaucoup d'alcool.

Un grand nombre de personnes ont l'habitude, pour favoriser les fonctions digestives, de prendre du thé et du café. La première de ces boissons a une manière particulière d'exciter, dont l'effet ne se fait bien sentir que quelques heures après le repas. Quant au café, liqueur amère et aromatique, sa faculté stimulante est bien connue : personne n'ignore que son infusion, prise peu de temps après l'alimentation, développe l'activité du système digestif, et donne à l'âme un surcroît d'énergie qui favorise toutes les opérations de l'esprit : aussi est-il recherché des gens de lettres et des artistes.

Les excitans aromatiques et amers ont un grand empire sur l'action de l'estomac. Ils exercent sur la surface gastrique une impression stimulante. Aiguillonné par ces agens, ce viscère acquiert plus de vitalité ; sa contractilité, sa sensibilité, sa caloricité se développent. S'il est vide, cette grande vitalité fera naître le sentiment de la faim, et lui donnera plus d'énergie ; si, au contraire, il est rempli d'alimens, l'excitation que ces substances stimulantes y déterminent, accélère le travail de l'élaboration, la rend plus facile. Tous les jours nous nous servons du *toni-purgatif,* comme de l'un des meilleurs excitans qu'il y ait, pour combattre une pesanteur d'estomac, effet d'une digestion laborieuse ; mais le succès n'est assuré que quand les lenteurs, la difficulté de cette fonction dépendent de l'atonie, de l'inertie de l'estomac ou de la langueur des forces digestives ; car souvent cet accident tient à une cause contraire : l'estomac est dans une sorte d'érétisme, de contraction fixe, qui suspend son mouvement et arrête son action. Dans ce cas, les excitans nuisent ; un émollient, comme l'eau sucrée, avec quelques gouttes d'*essence éthérée,* est convenable.

Les indigestions sont les principales maladies de l'estomac, soit qu'elles soient produites par la mauvaise qualité des alimens et des boissons, soit par des excès dans l'alimentation. Comme elles étendent leur funeste influence sur toute l'économie, il importe souverainement aux personnes qui en sont attaquées, de recourir promptement au *toni-purgatif*, dont la propriété consiste principalement à dissoudre les matières accumulées dans la cavité de l'estomac, et à les précipiter vers le canal alimentaire, et de là dans le rectum.

Comme les mauvaises digestions, accidens un peu différens des indigestions, donnent naissance, si elles sont fréquentes, à des matières glaireuses, saburrales, et conduisent à la pléthore, les individus, attaqués de cette incommodité, particulièrement ceux qui mangent trop vite, et les vieillards, dont l'estomac est paresseux, doivent se soumettre à un régime diététique, pendant lequel ils feront usage, de temps en temps, d'une dose de notre *toni-purgatif*, et de quelques gouttes d'*essence éthérée et balsamique*, prises dans un verre d'eau, avant leur repas.

§ III. — *Digestion.*

La digestion est l'ingestion des alimens dans l'appareil digestif et leur élaboration dans cet appareil, de manière qu'une partie, transformée en un suc réparateur, va renouveler immédiatement le sang et les organes, tandis que l'autre, dépouillée de tout principe propre à être assimilé, est rejetée au-dehors.

Les alimens diffèrent entre eux, 1°. par leur digestibilité : les uns sont facilement et promptement digérés, les autres tardivement et avec peine; 2°. par la quantité de leurs parties qui forment le chyle et qui, conséquemment, nourrissent; 3°. par l'impression qu'ils font sur l'estomac : il en est de flatueux, d'autres qui ne le sont pas; les uns relâchent, les autres resserrent;

quelques-uns sont échauffans et excitans; 4°. enfin, ils diffèrent par ceux de leurs principes qui, étant absorbés, sans être changés en chyle, et n'étant pas assimilés, exercent dans l'économie une influence autre que la réparation du sang; influence qui exerce des actions particulières, véritablement médicinales, échauffe, rafraîchit, presse certaines sécrétions, celles de la bile, du lait, de la liqueur séminale. C'est à cause de cette différence entre les alimens, que leur choix n'est pas indifférent dans les maladies.

L'estomac, comme je l'ai dit (*voy.* pag. 21), est l'organe principal de la digestion. Il est situé dans le flanc gauche, entre le foie et la rate, de manière à ce qu'une de ses portions touche le diaphragme. C'est là que l'œsophage apporte les alimens, et où ceux-ci commencent à éprouver des changemens, qui sont les premiers degrés de l'état dans lequel ils peuvent réparer le sang. C'est là qu'ils sont changés en chyme. Cette concentration des alimens explique le danger attaché à une trop forte alimentation dans les maladies : elle fait concevoir les accidens, les indigestions qui surviennent, toutes les fois qu'un violent exercice, les travaux de l'esprit, les impressions morales viennent empêcher cette centralisation des forces sur l'estomac.

Le chyme formé dans ce viscère éprouve dans l'intestin duodénum une nouvelle élaboration, la *chylification*. Il y prend la forme dernière que doit recevoir de l'appareil digestif la partie nutritive des alimens, c'est-à-dire celle du chyle; aussi ce duodénum a-t-il été considéré par quelques-uns comme un second estomac.

La chymification a laissé beaucoup de choses obscures, et la chylification en laisse encore davantage. Ce qu'il y a de sûr, c'est que les sucs biliaires et pancréatiques servent à cette dernière opération, et que la première apparence de chyle dans l'appareil digestif coïncide avec l'apparence de ces sucs. Mais ce qu'il importe de remarquer, c'est que l'influence de ces agens de la chylification sur le chyme n'est pas toute chimique, mais qu'elle dépend de la vitalité. Une passion, une douleur, troublent, en effet, cette seconde digestion, comme on la nomme, aussi bien que la première : ce qui n'arriverait pas si l'action de la bile et du suc pancréatique versé sur le chyme, était toute chimique.

Les phénomènes digestifs, qui se passent dans l'intestin grêle, canal fort long, subséquent au duodénum, tendent à dépouiller la masse alimentaire de la partie chyleuse. Ce mouvement péristaltique consiste dans des contractions et ondulations graduelles des fibres circulaires qui existent dans la membrane musculeuse de l'intestin. Ces fibres se contractent successivement de haut en bas, de manière à faire cheminer la matière vers le gros intestin ; à mesure que la masse approche de ce dernier intestin, elle jaunit, durcit et acquiert de la fétidité.

Le chyle, arrivé dans le sang, ne se change pas de suite en ce fluide : il lui faut un certain temps pour s'y assimiler. Aussi le reconnaît-on, quelque temps après, dans le sang d'une saignée.

Il faudrait ici entretenir nos lecteurs des phénomènes digestifs qui ont lieu dans l'intestin duodénum, de ceux qui se passent dans l'intestin grêle, et de ceux des gros intestins ou de la défécation. Si nous avions voulu parler longuement de toutes les hypothèses imaginées pour expliquer la chymification, il nous aurait fallu rappeler les expériences de Spallanzani, celles plus récentes encore de M. de Montègre; mais ne sont-elles pas la plupart inadmissibles?

De nos jours on considère cette opération comme le résultat d'un grand nombre de causes : altération des alimens en eux-mêmes, influence de la chaleur du lieu, des mouvemens oscillatoires de l'estomac, surtout des sucs versés par les parois de ce viscère; de la salive, incorporée aux alimens, et avalée avec eux; de l'air qui a été enfin avalé, et qui agit ou par sa masse, ou par un de ses principes composans, etc. Déjà Boërhaave professait que les alimens renfermés dans l'estomac, comme dans un vase clos et chaud, éprouvaient un peu de fermentation et de putréfaction par la réaction seule de leurs principes composans, et qu'ensuite, par le concours des sucs salivaires œsophagiens, gastriques, qui leur étaient mêlés par le secours de l'air aspiré, de la chaleur développée dans l'organe, par l'influence des mouvemens oscillatoires de l'estomac et de ceux que lui impriment les artères voisines et les muscles de la respiration, ils achevaient d'être chymifiés.

Dumas admet encore que les alimens éprouvent dans l'estomac un commencement de fermentation, afin que les principes qui les composent soient unis, comme on dit en chimie, *à l'état naissant;* mais que bientôt cette fermentation est bornée par l'action vitale de la chymification. Il assigne, comme causes coïncidentes de cette chymification, la nature fermentescible des alimens, la facilité de leur dissolution et décomposition, l'énergie active des dissolvans gastriques, la chaleur et l'humidité de l'estomac, le mélange intime des sucs gastriques, l'introduction de l'air avec les alimens, les mouvemens de l'estomac et les contractions et dilatations alternatives de ses parois, ceux que lui impriment les agens respiratoires et les artères voisines, la puissance invisible de la vitalité.

Ce qui résulte de cette exposition, c'est que nous sommes loin d'avoir recueilli toutes les notions propres à faire connaître les mystères de la chymification. Non pas que nous croyons qu'on puisse jamais en pénétrer l'essence : toute science naturelle, quelle qu'elle soit, toute action reste inconnue dans sa nature, et l'on ne peut que saisir les conditions matérielles de sa possibilité, les circonstances dans lesquelles elle a lieu, et il en sera toujours ainsi de l'essence de la chymification ; mais, sans porter nos prétentions au-delà de ce qui est saisissable pour l'homme, nous croyons qu'on n'a pas encore découvert quels sont les agens précis de cette chymification ; et s'il y en a plusieurs qui y concourent, comme cela est possible, quelle est la mesure précise de l'influence de chacun d'eux. Que d'obscurités, par exemple, sur le suc qui suinte de l'estomac, et qui, à coup sûr, est une des premières puissances de la chymification! Comme l'influence des mouvemens oscillatoires de l'estomac est mal caractérisée!

Telle est l'exposition succincte de la digestion, de cette fonction complexe qui embrasse et emploie dans sa généralité d'autres fonctions, comme des sensations tant externes qu'internes, des actions musculaires, des sécrétions, l'absorption, etc. Son importance dans l'économie est extrême, 1°. en ce qu'elle fournit l'élément réparateur du fluide qui nourrit tous les organes du sang, et, que sous ce rapport, elle tient toutes les fonctions sous sa dépendance :

on sait que de mauvaises digestions amènent à la longue un état cachectique; que de bonnes digestions, au contraire, remontent une constitution usée ; 2°. parce qu'elle envoie sympathiquement, pendant qu'elle s'opère, des forces dans toute l'économie, et semble être ainsi un point d'appui pour toutes les fonctions ; on a vu en effet la faiblesse disparaître bien avant la chylification ; 3°. parce qu'elle entraîne, pendant sa durée, des directions diverses de la sensibilité, qui est tour à tour concentrée sur son appareil ou disséminée dans tout l'organisme. D'un autre côté, cette fonction, quoique capitale, est subordonnée, comme toute autre, aux deux conditions qui président partout, dans notre machine, à l'entretien de la vie : 1°. à l'arrivée d'un sang propre à entretenir la vie; sous ce rapport, elle est dépendante de la circulation qui lui apporte ce sang, de la respiration qui le vivifie, des sécrétions qui le dépurent, de l'absorption qui concourt avec elle à son renouvellement; et 2°. à une influence du système nerveux, soit que, directe, elle consiste en des sensations ou actions musculaires qu'elle emploie dans sa généralité, comme gustation, mastication, déglutition, défécation; soit qu'indirecte, cette influence nerveuse tienne à celle qu'elle a sur la circulation, la respiration, et dont la digestion est à son tour dépendante. C'est ainsi que dans les fonctions de l'homme tout ramène à cette réciprocité, à ce *consensus* d'Hippocrate, à ce cercle où le père de la médecine ne pouvait trouver ni commencement ni fin.

§ III. — *Du siége probable des maladies.*

Lorsqu'un malade se voit livré à une grande prostration des forces vitales, après avoir passé subitement du chaud à une atmosphère glaciale, on lui dit que la cause de sa maladie est une *sueur rentrée ;* quand la chute d'un corps pesant a ébranlé vivement une partie de sa charpente, l'a plongé dans le délire et dans les souffrances les plus aiguës, on regarde ce coup comme la cause de sa maladie; enfin, dans tous les dérangemens qui l'abattent, on ne manque pas de trouver la cause de ses affections intérieures dans un événement extérieur, qui lui est tout-à-fait étranger.

Cette persuasion ne nous paraîtrait que ridicule, si elle n'influait sur la pensée, et si elle n'entraînait des conséquences fâcheuses; ceux qui sont habitués à raisonner de la sorte, ne manquent pas de trouver la cause ou le siége de nos douleurs dans les différentes parties des organes qui en donnent des symptômes, plus ou moins exclusivement aux autres. Ainsi, qu'il nous survienne une ophtalmie, une surdité, un accès de goutte, une rétention d'urine, etc., la cause et le vrai siége du mal sont dans l'œil, dans l'organe de l'ouïe, dans la jambe, dans les reins, etc., et l'on dirige alors les moyens de guérison vers ces prétendus siéges de la maladie. Le public juge bientôt du succès de ces fatales méprises.

Non, non; la source du poison n'est pas dans les canaux qui en dérivent; l'effet ne peut en être même la cause. L'œil, les reins, la tête, etc., reçoivent; ils ne produisent rien. La cause probable du mal est dans le laboratoire commun qui les alimente tous, dans l'estomac et dans ses voies intestinales.

Arrêtez le mal dans son principe, surprenez le poison dans sa source; détruisez, non l'extrémité d'un rameau de la corruption, mais le germe lui-même; rendez à l'estomac ses premières forces, ses premiers sucs dissolvans, et il enverra de nouveau, dans toutes les branches du système, des fluides, doués de leurs premières proportions et de leur première salubrité. Tant que vous ne vous attacherez qu'aux aboutissans, vous pourrez faire disparaître un instant les symptômes; mais ils ne tarderont pas à se montrer encore, et peut-être sous un aspect plus effrayant, en apportant de nouveaux fluides délétères, qui partent du centre corrupteur. En voici deux exemples.

Un jeune homme, de la classe ouvrière, d'un caractère ardent, d'un tempérament sanguin, âgé d'environ vingt-cinq ans, sortant un jour d'auprès du feu, en courant, se sentit rudement frapper d'une porte, qu'un coup de vent poussa devant lui; son oreille meurtrie ne tarda pas à s'enflammer, et toute la tête devint lourde et pesante. Les premiers médecins qui le traitèrent, ne voyant la cause du mal que dans l'oreille, n'attaquèrent aussi que cet organe, et ne manquèrent pas de prodiguer fomentations et sangsues. Rien n'opéra. Pour nous, qui voyons la cause du mal dans le foyer de la vie, nous lui administrâmes le *purgatif* dont nous avons éprouvé de si heureux effets : la tête se sentit bientôt soulagée, l'oreille ne donna plus aucun symptôme d'inflammation, et le jeune homme ne tarda pas à reprendre ses travaux accoutumés.

Une femme, robuste et alerte, d'un tempérament pourtant lymphatique, fut presque subitement attaquée d'hydropisie et d'asthme. Quant au premier mal, les médecins ne voyaient d'autre remède que la ponction ; et quant au second, ils désespéraient de la guérison. Plusieurs doses successives de ce *purgatif*, administrées avec sagesse, vinrent à bout de ces deux maux, et nous eûmes le bonheur de conserver à une famille respectable ce qui faisait son unique espoir.

Qu'avons-nous fait dans ces deux cas? nous avons attaqué le mal dans les intestins même, parce que nous ne pouvions l'attaquer ailleurs. Ainsi, nous avons détruit le principe morbifique qui empêchait la véritable coction gastrique. Comme les sucs n'arrivaient plus à leur destination que dans des proportions non naturelles, les parties du corps, où se dirigeaient ces sucs viciés, ne pouvaient manquer d'éprouver des altérations tôt ou tard très-dangereuses.

Certes, comment la nature qui se montre partout si conséquente, si bonne, si ingénieuse et si simple dans ses moyens, comment la nature pourrait-elle échapper au juste reproche d'une déraison impardonnable, si elle avait mis la cause de nos maladies dans tout autre foyer, de sorte qu'il nous fût impossible de l'attaquer dans les *viscères abdominaux?* N'est-ce pas là, en effet, le seul organe qui soit, si je puis m'exprimer ainsi, perméable à nos efforts? Pouvons-nous arriver à toute autre partie de nous-mêmes, par une autre voie que par celle que nous montre la nature? Nous est-il donné d'arriver à un des tissus intérieurs sans rompre le tissu extérieur, et par là de traiter un mal sans faire une nouvelle blessure ? Et quand c'est un des organes principaux et essentiels de la vie qui se trouve affecté, tel que le cœur, le cerveau, les poumons, etc., pouvons-nous les atteindre par une autre voie que le canal alimentaire, sans mettre plus ou moins la vie en danger.

Il n'y a en ceci de nouveau que les moyens curatifs, que nous nous empressons d'offrir à la santé des malades, et dont nous n'hésitons pas de proclamer les vertus conservatrices, parce que, parfaitement éclairés par une expérience plus raisonnée et établie sur des faits mieux coordonnés, nous en avons reconnu de plus en plus la haute importance et l'incontestable efficacité, et que les bénédictions du pauvre comme celles du riche, sont venues encourager notre entreprise.

§ IV. — *Principe morbifique des humeurs.*

Nous avons dit que le principe de nos maladies a essentiellement son siége dans le canal intestinal, et que c'est là que les moyens curatifs doivent l'attaquer.

On se demandera, peut-être, ce que c'est que ce principe, et en quoi il consiste. Bien des médecins, qui prétendent tout savoir, se sont adressé une pareille demande, et, à force de mots, ils ont cru ou ils ont feint de croire qu'ils avaient défini la chose.

Cependant, en dépit de leurs doctes systèmes, il n'est pas moins vrai que ce principe a toujours échappé à l'analyse, et que nos yeux ne sauraient l'atteindre dans les régions intérieures où il est placé : c'est un secret dont la nature n'a pas encore voulu se départir et dont elle s'est contentée de nous révéler l'existence et le siége. Elle nous a dit : *Qu'il vous suffise de pouvoir le dominer; il vous est défendu de le connaître : les lumières de la vérité ne sont pas toutes accessibles aux regards des mortels.*

Ainsi, nous ne nous arrêterons pas à développer l'opinion de ceux qui ont appelé ce principe, *humeurs*. Ce terme peut représenter une foule de choses non morbifiques, si l'on s'arrête à sa première signification. Les Latins nommaient *humores*, l'humidité du sol et la sève des plantes; et, certes, il est nécessaire à notre organisation qu'il y ait dans nos fluides de telles humeurs et des parties aqueuses.

D'autres ont appelé le principe morbifique, *sérosité humorale*. Le mot seul est changé; la pensée reste aussi défectueuse.

Les substances, dont se compose notre économie, se divisent naturellement en deux espèces : en solides et en liquides. Les solides, tels que les os, les muscles et les nerfs, servent à soutenir la charpente du corps, à opérer les mouvemens de la sensation et ceux de *locomotion*.

Les liquides servent à réparer, par leur circulation, les altérations, les pertes des solides. Ils se subdivisent en deux classes : les *humeurs* et le *sang*. Le sang est le liquide qui circule dans les veines et les artères, et tous les autres liquides composent ensemble des humeurs.

On n'a jamais nié que le principe des maladies ne siégeât dans les liquides, pris dans l'acception générale du mot. Car, si nos solides souffrent, c'est évidemment parce qu'ils ne reçoivent plus, dans la même intégrité, les sucs réparateurs qui les empêchaient de souffrir quelques instans auparavant. En effet, comment pourrait-on en expliquer le changement pathologique, si ce n'est en admettant que ces solides ont un *trop plein* qui les fatigue, ou un *trop peu* qui les épuise, et que les liquides seuls leur ont fait subir cet état lorsque leur source commune s'est trouvée corrompue ou tarie?

Mais, est-ce au sang, est-ce aux humeurs que l'on doit attribuer exclusivement cette influence morbifique ?

C'est là la question qui a presque toujours divisé l'école et qui a fait naître différentes théories, plus ou moins ingénieuses, dont l'application a nécessité différens traitemens thérapeutiques. Il n'entre point dans nos idées de nous ranger sous l'une ou sous l'autre de ces bannières. Ce n'est point par des théories qu'on apprend à guérir les hommes, mais par l'observation. Les théories peuvent flatter l'imagination en lui offrant des jeux d'esprit qui l'amusent; mais l'homme qui a enfanté de tels systèmes ne tarde pas à s'assurer que l'univers qu'il s'est créé est bien différent de l'univers qui l'environne, et qu'après toutes ces brillantes suppositions, il a rêvé, et n'a rien découvert.

Ce n'est point ainsi que se conduisirent les premiers maîtres de l'art que nous professons. Ils observèrent les malades, ils notèrent les effets des traitemens qu'ils avaient employés, et parvinrent par là à rejeter les uns, et à constater l'efficacité des autres. Telle est aussi notre méthode; mais afin que nos lecteurs puissent juger par eux-mêmes de la vérité de nos assertions et de la futilité des raisons de nos adversaires, et désirant que nos malades deviennent leur propre médecin, nous devons les éclairer sur les principes que l'analyse a découverts dans les humeurs et dans le sang, leur expliquer la formation de ces liquides, et les préparer par là aux développemens des raisons qui établissent avec succès l'évidence de notre système curatif, c'est-à-dire, la puissance des purgatifs sur l'économie animale.

Les humeurs qui doivent se présenter les premières à notre observation, sont celles que produit immédiatement la digestion : tous les autres liquides en tirent leur origine.

Rien de plus ressemblant que la lymphe et le chyle entre eux ; même division en deux parties, même couleur, même incertitude sur leurs différences chimiques, plus grande incertitude encore sur l'origine et la marche de la lymphe qui vient, après bien des détours, se réunir au sang veineux dans les veines sous-clavières.

Le sang *veineux* ou *artériel* n'est donc que le raffinement, si je puis m'exprimer ainsi, des humeurs opérées par la digestion; c'est le complément de la grande élaboration du viscère de l'estomac ; c'est l'organe de la respiration qui opère sa dernière métamorphose ; c'est dans les poumons que le gaz oxigène, dont l'existence, dans l'air atmosphérique, est d'une application si étendue dans toute la nature ; c'est dans les poumons, dis-je, que ce gaz épure, mûrit le sang veineux ; le poumon l'absorbe dans ce nouvel état, par les veines pulmonaires, et le conduit par ces vaisseaux aux cavités gauches du cœur, d'où il se projette dans l'artère et dans ses ramifications, pour être distribué dans toutes les parties du corps, et y effectuer le double acte de la nutrition et des sécrétions.

Enfin, viennent les humeurs élaborées et extraites du

sang par les glandes, organes sécréteurs les plus complexes de l'économie animale, telles que les *larmes*, sécrétées par une glande située à la face interne de la cavité de l'orbite de l'œil, et destinées à entretenir la lucidité de cet organe; la *salive*, humeur sécrétée par dix glandes, placées dans le voisinage de la bouche et destinées aux fonctions de la mastication et à disposer les alimens triturés à subir des modifications diverses dans le canal alimentaire; le suc *pancréatique*, destiné à délayer le *chyme* et à le disposer à se changer en chyle; enfin, l'urine, sécrétée par les reins, et destinée à épurer, à rejeter au-dehors le produit de cette épuration particulière, qui joue un si grand rôle dans les différentes affections morbifiques. Telles sont les humeurs principales qui circulent dans notre corps. Tous les siècles n'ont pas suivi cette classification; nous nous garderons bien d'exposer aux yeux de nos lecteurs les théories, les chimériques systèmes que l'imagination a enfantés à ce sujet, et que l'on doit plutôt vouer à l'oubli des hommes.

Nous avons voulu seulement leur faire comprendre comment les humeurs proviennent, soit médiatement, soit immédiatement, de l'organe destiné à la digestion. Elles ne s'altèrent qne parce que les fonctions digestives ont subi des altérations; et pour leur rendre leur intégrité primitive, il faut attaquer le mal dans son foyer.

A présent il sera facile de concevoir les deux systèmes qui ont partagé et qui partagent eucore l'école, au sujet du siége des maladies. Il faut, en médecine comme en politique et en religion, se ranger d'un parti, embrasser une opinion, prendre une couleur, quelquefois même sans entendre l'état de la question et le sujet de la dispute.

Parmi les médecins, les uns ont pris parti contre le sang, et, regardant ce fluide comme le siége ou le véhicule le plus tenace du principe morbifique, ils l'ont attaqué et soustrait avec plus ou moins de barbarie. D'autres, ne voyant le siége des maladies que dans les humeurs, dont ils faisaient des classifications assez bizarres, ne dirigeaient que contre les humeurs, autres que le sang, leurs moyens curatifs. Cette dernière doctrine, très-ancienne et long-temps accréditée, peut être attaquée dans sa théorie; elle ne saurait l'être victorieusement dans son application. On pourrait démontrer l'absurdité de la prédominance du *sang*, du *flegme*, de la *pituite*, de la *bile jaune* et de la *bile noire* ou *atrabile*, que l'on établissait sur la différence des âges, des tempéramens et des saisons, comme on pourrait démontrer, au besoin, l'incertitude de nos classifications modernes sur le même sujet.

Nous pourrions rire de la multiplicité des humeurs qui, sous la plume de certains écrivains du dix-septième siècle, tels que *Sanctorius Sanctorius*, s'élevèrent à peu près au nombre de quatre-vingt mille. Mais c'est moins à ces auteurs qu'il faut imputer le vice des théories, qu'à l'inquiétude de l'esprit humain, qui n'accepte une amélioration qu'après avoir cru découvrir la véritable cause, auquel il faut des raisons, des systèmes, des explications plus ou moins satisfaisantes, et qui serait tenté de se soustraire à l'influence la mieux constatée d'un moyen curatif, si l'on n'était venu à bout de lui en faire concevoir la marche, comme si l'homme était conformé d'une manière propre à saisir la nature des causes vitales, et comme si, dans toutes nos connaissances physiques, il nous était donné de voir autre chose que des effets.

Quoi qu'il en soit de toutes ces théories, il n'en est pas moins vrai que ceux d'entre ces auteurs qui, abandonnant la méthode sanguinaire, qui consiste à violer les canaux par lesquels circule le véhicule de la vie, et à faire jaillir le sang des veines d'un homme vivant, ont dirigé leurs moyens thérapeutiques contre le foyer où viennent s'élaborer les premiers matériaux de ces humeurs, c'est-à-dire, ont fait évacuer au canal alimentaire, ce véritable laboratoire du corps humain, les *embarras*, les *sucs viciés*, qu'un accident quelconque y entassait, et où les humeurs s'imprégnaient de qualités morbides; il n'en est pas moins vrai, dis-je, que ces hommes ont été des bienfaiteurs du genre humain. Nos connaissances modernes, en physiologie et en chimie, tout en atténuant leurs systèmes, ne font qu'ajouter à la gloire de leurs moyens de guérison, et nous ramènent, malgré nous, à leur méthode curative.

Que dis-je? la nature elle-même ne milite-t-elle pas en leur faveur? S'il a fallu, peut-être, des siècles avant qu'on se décidât à ouvrir une veine ou une artère, a-t-il fallu autre chose que l'impulsion de l'instinct pour nous faire recourir aux moyens purgatifs? Qui peut ignorer que la nature a soin de répandre autour de nous, soit dans le règne végétal, soit dans le règne minéral, ces matières évacuantes, et que, si l'homme était encore neuf, si les abus journaliers, si l'excès de la paresse ou celui de la fatigue, si la contagion des richesses, si le méphitisme de la pauvreté n'avaient point altéré sa constitution primitive, le nerprun, le tamarin suffiraient pour provoquer la fonction déjective, fonction du canal alimentaire (1)? Mais, comme les habitudes vicieuses lui ont fait contracter, pour ainsi dire, une nouvelle nature, et que les raffinemens de l'art ou des passions sont venus compliquer la cause de ses souffrances, l'art du médecin s'est vu forcé de compliquer à son tour ses moyens de guérison ; et de chercher à découvrir, par une expérience constante, celle de ses combinaisons qui atteindrait plus éminemment le but ; recherches qui jusqu'à nous se sont trouvées infructueuses et qui ne pourraient rien opposer de semblable aux effets incontestables que les médicamens que nous indiquons ont produit sur l'économie animale.

---

(1) Le purgatif que nous désignons à l'attention de nos malades intéresse particulièrement la surface muqueuse des intestins grêles et des nombreuses glandes qui y sont répandues ; de là une grande sérosité, des matières mucoso-glaireuses, sont le produit de cette action, et se trouvent abondamment mêlées aux autres sécrétions abdominales, dont ils provoquent l'expulsion. Par suite les puissantes sympathiques qui unissent le canal intestinal, aux autres organes, et par la commotion physique qui résulte de ce purgatif, tous les appareils organiques sont influencés, la circulation est accélérée, la sécrétion des urines est ordinairement plus abondante, la température de la peau s'élève sensiblement ; bientôt ces phénomènes se ralentissent, et le calme ne tarde point à reparaître, accompagné d'un affaissement des forces physiques et morales proportionné à la secousse, mais qu'un simple bouillon gras peut dissiper.

Nous ne craignons pas de dire (notre expérience nous l'a si souvent confirmé) que l'administration répétée de notre méthode évacuante est un des plus puissans moyens qui soit offert à l'art pour combattre en général les affections maladives du genre chronique ; c'est même le seul moyen qui offre des résultats aussi satisfaisans que nombreux, si l'on considère avec impartialité l'influence des autres méthodes de guérison.

Hippocrate, Galien, Celse, Stohl; Sydenham, etc., ont célébré l'efficacité des purgatifs à l'instar de ceux que nous employons.

CHAPITRE II.

Du sang. — Des sangsues. — Des tempéramens en général et en particulier. — Du charlatanisme médical.

§ Ier. — *Du sang.*

Dans tous les siècles, une foule de praticiens se sont montrés zélés partisans de la doctrine qui place le siége des maladies dans le sang. Cette doctrine est d'une application si facile, il est si simple de tirer deux ou trois palettes de sang d'un malade, et de laisser ensuite à la nature le soin de remplacer, avec bien de la peine pourtant, la perte d'un liquide qu'elle avait mis tant de temps à élaborer, que l'engouement pour cette théorie n'a rien d'étonnant aux yeux de l'homme qui connaît un peu la légèreté de quelques dispensateurs de la santé.

Une faible douleur dans la tête, une palpitation de cœur, occasionée par une affection mentale, enfin, la plus petite indisposition, nécessitaient-elles la visite d'un médecin, la saignée ne manquait pas d'être ordonnée, et rigoureusement ordonnée. Heureux encore le malade qui en était quitte pour son sang et son argent, et qui pouvait conserver la vie à ce prix! Funeste conséquence de la manie de raisonner sur les données de l'imagination qui égare, et non sur les résultats de l'observation qui instruit!

Rien ne serait plus facile que de réfuter cette doctrine, et il n'est pas de tâche plus honorable pour le médecin, ami de l'humanité. Or, pour mettre plus de clarté dans notre démonstration, nous prétendons d'abord que le siége des maladies n'est pas dans le sang; ensuite que, quand même il serait prouvé que le siége des maladies fût dans le sang, la saignée n'en devrait pas moins être odieuse, et partant rejetée plus souvent de la classe des moyens curatifs.

D'abord, le siége des maladies n'est pas dans le sang. 1°. Si le siége des maladies était dans le sang, comme il est mathématiquement démontré que ce fluide circule dans tous nos membres, et qu'il se rend du centre aux extrémités, et des extrémités au centre, il s'ensuivrait que, dans toutes nos maladies, toutes les surfaces de notre corps devraient éprouver les mêmes douleurs; car, recevant toutes également un liquide, dépositaire du principe morbifique, comment l'une pourrait-elle en éprouver les effets sans que l'autre les éprouvât de même? L'expérience démontre le contraire, et le plus souvent il arrive qu'une ou deux parties de notre corps sont le centre unique des douleurs. Le principe morbifique est-il toujours dans le sang (1)?

2°. Nous pourrons demander aux praticiens saignans: Qui vous a dit que le siége des maladies est dans le sang? Vous qui avez vu dans tant de circonstances différentes le sang humain couler à vos pieds, avez-vous observé quelques différences essentielles entre le sang d'un homme légèrement indisposé et celui d'un homme atteint mortel-

---

(1) Si le sang n'est pas le siége de toutes les maladies, il l'est, sans doute, de quelques-unes, sans contenir aucun principe morbifique : en effet, la circulation trop rapide ou trop lente de ce liquide, peut être le principe de plusieurs maladies.

lement? Il n'est aucune différence que vous puissiez nous indiquer, et tous les efforts de l'analyse n'ont pas été plus heureux que vous. On a remarqué des différences dans la circulation et dans quelques propriétés accessoires; mais dans toutes les circonstances morbifiques, le sang a toujours présenté les mêmes principes constitutifs.

S'il arrivait que le sang fût corrompu, aucun de nos remèdes ne pourrait lui rendre son intégrité primitive et retarder l'instant de la mort; le sang, chez les anciens, c'était la vie; et cette pensée, réduite à la plus simple expression, n'est que l'aveu d'une vérité que les siècles n'ont cessé de proclamer. La vie est dissoute lorsque le sang est décomposé, et comme les prodiges même de l'art ne sauraient rallumer le flambeau de la vie, il s'ensuit que le sang ne saurait reprendre ses propriétés à l'aide de nos secours.

Deyeux et le célèbre Parmentier ont soumis à l'analyse du sang qu'ils avaient retiré des veines du bras de divers malades, affectés de *fièvres adynamiques*, et leurs recherches n'ont obtenu aucun résultat satisfaisant qui ait servi à prouver que cet état morbifique eût altéré le sang de ces malades. Une foule d'autres essais ont été aussi infructueux; le changement peu essentiel que le sang peut éprouver pendant le cours de quelques maladies est un phénomène vital qui se refusera toujours aux investigations de la chimie. Que nous servirait, en effet, de citer les petites modifications, remarquées encore par Deyeux et Parmentier, dans le sang de deux scorbutiques; par M. Richerand, dans le sang d'un vieillard, attaqué d'un ulcère rongeant et variqueux; par Bichat, dans les veines d'un cadavre, à l'Hôtel-Dieu?

Toutes ces modifications, bien peu précises, quand

même elles ne pourraient pas être attribuées à une putréfaction, opérée subitement par le contact de l'air atmosphérique ; quand même elles n'auraient pas été remarquées dans le sang de cadavres, ou d'individus bien près à le devenir, ces modifications ne prouveraient pas encore que le siége des maladies fût dans le sang. On pourrait toujours répondre que ces altérations du sang sont l'effet et non la cause de la maladie ; que la cause commune est dans la source où le sang puise ses alimens, et la question resterait dans toute son incertitude.

Je dis, en second lieu, que, dans la supposition que le siége des maladies fût dans le sang, ce ne serait pas par la saignée que l'on pourrait rendre la santé à un malade.

Je n'entrerai pas dans le détail des cas nombreux où les partisans de la saignée en défendent avec rigueur l'application; je me garderai bien d'énumérer les cas, plus nombreux encore, où la perte factice du sang entraîne la perte de la vie. Je me contenterai d'une seule réflexion qui doit résoudre, je pense, la deuxième question que je me suis posée. Lorsqu'un terrain se trouve épuisé, et que le bras de l'agriculteur, en le retournant, ne peut plus lui rendre sa fécondité première, l'engraisse-t-il ce champ, en enlevant une partie de sa substance? Emporte-t-il une quantité considérable de terre, dans l'espoir que le reste, livré à ses propres forces, recouvrera sa vigueur et sa fécondité? Il ne serait pas si sot; il ajoute et n'enlève rien ; il sait que le terrain a perdu de ses sucs nourriciers : il tâche de lui en donner d'autres, et les engrais dont il couvre sa surface ne manquent pas de répondre à ses vœux. Eh bien! dans cette seconde supposition, ce terrain serait votre sang frappé d'épuisement, et cela dans tous les canaux par lesquels il circule : ce n'est point la portion seule viciée que la saignée enlève (qui vous l'aurait révélé ainsi?); c'est toute la masse. Ainsi, en vous dépouillant d'une quantité quelconque, vous n'aurez point purifié le reste; vous vous serez appauvri, vous n'aurez rien réparé, vous aurez diminué vos forces déjà délabrées, vous aurez dérobé au foyer de la vie un reste de chaleur dont ce liquide est le conducteur le plus incontestable. Malheureux! qu'avez-vous à attendre de votre témérité?..... Des regrets, et des remords tardifs.

Il est démontré pour un esprit raisonnable que, tout en supposant que le sang soit le siége de la maladie, la saignée ne réparerait rien, qu'elle ne saurait enlever le principe morbifique qu'en enlevant toute la masse du sang, ou, en d'autres termes, en arrachant la vie.

Qui ne s'étonnerait, après ce que nous venons de dire, qu'un principe aussi destructeur de l'espèce humaine ait reçu tant d'applications exagérées?

Les personnes instruites n'ignorent point que le spirituel Guy-Patin ne put se défendre de la contagion; qu'il saignait comme les autres, et prescrivait sept saignées par an aux personnes même que leur bonne santé semblait devoir mettre à l'abri d'un pareil système?

Louis XIII, enfant, fut saigné quarante fois dans une année; et c'est peut-être à cet abus funeste de la saignée, qu'il fut redevable de ce tempérament valétudinaire et de cette faiblesse d'esprit qui le rendit l'esclave timide et inquiet de Richelieu, dont un seul regard du tout-puissant Louis XIV aurait abattu le despotisme. On sait que

Fagon, médecin de ce monarque, le purgeait très-fréquemment, et que c'est ce nom de *Fagon* qui a été transformé en celui de *Purgon* par Molière. Ces purgations ontelles nui au grand caractère de Louis XIV?

Le savant Bosquillon aussi, n'était-il pas un médecin saignant à l'excès, et l'observation journalière n'est-elle pas devenue la censure clinique de cette pratique? Quel était le résultat de ces saignées immodérées à l'Hôtel-Dieu? Des guérisons moins fréquentes et des convalescences plus longues, dans les salles dont la direction médicale était confiée à ce professeur dont l'érudition était trop systématique.

Les dangers de cette pratique avaient été prévus par le grand Hippocrate; il nous enseigne que l'impuissance virile était une maladie particulière aux habitans de la Scythie, parce que ces peuples, encore sauvages, étaient dans la funeste habitude de se faire inciser l'artère temporale pour se soulager de leurs fatigues et de leurs courses.

Il faut donc se bien persuader que le sang est la partie la plus pure de notre corps; que c'est le résultat de toutes les élaborations des voies digestives, des ventricules du cœur et des fonctions de l'organe pulmonaire; que c'est, enfin, une *chair coulante*, pour me servir de l'expression pittoresque d'un célèbre physiologiste, et alors on cherchera à le calmer, et non à l'enlever à notre existence.

Cependant nous devons admettre la nécessité relative de la saignée dès l'invasion de plusieurs maladies inflammatoires ou phlegmasies, en désapprouvant néanmoins la méthode de plusieurs praticiens qui renouvellent la saignée aussi long-temps qu'ils observent sur le sang une croûte coënneuse, que les uns nomment inflammatoire, d'autres pleurétique. Dehaen a démontré, dans le premier volume de son *Ratio medendi*, combien ce signe est équivoque; et les belles expériences de Parmentier et de M. le professeur Deyeux, prouvent que l'inspection du sang est un guide trompeur dans les maladies (1).

Cependant les praticiens ne peuvent disconvenir d'un fait qu'ils ont tous fréquemment observé: c'est que, dans les maladies inflammatoires, le sang présente presque toujours cette coënne dite pleurétique, et que, dans ce cas, quel que soit le nombre des saignées, ce signe fallacieux est toujours persistant. C'est ce qui trompe beaucoup de médecins routiniers, qui s'obstinent à saigner, tandis que tous les symptômes contre-indiquent cette opération.

Quoi qu'il en soit donc de la nature de la coënne *inflammatoire*, que nous ne nommons ainsi que pour la désigner, le médecin instruit ne doit pas y avoir égard; c'est l'ensemble des symptômes, c'est l'état général des forces du malade qui doit fixer toute son attention et provoquer ses déterminations.

Tissot fait mention de vingt saignées pratiquées dans l'espace de deux jours. Mais cela prouve, ajoute le célèbre praticien de Lausanne, que le chirurgien était un ignorant, et que la bonne constitution du sujet avait résisté à la maladie et au traitement.

(1) M. Chevreuil et le professeur Magendie, par des observations récentes, faites à l'Hôtel-Dieu, ont agrandi ce domaine, et le perfectionnent de jour en jour.

§ II. — *Des sangsues.*

En parlant de la *saignée*, j'ai pris le mot dans son acception générale, et j'ai enveloppé, dans la même catégorie, tous les procédés propres à tirer du sang de notre corps.

Ces procédés consistaient autrefois à faire, avec une lancette, une incision à une veine, ou enfin à dégorger le système capillaire par des scarifications. Ces procédés ont passé avec leurs partisans ; mais les doctrines contestées semblent être éternelles ; et les sangsues des modernes continuent, avec plus d'acharnement encore, la guerre que la saignée avait déclarée à l'humanité. Celui qui aurait osé prédire, il y a vingt ans, le succès de ce barbare système, aurait sûrement passé pour un fou.

On ne consulte point son malade ; on n'attend point qu'il donne lui-même la description des symptômes de sa maladie. « *Des sangsues, des sangsues!* lui crie-t-on du seuil de la porte.—En quel nombre ? —*Soixante, quatre-vingts!* —Mais le malade est sans forces ; il a quatre-vingts ans. —Les sangsues lui rendront les forces. » Cependant les sangsues ne produisent aucun résultat satisfaisant : *Encore quarante.* Le malade vient à mourir : *Ah!* s'écrie-t-on doctoralement, *s'il n'était pas mort, je lui en aurais ordonné une centaine.* Ce fait nous a été certifié par plusieurs témoins auriculaires et dignes de foi.

Soumettons une telle opération au calcul : il est démontré qu'une sangsue se gorge ordinairement d'une once de sang. Ne faisons point entrer dans notre calcul la somme de sang que les ventouses peuvent soustraire après les sangsues, ni celui qui ruisselle encore long-temps après que les sangsues ont lâché leur proie ; mais, ne mettant en ligne de compte que le fait des sangsues elles-mêmes, et supposant que le praticien en ordonne deux cents, il s'en suivra que le malade aura perdu douze livres de sang, douze livres de ce baume de la vie, de ce fluide réparateur, de cette *chair coulante*, destinée par la nature à alimenter, à réparer, à rajeunir toutes les portions de notre économie. Lorsque cette opération se pratique après une diète prolongée, concurremment avec une prostration des forces vitales, qu'on nous explique comment il est possible de réparer, dans ce cas, une perte si considérable, puisque les voies digestives, ne recevant presque plus rien que des liquides, n'ont plus autant de chyle à fournir, et que d'ailleurs la contractilité des fibriles de l'estomac, participant de l'état général de faiblesse qui affecte notre système, ces voies digestives seraient incapables d'en élaborer une aussi grande quantité qu'auparavant.

Au reste, en traitant en général des dangers de la saignée, je pense bien avoir réfuté la théorie absurde sur laquelle se fonde la mode odieuse des *sangsues*. Je ne parlerai donc ici que des inconvéniens graves et particuliers à cette espèce de saignée ; puissé-je ajouter encore à l'horreur que la forme hideuse de ces vers inspire déjà au malade ! Il n'est pas rare de voir des *sangsues*, qu'un accident ou un mouvement involontaire arrache avec effort de la partie qu'elles dévorent, laisser dans la plaie leur venimeuse empreinte, et compliquer ainsi la maladie.

Une jeune personne, violemment tourmentée par les douleurs d'une odontalgie, se décida à se laisser poser des sangsues au cou ; un mouvement involontaire la porta à frictionner de la main un endroit où se trouvait appliqué un de ces vers, buveurs de sang ; ce mouvement arracha la sangsue, mais non pas avec impunité ; car, soit que l'insecte, outrepassant l'ordonnance du médecin, se fût écarté du système capillaire, soit que déplacé il eût déchiré et envenimé la plaie, la malade se vit forcée, pendant deux mois consécutifs, à garder le lit, en proie aux douleurs les plus aiguës. Le cou était roide, les mâchoires presque serrées l'une contre l'autre, les joues enflées et le système nerveux très-affecté.

N'arrive-t-il pas souvent encore qu'une sangsue, se trompant de route, s'insinue, à l'insu du patient, dans quelque organe où la main ne saurait plus l'atteindre et dont elle ne peut attaquer le tissu, sans compromettre toute l'économie de notre existence. M. le docteur Double, dans le recueil périodique de la Société de médecine de Paris, a publié une observation qui devrait enfin faire abandonner l'emploi de ces vers sanguinaires.

Une dame avait les gencives fortement phlogosées, particulièrement à leur face interne, et le foyer de leur irritation semblait correspondre à la seconde dent molaire du côté gauche de la mâchoire. Elle croit qu'elle parviendra à se soulager, en dégorgeant le lieu enflammé, par l'application d'une *sangsue*; mais, à peine introduit dans la bouche, cet animal se dirige vers le pharinx, et la malade l'avale involontairement. Elle croit vainement pouvoir s'en délivrer à l'aide de quelques clystères, Bientôt, vive cardialgie, sentiment d'érosion, et comme de reptation dans l'intérieur de l'estomac; parfois mouvemens convulsifs dans les membres et dans les muscles de la face, fréquence et irrégularité dans le pouls, agitation universelle, visage pâle et décoloré. La voyant frappée de terreur, dans cette circonstance déplorable, le médecin que je viens de citer, se hâta de mettre en usage un moyen qui lui fut suggéré par les expériences de Bibiéna. Il lui administra, de distance en distance, quatre doses d'un verre d'excellent vin rouge. Aussitôt, ces terribles accidens parurent se calmer. La quatrième, surtout, provoqua un vomissement qui fit rejeter, à la malade, avec la sangsue morte et desséchée, beaucoup de matières glaireuses, mêlées de quelques grumeaux d'un sang noirâtre. A ce remède, on fit succéder un régime adoucissant; on administra l'eau de gruau, et, dans l'espace de huit jours seulement, la malade eut recouvré la santé.

Est-il certain qu'on ait toujours de l'excellent vin à sa disposition, ou qu'un tel remède produise le même effet sur tous les tempéramens et sur tous les âges? et si la *sangsue* s'insinue par l'anus ou le vagin, ne faut-il pas alors recourir aux lavemens salés, aux injections salées, et dépouiller ainsi ces parties de mucosités destinées à en lubréfier les parois? Aussi, a-t-on vu des exemples fréquens de personnes qui ont succombé aux accidens, causés par les piqûres des *sangsues* à l'intérieur; tel est celui que rapporte *Jacutus Lusitanus* (*De Med. Princip.*, *lib.* I, *p.* 6), d'une personne qui mourut, au bout de deux jours, de la piqûre d'une sangsue qui s'était introduite, par mégarde, dans les fosses nasales. Tels sont encore les différens traits, observés en Égypte par Larrey, lorsque l'armée française se trouvait campée sur les bords de certains étangs, infestés de ces animaux, et dont les soldats étaient obligés de boire les eaux.

Au reste, qui ne voit que de pareils dangers sont d'autant plus grands que le malade est dans une crise plus violente ? Absorbé par les douleurs du paroxysme, distrait et préoccupé, quelquefois même privé de l'usage des sens, serait-il étonnant qu'une sangsue s'introduisît dans son intérieur, à son insu et à celui des assistans ; que le médecin, prenant le change sur les nouveaux symptômes, occasionés par l'action déchirante de ces vers, ne compliquât la maladie, faute d'en connaître l'origine, et que la sangsue n'achevât impunément l'œuvre d'épuisement et de destruction pour laquelle la nature a conformé ses organes.

Puissent ces réflexions sur les dangers accessoires des sangsues, détourner nos lecteurs de s'exposer aux dangers immédiats de leur application ! Qu'ils n'oublient point que le sang est la partie la plus pure de notre économie animale, que c'est le résultat de toutes les élaborations des voies digestives, le véhicule de nos forces vitales, et que, dans quelque circonstance que notre état morbifique nous place, l'écoulement passif du sang est toujours une perte incalculable !

Nous n'ignorons pas que nos adversaires ne manquent point de sophismes en faveur de leur doctrine ; et, certes, il en faut un assez grand nombre pour échapper aux reproches d'une homicide négligence, tout en faisant ruisseler le sang. Ils nous opposeront différentes circonstances où la nature provoque et produit spontanément des éruptions sanguines, ou différentes lésions qui font couler impunément le sang ; et surtout ils n'oublieront pas de nous faire une longue énumération des diverses guérisons, plus merveilleuses les unes que les autres, qu'on ne saurait, selon eux, attribuer qu'à la saignée des sangsues.

Nous répondrons à la première allégation, que la nature, qui élabore le sang et qui n'en produit que la quantité nécessaire aux besoins de notre organisation, tout en formant le tissu des vaisseaux par où ce liquide doit circuler, n'a pas oublié de destiner aussi des espèces d'égoûts, si je puis m'exprimer ainsi, par lesquels le trop plein devrait s'écouler, soit périodiquement, soit extraordinairement ; qu'à elle seule appartient le droit de veiller à ces phénomènes ; qu'elle ne nous a accordé que celui de désobstruer les canaux, et non d'en dériver les liquides. D'un autre côté, ou les écoulemens naturels arrivent périodiquement, et alors nous n'en connaissons la nécessité que parce que la nature nous l'a apprise elle-même, et dans le cas de leur cessation nous provoquons leur retour par les secours de l'art ; ou bien ils arrivent extraordinairement, sans que notre économie en souffre, et l'art se borne, dans cette circonstance, à n'y mettre aucune opposition ; ou bien, enfin, cet écoulement est accompagné de symptômes morbifiques, et l'art se hâte d'en interrompre la continuation et de faire cesser une effusion qui lui paraît une perte. En tout ceci, je ne vois que la condamnation de nos adversaires. La nature semble leur dire : *Laissez-moi faire ; arrêtez-moi quelquefois, mais ne m'imitez jamais ; quelque savans que je vous suppose, vous n'aurez en aucun cas ma sagacité.*

En second lieu, ils ajoutent que des lésions accidentelles, une amputation nécessaire, occasionent impunément l'éruption du sang. Je réponds qu'*impunément* n'est pas le terme. La fièvre, le tétanos, la gangrène, sont des punitions assez terribles de ces effusions, même avec l'espoir de conserver la vie, espoir qui se trouve bien souvent déçu. Dans le cas d'une amputation chirurgicale, de deux maux on choisit le moindre; il faut opter entre le parti de la vie ou celle d'un membre corrompu. Certes, nous sommes bien loin d'empêcher un pareil sacrifice; mais ce qui condamne encore nos adversaires dans cette objection, c'est qu'on prend toutes les précautions convenables pour que le patient perde le moins de sang possible.

Enfin, et c'est ici le plus chéri de leurs sophismes, leur amour-propre s'intéresse à son développement; ils peuvent, avec orgueil, y placer un *moi* ou un *nous*, et attacher à leur char de victoire des noms plus ou moins connus, ou plus ou moins faciles à connaître; *enfin*, diront-ils, *voilà la liste des malades que la piqûre des sangsues a rendus à la vie ou à la société*.

Ce sophisme a quelque chose de spécieux, s'il faut s'en rapporter à la parole de quelques-uns de ces guérisseurs; mais il nous serait aussi bien facile de leur demander la liste des malades que la piqûre de leurs sangsues n'a pu rendre à la vie et à la société. Cependant, assez complaisans pour glisser sur ce dernier chef et pour faire un acte de foi du premier, nous admettrons la liste; nous nous contenterons seulement de nier la conséquence que ces messieurs se hâtent d'en tirer.

Nous leur répondrons : *Voilà bien des malades guéris*,

mais nous ajouterons : 1°. *Ce n'est point à vos sangsues que la guérison en est due ; 2°. vos sangsues n'ont fait que rendre cette guérison douteuse ou plus éloignée.*

Ce n'est point à vos sangsues que la guérison doit être attribuée ; il est une foule de circonstances morbifiques dans lesquelles la nature, forte par elle-même, n'a besoin que de n'être pas tout-à-fait épuisée, pour se suffire et se réparer. Dans ces sortes de cas, l'art lui prête son secours mais c'est elle seule qui opère le prodige. Nous trouvons dans les vieux livres pharmaceutiques des médicamens, tombés aujourd'hui tout-à-fait en désuétude, et dont même on n'oserait faire usage, et qui, dans les mêmes maladies que vous nous énumérez, n'ont pas toujours empêché la guérison ; que dis-je ? à la vertu desquels la prévention a attribué long-temps la guérison même. Dans ces sortes de cas que vous nous citez, la perte légère de quelques onces de sang n'ayant point occasioné un détriment sensible dans les forces vitales, et le malade conservant encore des élémens secrets de guérison, l'effet de votre saignée ou de l'emploi de vos médicamens, n'aura pas eu de conséquences fâcheuses.

Au reste, cette espèce de sophisme, si je m'en souviens encore, est désignée par cette formule latine : *Post hoc, ergo propter hoc.* Rien n'est plus commun que ce raisonnement dans le commerce ordinaire de la vie. *Nous avons remporté la victoire après avoir vu voler un corbeau à notre droite*, disaient les anciens : *donc le corbeau est le prophète de la victoire.* Abandonnez, messieurs, à l'ignorance un raisonnement de cette valeur. Nous prétendons qu'en attaquant le sang vous attaquez une cause innocente de maladie ; que dans la supposition même que le sang fût une cause de la maladie, vous l'attaqueriez inutilement, puisque toute la masse se trouvant corrompue, en en tirant une partie vous n'auriez pas épuisé le foyer de la corruption ; il faudrait nous tuer pour nous guérir, ce qui, sans doute, sauf votre bon plaisir, serait contradictoire : donc les exemples que vous nous citez ne signifient rien autre chose, sinon que vous avez eu le bonheur de ne pas nuire en appliquant des sangsues. Que dis-je? si la maladie a empiré, si le mal a prolongé la durée de sa funeste influence, n'en doutez plus, ce sont vos atteintes sur le principe de la vie qui en sont cause.

Les praticiens ont eu l'occasion de rencontrer plusieurs exemples fâcheux, et on en rapporte même où quelques individus ont succombé; en vain avait-on essayé de fermer les piqûres avec de l'amadou, de la charpie, de la colophane. M. le professeur Richerand a éprouvé le bonheur et eu la présence d'esprit de s'opposer à une hémorragie considérable survenue au col de son propre enfant, par une piqûre de sangsue, et que rien ne pouvait arrêter ; il y remédia sur-le-champ en faisant rougir le bout d'une clé et en le plongeant sur le point d'où partait le sang. Il est probable que cette hémorragie était due à ce que les sangsues avaient ouvert un ramuscule sanguin superficiel plus gros que ceux qu'elles percent ordinairement.

En désapprouvant l'abus des sangsues, nous avons oublié de faire observer à nos lecteurs, qu'une des raisons qui les fait préférer aux saignées, c'est que le médecin qui ordonne une saignée a besoin du chirurgien, qui commente souvent la prescription médicale, et quelquefois même refuse d'y souscrire; au lieu qu'en prescrivant les sangsues, le médecin devient le seul arbitre de la maladie, car il peut compter sur l'obéissance aveugle des gardes-malades, qu'il charge de les appliquer.

Notre assertion est confirmée par un paragraphe que nous puisons dans le Dictionnaire des Sciences médicales, vol. XV, pag. 254. « Qu'il nous soit permis, dit l'auteur » de l'article, de nous élever ici contre l'usage qui s'est » introduit depuis plusieurs années de remplacer les sai- » gnées générales par l'application des sangsues sur diverses » parties du corps, même aux bras, aux cuisses et aux » jambes; il suffit de connaître les lois de la circulation du » sang, pour se convaincre du peu de succès qui doit » résulter de pareilles saignées locales. Ce n'est point, » ainsi que le pensent quelques personnes, par un pré- » jugé contre la saignée générale que beaucoup de » praticiens s'obstinent à y substituer l'application des » sangsues. Nous croyons trouver la vraie raison de cet » usage préjudiciable dans les abus qui se sont introduits » dans la pratique de la médecine. Un seul homme veut » souvent envahir les deux branches de l'art; un vieux » médecin, qui ne sait point saigner, fait appliquer des » sangsues pour n'être point obligé d'avoir recours à un » chirurgien, soit qu'il veuille rester seul investi de la con- » fiance de son malade, soit qu'il craigne de voir le chi- » rurgien lui refuser son ministère, parce que, à leur » tour, plusieurs chirurgiens, par un orgueil mal entendu, » dédaignent d'exécuter les ordonnances de leurs confrères » les médecins »;

Cet abus est d'autant plus repréhensible que ces insectes

sont souvent employés sans distinction de leurs espèces. Il est constant que les sangsues vertes sont souvent vénimeuses, et que jadis on en redoutait l'usage. Celles de couleur grise sont les seules qui pourraient être employées; mais la grande consommation (1) qui s'en fait, les rend plus rares de jour en jour.

N'est-ce pas sur une méthode également déplétive et révulsive que les praticiens fondent l'espoir des guérisons qui leur sont confiées? Il est constant que l'on n'obtient point pas ces moyens des résultats aussi marquans que par une méthode purgative; c'est que dans ce cas l'on opère la dérivation par l'intermédiaire de la peau ou du tissu cellulaire sous-cutané, doués l'un et l'autre d'un degré de sensibilité bien moindre que la membrane muqueuse du canal intestinal, et privés en grande partie des nombreuses et puissantes sympathies à l'aide desquelles le canal exerce de si profondes influences sur les autres organes.

Ne sommes-nous donc pas guidés, d'ailleurs, par une saine physiologie, en écartant les évacuations sanguines, et en préférant la méthode évacuante des humeurs?

Ces dernières ne sont-elles pas des choses apparentes, incontestables, dont l'observation se lie aux progrès, aux découvertes de la physiologie, et dont la doctrine se trouve dans les écrits de l'antiquité, pendant que la masse sanguine, comme cause morbifique, n'a jamais été qu'une conjecture, n'est fondée que sur une existence hypothétique.

---

(1) Nous lisons, dans un relevé fait à l'Hôtel-Dieu, que six cent mille sangsues ont été employées en 1820.

Admettre une acrimonie dans le sang qui circule dans nos veines ; dire qu'un élément hétérogène est la cause des accidens morbifiques que l'on éprouve ; regarder une saignée par les sangsues comme un égoût par où s'échappe l'humeur qui souille le sang, voilà autant de suppositions dont il n'est plus permis aujourd'hui de se contenter.

§ III. — *Des tempéramens en général et en particulier.*

Nous croirions, avec beaucoup de raison, n'avoir offert au public qu'un ouvrage imparfait, sous le rapport hygiénique, si, ayant de traiter des nombreuses maladies dont nous parlerons dans les paragraphes suivans, nous n'y donnions place aux observations que nous avons faites sur les tempéramens en général, et sur les tempéramens en particulier.

Un simple coup-d'œil jeté sur les individus qui nous entourent, suffit pour nous convaincre que nous ne sommes pas tous constitués de la même manière ; que, doués des mêmes organes, nous ne sommes pas doués des mêmes qualités ; que ce qui nuit aux uns est utile aux autres ; qu'une maladie mortelle pour ceux-ci, n'est qu'une légère indisposition pour ceux-là. Ces différences plus ou moins caractérisées dans l'énergie de nos fonctions vitales, constituent ce qu'on appelle *tempéramens* ; ces différences varient à l'infini dans l'intensité de leurs principes ; mais l'analogie des causes dont elles émanent, a fourni une classification assez simple que nous avons presque empruntée à l'antiquité, tout en rejetant ses théories. Nous nous arrêterons à trois espèces de tempéramens les plus distincts : le sanguin, le lymphatique et le bilieux. Nous parlerons ensuite du changement que ces tempéramens peuvent subir par suite de diverses influences.

La prédominance du sang, de la lymphe, de la bile, constitue les trois espèces de tempéramens dont nous venons de parler.

La quantité de sang et les proportions des principes qui le composent, ne sauraient manquer d'influer sur les fonctions de notre système, et fournir par conséquent des différences sensibles dans les habitudes, les mœurs et la santé des individus.

Plus le sang rouge, ce fluide parfait, qui est la source de notre force musculaire, l'aliment de nos organes et le principe de la vie, abonde, plus sa quantité dépasse la quantité des autres fluides, et plus l'énergie des fonctions de l'économie sait l'emporter à son tour: car les effets se ressentent toujours de l'intensité de la cause.

Si, au contraire, quelque principe moins pur, moins élaboré, tel que la lymphe, qui n'est qu'un sang blanc et plus aqueux, vient à dominer par suite de l'atonie des organes sécréteurs ou de toute autre cause, il ne peut manquer d'arriver que l'énergie du système ne diminue, et qu'une espèce d'apathie ne succède à cette force musculaire qui distingue la prédominance du sang.

En troisième lieu, il est reconnu que l'ordre et la régularité des fonctions digestives est le premier mobile de nos mouvemens et de nos habitudes; qu'un homme n'a pas le même caractère quand il digère mal que quand il digère bien. Tout ce qui peut influer sur les fonctions digestives, influe donc par là même sur les habitudes du tempérament. Or, quelle humeur influe plus sur l'acte de la digestion que l'humeur secrétée par la glande hépatique, que la *bile*? Réunie au suc pancréatique, c'est elle qui change le *chyme*, ou la masse des alimens qui viennent de l'estomac, en ce *chyle* qui doit faire la matière du sang.

Mais, de même que le défaut de cette humeur peut nuire à cette élaboration nécessaire, de même son abondance excessive peut en empêcher l'accomplissement.

Il est donc facile de concevoir que les personnes chez lesquelles cette humeur surabonde, seront sujettes à des inconvéniens qui se montrent plus rarement chez les autres; que leur état habituel offrira des différences non moins remarquables et des symptômes faciles à saisir: c'est là le *tempérament bilieux*.

Ces trois espèces de tempéramens se modifient quelquefois, et se combinent entre eux. L'âge, les saisons, les climats, peuvent en diminuer ou en agraver les caractères; de sorte qu'il est vrai de dire *que chaque homme doit étudier son tempérament*. Il serait, à la rigueur, impossible qu'un étranger lui en fît une description exacte.

Il n'est pas donné à l'homme de changer la nature de son tempérament: c'est une prédisposition qu'il apporte en venant au monde, et qu'il faut que le temps modifie; mais il lui est donné d'en corriger les excès, d'en prévenir les ravages par un régime que l'art est venu à bout de tracer, en s'appuyant sur les secours de l'expérience. Il y aurait, certes, autant d'absurdité à négliger les leçons de ce genre qu'à vouloir lutter contre la nature de sa constitution. Malheur à ces insensés, qui, ne consultant point leurs forces physiques, ne suivent que l'emportement de la témérité, qui forment des projets dont ils sont incapables, qui se jettent dans des excès incompatibles avec le genre de leur constitution ; qui, seuls dans la nature, ne prennent aucune direction régulière, ne se soumettent à aucune loi, à aucun plan de conduite, qui semblent toujours agir avec le tempérament des autres ! Insensés ! ils volent avec des ailes de cire, et tombent aussi jeunes qu'Icare, parce qu'ils ont été aussi imprudens que lui.

Le sage, au contraire, placé entre des écueils, les évite avec une égale prudence. Tout en consultant régulièrement son tempérament, il se garde de devenir malade imaginaire. Il ne voit point de fantômes, il voit sa santé ; il suit des règles, il n'en devient point l'esclave ; il vit sans crainte, mais sans excès. Il se souvient que les sages de la Grèce avaient consacré cette maxime sublime, empruntée aux Egyptiens : *Connais-toi toi-même*, et il s'étudie avec application.

O vous tous qui nous lisez, voilà votre modèle ! Ne vous alarmez point sur le caractère du tempérament qui vous domine, mais ne luttez point contre ce tempérament. Apprenez à le bien connaître. Pour vous aider dans vos efforts, nous allons vous décrire les tempéramens en détail et avec exactitude. Ayez assez de sagesse pour suivre les règles des divers régimes dont nous accompagnerons nos observations : c'est le moyen de vivre long-temps et sans crainte.

Déjà, dans mon cours d'hygiène, j'avais adopté la définition du savant Hallé : *Les tempéramens*, dit-il, *sont des différences entre les hommes, constantes, compatibles avec la conservation de la vie et le maintien de la santé, caractérisées par une diversité de proportions entre les parties constituantes de l'organisation, assez importantes pour avoir une influence sur les forces et les facultés de l'économie entière.*

Le concours des élémens qui constituent les tempéramens, soit généraux, soit partiels, exerce souvent une action évidente sur les dispositions du système nerveux dont nous avons déjà parlé. Une constitution sèche, unie à la sombre coloration du tempérament qu'on a nommé bilieux, ou un teint pâle et jaune qu'on observe en certains tempéramens hépatiques, favorise sensiblement cette fixité et cette permanence souvent triste et sévère des affections et des pensées; tandis que la légèreté et la mobilité, image des idées et des sensations, se trouvent fréquemment unies aux conditions du tempérament lymphatique et plus encore du tempérament auquel on a donné le nom de sanguin.

Les tempéramens sont susceptibles d'être modifiés, et même produits, à quelques égards, artificiellement; par conséquent d'être reformés par l'éducation, l'habitude et le régime. Suivant la manière de certaines facultés, on peut disposer l'homme à prendre, autant que sa première constitution le permet, et dans les limites de son tempérament spécial, les modifications les plus favorables à son existence heureuse et à sa conservation.

Certains viscères, et même des régions entières présentent souvent des dispositions particulières très-différentes des dispositions générales, et dont l'influence sur la santé et sur la vie est d'une grande importance. Ce sont ces dispositions spéciales qui ont déterminé le professeur Hallé à adopter la dénomination de *tempéramens partiels*.

Nous pourrions ici développer les dispositions spéciales des systèmes généraux dans les différentes régions du corps, considérées comme une source des différences de tempéramens entre les hommes, et surtout parler des régions céphalique, thoracique et abdominale, puisque ce sont les dispositions particulières des systèmes vasculaires et du système nerveux dans les régions qui doivent en caractériser les différences. Sans doute il est impossible de séparer les considérations relatives à ces systèmes de celles qui appartiennent à la structure et aux capacités même de ces régions, ainsi qu'aux viscères qu'elles renferment.

Dans le cas d'une santé parfaite, l'examen extérieur de ces régions ne fait pas ordinairement connaître l'état des systèmes généraux qui s'y distribuent; mais on les reconnaît à des signes que fournissent ou certains phénomènes qui ne troublent pas assez la santé pour être mis au rang des maladies, ou les maladies elles-mêmes quand elles ne sont pas accidentelles, mais qu'elles décèlent des dispositions constitutionnelles dont l'état ordinaire est soustrait à nos observations.

Ne voit-on pas les organes disposés pour être en rapport avec les objets extérieurs à raison de leur sensibilité propre, se faire remarquer quelquefois par une susceptibilité hors de proportion avec celle du reste de l'organisation. Ainsi la sensibilité spéciale, les appétits, les goûts, les antipathies de l'estomac, des organes sexuels, les divers organes des sens présentent habituellement dans différens individus de grandes variétés, indépendamment de celles que l'âge et le développement de certaines parties amènent nécessairement.

Eh! pourquoi ne rangerions-nous pas parmi les tempéramens partiels, appartenant également au système nerveux, non-seulement certaines mesures de facultés intellectuelles, mais encore les dispositions nées avec quelques individus, impérieuses, souvent irrésistibles, qui dominent l'âme, et dont les rapports avec l'organisation nerveuse, mieux connus, nous donneraient le secret de beaucoup de caractères qui sont ou l'admiration ou l'effroi de la société? Car toutes les vertus, tous les penchans, toutes les erreurs et tous les crimes ne sont pas toujours les fruits de l'éducation, des habitudes ou des exemples, ni toujours subordonnés aux positions et aux circonstances.

Tempérament sanguin. — Tant que le tempérament sanguin reste dans ses limites naturelles, que rien n'en dérange la marche, qu'aucune influence ne le porte vers l'excès, on ne pourrait souhaiter à un homme une meilleure constitution, parce que c'est celle qui rapproche davantage de cette perfection idéale du tempérament dont nous trouvons la description chez les anciens. L'homme qui en est doué est le portrait vivant de la santé et de la force morale et musculaire. Une peau souple et ferme, des chairs consistantes, mais compressibles et élastiques, un teint brillant et bien nuancé, une chaleur tempérée qui donne à la peau une transpiration régulière : voilà l'ensemble des signes du tempérament sanguin.

Malheur à nous si nous osions conseiller des remèdes à une constitution que tous les hommes doivent ambitionner, et que tous les efforts de l'art ne pourraient jamais produire! Quand on a reçu de la nature un tel trésor, on n'a plus rien à acquérir, on ne doit que le conserver. Le seul mot que l'on puisse dire à ces hommes favorisés, c'est celui de la sagesse : *Rien de trop, Ne quid nimis ; jouissez, n'abusez pas.*

Ce tempérament correspond souvent à la définition donnée au tempérament bilieux par certains auteurs; les qualités qu'il produit ou qu'il suppose, suivant Cabanis, paraissent contribuer le plus au bonheur particulier et aux progrès de l'état social, tant à cause du juste degré d'activité qu'il imprime, que de la justesse d'esprit et de la douceur des manières qui le caractérisent; en général c'est le tempérament qui semble prédominer chez les Français. Suivant la remarque du philosophe que nous venons de citer, il serait facile de voir qu'il a constamment influé sur nos habitudes nationales depuis que les progrès de la civilisation ont réglé notre existence politique.

Pour se faire une idée exacte du tempérament sanguin, et pour se livrer avec fruit à l'observation de ses phénomènes divers et de ses effets, il ne suffit pas d'en étudier les caractères génériques et abstraits; il faut l'étudier dans les cas particuliers et dans les diverses variétés qu'il présente. Ces variétés sont très-multipliées, mais leur nombre n'est pas sans limite; si on les rapporte aux modifications éventuelles que certains systèmes d'organes, ou certains viscères en particulier sont susceptibles de faire éprouver aux effets de la prédominance sanguine, on verra que les systèmes lymphatique nerveux et musculaire, le cerveau, le foie, l'appareil gastrique et l'appareil sexuel, par leur prédominance secondaire, peuvent seuls modifier le tempérament sanguin pur. Par conséquent ses principales variétés peuvent se réduire aux tempéramens sanguin lymphatique, sanguin nerveux, sanguin musculaire, sanguin bilieux, sanguin mélancolique, sanguin génital et sanguin cérébral.

Parmi ces principales variétés il en est d'originaires et d'acquises : nous apportons le germe des unes en naissant ; elles se développent en nous en vertu d'une disposition innée, inconnue dans sa nature, et indépendamment des circonstances dans lesquelles nous sommes placés. Les autres, au contraire, purement accidentelles, sont le résultat des indispositions profondes, imprimées à un ou plusieurs de nos organes, ou systèmes d'organes, par la longue influence des choses à l'action desquelles nous sommes exposés. Le climat, le régime, les exercices, les passions et les maladies sont de toutes les causes, dont nous recevons l'influence, les plus capables de produire ces sortes de variétés accidentelles du tempérament sanguin. Or, comme les différens modes de ce tempérament ne sont pas également avantageux aux hommes dans tous les temps, dans tous les lieux et dans toutes les circonstances de la vie, la médecine observatrice peut tirer un grand parti de l'examen des causes qui y donnent lieu, afin de développer, dans les individus sanguins, la variété du tempérament le plus propre à leur position particulière, à leurs travaux, à leurs études, à leur profession, aux choses et aux personnes qui les entourent, enfin aux fonctions qu'ils doivent remplir dans la société.

Tempérament lymphatique. — Moins riche, moins puissant, le tempérament lymphatique n'en est pas moins resserré dans les limites de la nature, et hors du domaine de l'art de guérir. L'hygiène seule peut lui donner des leçons. Une constitution molle, faiblement colorée, des formes très-arrondies, des chairs peu élastiques, une chaleur médiocre, une peau humide : tel est le tempérament lymphatique.

Il ne produit point les prodiges du tempérament sanguin, mais sa marche est régulière, peut-être un peu trop monotone. Les passions vives et impétueuses appartiennent au tempérament sanguin; le calme et la paix sont le propre du lymphatique. Le tempérament sanguin sait commander; le tempérament lymphatique sait obéir; c'est l'état de santé, le tempérament sanguin est la santé même.

Les toniques, les fortifians, les excitans, conviennent à ce tempérament pour en modifier l'excès; il réclame des transpirations abondantes, de l'exercice pris avec régularité; un usage fréquent, mais modéré, du vin et des boissons qui peuvent imprimer de la tonicité à la fibre musculaire. Enfin, le but de tous ses efforts est de s'avancer vers les proportions du tempérament sanguin, s'il ne veut pas tomber dans une atonie aussi nuisible aux fonctions du corps qu'à celles de l'esprit.

Les différences que ce tempérament peut présenter, relativement à ses proportions avec les autres appareils du corps, sont une des circonstances qui influent sur la physionomie physique et morale de l'homme. Le système lymphatique est une des parties les plus exposées à être malades, et dont les maladies ont l'influence la plus profonde et la plus marquée sur l'état général de la nutrition; on sait qu'une grande partie des cachexies tiennent à des lésions de ce système.

Tempérament bilieux. — Le tempérament bilieux peut s'allier avec l'un ou l'autre des deux tempéramens dont nous venons de parler; c'est-à-dire, que la sécrétion bilieuse peut prédominer, de concert avec la lymphe. Cette prédominance habituelle de la bile peut bien n'être pas incompatible avec l'état de santé; mais dans tous les cas, il n'est pas moins vrai de dire qu'elle prédispose à l'état maladif qui se décèle bientôt par une pâleur de visage, et *un débordement de bile* qui ne laisse plus aucun doute sur la cause du mal. Aussi nous ne négligerons pas ce tempérament qui rentre d'une manière si naturelle dans les applications de nos principes; et nous croirons rendre service à nos lecteurs bilieux, en leur prescrivant le régime hygiénique qui leur est le plus convenable.

Le tempérament bilieux est caractérisé par la prédominance de la bile. Les individus, doués de ce tempérament, sont vifs, fougueux, et l'on rencontre souvent le génie parmi eux, mais il est exposé à beaucoup d'accidens, et ne peut qu'être modifié dans sa nature; l'art doit donc s'attacher à le modifier et à prévenir ses dangers.

Le tempérament bilieux se caractérise ostensiblement par la couleur de la peau qui est d'un brun jaunâtre, par un embonpoint médiocre, par des formes durement exprimées.

L'homme bilieux est celui qui a un teint foncé, les muscles vigoureux, les cheveux noirs, le corps velu, la barbe touffue, les yeux brillans, noirs et saillans, l'haleine de feu, la physionomie expressive et sévère, le pouls élastique, dur et précipité; il est impétueux, irascible, généreux, ardent de gloire, dédaigneux d'argent, travailleur infatigable, mais par accès plutôt qu'avec constance, mangeur insatiable, plus par besoin de réparer que par goût de la table; il prise plus les convives que les mets; dominateur, brave jusqu'au mépris de la vie, amoureux de chaque femme, et les trompant de bonne foi, jaloux quoique inconstant ; il a une énergie excessive de vitalité. Les maladies qui dérivent de cette constitution sont des affections dues à l'exaltation de la bile ; elles sont aiguës, longues, et dégénèrent facilement en chroniques dans la vieillesse ; mais elles se préviennent aisément par une diète végétale, l'usage raisonné des acides, les bains tièdes, les lavemens, le sommeil, la distraction des plaisirs modérés, et enfin, le *toni-purgatif* précédé des délayans. Les bains doivent faire la base des moyens de guérison des êtres doués de cette constitution ardente, qui dégénère vers cinquante ans en celle qu'on nomme mélancolique.

Les symptômes qui annoncent les accidens que peut occasioner la prédominance bilieuse, sont en général connus de tout le monde : des digestions pénibles, des aigreurs dans la bouche, une langue chargée et pâteuse, le teint blafard, des expectorations plus concrètes, des crachats épais, etc.

Nous avons exposé, dans les principes généraux de cet ouvrage, que l'action purgative était l'action thérapeutique que l'on pouvait opposer avec succès à l'influence morbifique des humeurs, et principalement des humeurs qui troublent directement les fonctions des voies digestives ; or, nulle humeur ne s'oppose à l'acte digestif avec autant de puissance que l'abondance excessive de la bile, ainsi que le constatent les symptômes dont nous avons déjà parlé. C'est ici donc principalement que l'emploi des *purgatifs* est absolument indispensable.

Charlatanisme médical. — (*Voy.* à la fin du volume.)

CHAPITRE III.

Embarras des premières voies.—Aigreurs d'estomac.—De la bile et des maladies bilieuses.—Pléthore, des vents ou flatuosités. —Indigestions.—Le foie, maladies de cet organe.—Engorgement.—Obstructions.—Ictère ou jaunisse.—Des glaires.—Superpurgation.

§. I. *Embarras des premiers voies.*

On nomme ainsi une accumulation des matières morbides dans le tube digestif. Ces matières saburrales et morbides forment un embarras gastrique, intestinal, et gastro-intestinal.

L'*embarras gastrique*, ou de l'estomac, se divise en bilieux, en muqueux et en *bilioso*-muqueux. Les personnes qui sont dans la force de l'âge, celles chez lesquelles domine le tempérament bilieux, dont les solides s'irritent aisément, et dont la sensibilité morale est extrême, sont les plus sujettes à cette affection, qui se manifeste principalement chez les hommes. Ses causes externes sont une température chaude et humide, les émanations délétères des hôpitaux, des prisons, des vaisseaux, des étangs, des marais, les alimens de mauvaise nature, les excès de table, les veilles trop longues ou trop fréquentes, les fatigues du corps, la vie sédentaire, les excès d'étude, la tristesse, les mouvemens impétueux de la colère, etc. Ce même embarras se manifeste souvent à la suite de blessures dans les différentes parties du corps, surtout de celles de la tête. Il commence ordinairement par une pesanteur générale, une diminution de l'appétit, le dégoût pour les alimens gras, et un sentiment de malaise accompagné d'un léger enduit jaunâtre à la base de la langue, quelquefois de nausées, et souvent de céphalalgie.

Lorsque cette affection a fait quelques progrès, les fonctions encéphaliques s'embarrassent; les facultés intellectuelles s'engourdissent; la langue se couvre de plus en plus d'un enduit jaunâtre; la bouche, de pâteuse qu'elle était, devient amère, et le malade y éprouve une sensation de chaleur; assez souvent il est tourmenté d'une soif qu'il cherche à calmer avec des boissons acides; son haleine est chaude, bilieuse et même fétide. Il lui survient des nausées; il fait des efforts pour vomir, et même il vomit spontanément des matières saburrales, biliformes, bilieuses, qui lui laissent à la bouche une amertume fort désagréable. Chez les sujets irritables et nerveux, on remarque souvent des éblouissemens, l'obscurcissement de la vue, une cécité momentanée, des tintemens, des bourdonnemens d'oreille, des vertiges, des mouvemens convulsifs, épileptiques, des symptômes de paralysie et d'apoplexie, etc.

L'embarras gastrique, quelles que soient ses variétés et malgré ses phénomènes, est une maladie dont s'occupe assez peu la médecine proprement dite; jamais il n'est funeste par lui-même. Cependant, comme il peut devenir la cause occasionnelle de plusieurs maladies graves, il ne faut point l'abandonner aux efforts de la nature. Son traitement consiste à solliciter la résolution des matières qui le constituent, et à déterminer leur expulsion hors du corps : ce qui a lieu par les *grains de santé du docteur Franck*, et ensuite par l'administration du *toni-purgatif*, précédé d'une petite diète, et de quelque boissons acidulées ou légèrement amères. La diète a pour objet principal l'abstinence des corps gras, du laitage, des pâtisseries et des ragoûts; le malade fera usage de potages aux herbes, et même à la viande avec de l'oseille cuite; de quelques légumes, tels que l'oseille, la chicorée, les carottes cuites, etc.; son vin sera de bonne qualité et beaucoup trempé d'eau.

L'*embarras intestinal* est formé de matières morbides, amassées dans le tube alimentaire, et surtout dans l'intestin grêle. Ses variétés sont les mêmes que celles de l'embarras gastrique. Les praticiens appliquent à sa guérison plusieurs sortes de traitemens, qui sont tous représentés par l'usage des *grains de santé* et du *toni-purgatif*, et par le régime dont il vient d'être question.

L'*embarras gastro-intestinal* se compose des deux précédens; c'est-à-dire, des matières bilieuses, muqueuses, et bilioso-muqueuses. Pour dissoudre ce dangereux amas de saburres, on fait usage de boissons acidulées, et pour le chasser du corps, de quelques doses successives de *toni-purgatif*, suivies de bouillons aux herbes; en un mot, on se conduit comme il a été dit au sujet des embarras stomachal et intestinal.

Pourquoi dans ces circonstances aurait-on recours au *vomitif*, qui ébranle tout le système, préférablement au *purgatif*, qui agit doucement et avec non moins d'efficacité? La nature n'a-t-elle pas établi les voies inférieures pour les déjections? N'est-ce pas plutôt par l'anus que par la bouche que doivent passer ces matières dégoûtantes et morbides qui infectent tout ce qu'elles touchent.

Beaumont, le 22 avril 1823.

« Monsieur,

» C'est après avoir lu le programme relatif au *toni-purgatif* dont il est question, que j'ai pensé que je devais en fournir la petite pharmacie qui est à mon usage pour les malades qui ont recours à mon ministère, puisque j'exerce l'art de guérir dans la petite ville de Beaumont. Je l'ai donc administré avec un succès au-delà de mes espérances pour la médication des embarras de l'estomac et des intestins; mais, ayant remarqué que vous l'indiquez d'une manière particulière, c'est-à-dire en ajoutant une cuillerée de ce bon médicament dans une tisane quelconque, pour rendre libres les viscères de l'abdomen, pendant le cours des maladies, je vous proteste que ce mode me réussit constamment, et que j'ai remplacé de cette manière plusieurs autres médicamens dégoûtans, et les infusions de plantes laxatives. Mais ce qui a réussi auprès de mes malades d'une manière plus efficace encore, c'est l'usage en lavemens de trois cuillerées de ce médicament. Je vous assure que des remercîmens bien sincères ne suffiraient pas pour cette précieuse découverte.

» J'ai l'honneur d'être sincèrement, etc.

» GIRARDOT. »

§. II. *Aigreurs d'estomac.*

Les aigreurs d'estomac prennent leur source dans la dégénération des humeurs, dont une partie se forme dans les premières voiés en matières acides qui provoquent des vomissemens; quelquefois la présence de ces matières aigres constitue une affection maladive, connue sous le nom d'*aigreurs;* cette affection est plus familière aux jeunes filles, aux sujets vaporeux, aux pauvres gens mal nourris. On croit généralement et avec raison qu'elle dépend d'une faiblesse particulière dans les facultés digestives. Pour expulser cette humeur dépravée, on use des anti-émétiques; dont les effets peuvent neutraliser le mouvement répulsif causé par elle, mais non pas dégager les voies des matières acides qui les embarrassent; cette évacuation, cause des accidens d'autant plus fâcheux, que tous les absorbans dont on fait usage ordinairement en pareil cas, sont d'un effet presque nul. Le *purgatif* seul peut effectuer l'évacuation de ces matières et empêcher leur reproduction en fortifiant toute l'économie (1).

Les personnes les plus exposées aux aigreurs d'estomac sont celles qui occupent leur esprit immédiatement après le repas; les gens de lettres, les employés des administrations, les amateurs passionnés de la lecture, les dames de

(1) Dans le système de cet ouvrage, il ne s'agit aucunement de *vomi-purgatif*.

comptoir. Chez la plupart de ces personnes, ces indispotions se changent en maladies chroniques, et les aigreurs leur surviennent non-seulement à l'instant de leur digestion, mais encore le matin en se levant. Nous en avons connu un très-grand nombre dont l'affection résistait à tous les évacuans usités jusqu'à ce jour. Elles avaient vainement essayé des carminatifs renommés; rien n'opérait. Ayant entendu parler des propriétés du *toni-purgatif*, ces malades sont accourus pour en faire usage, et tout indice des aigreurs, dont ils se plaignaient, a disparu. Ils digèrent fort bien, savourent ce qu'ils mangent; leur estomac est réglé dans ses fonctions; en un mot, leur santé est fort bonne.

Plus de cent personnes, dans la capitale, pourront attester la vertu de ce médicament en pareil cas; et si tous les gens d'esprit avaient le bon esprit de veiller à leur santé, ils adopteraient, dans le catalogue de leurs moyens hygiéniques, l'emploi d'un spécifique, qui par ses puissans effets devrait être surnommé la *panacée* des gens de lettres.

Parmi les personnes auxquelles nous avons transmis des consultations verbales ou par écrit, nous en citerions un grand nombre qui, pour combattre des aigreurs d'estomac, qui avaient résisté à la magnésie et à d'autres absorbans, ont employé, avec succès, 1° deux *grains de santé du docteur Franck*, pris dans une cuillerée d'eau, avant dîner; 2° le lendemain matin, une cuillerée de *toni-purgatif*, précédée et accompagnée d'un verre d'eau; 3° le matin, une goutte ou deux de l'essence éthérée et balsamique dans une demi-tasse de café pur presque sans sucre, suivi d'un grand verre d'eau froide; un seul exemple suffira pour le prouver.

M. Mérillo, parfumeur à Barcelonne, était sujet à de continuelles aigreurs d'estomac; il avait fait usage, sans succès, des antiémétiques. Un voyageur français, qui avait quelque notion de la médecine, et qui, lui-même, s'était bien trouvé de l'emploi du *toni-purgatif*, lui conseilla l'usage de ce médicament, ainsi que des *grains de santé du docteur Franck*. A son retour dans la capitale, ce même voyageur se hâta de nous apprendre que cet Espagnol, n'ayant rien eu de plus pressé que de faire acheter deux bouteilles de ce *purgatif*, en avait fait un usage si sage et si heureux que, quelques semaines après, toutes ses aigreurs, devenue chroniques, avaient disparu, après avoir résisté auparavant à tous les évacuans dont il avait fait usage.

Les observations d'Hippocrate, relatives aux aigreurs d'estomac et aux éructations, ont été confirmées par celles de tous les médecins, et le sont encore par l'expérience de tous les jours. Quelquefois la présence de ces matières est symptomatique, quelquefois elle constitue une affection maladive.

Cette affection est plus familière aux enfans, aux femmes hystériques, aux sujets vaporeux, hypocondriaques, paresseux; elle paraît dépendre d'une faiblesse particulière dans les facultés digestives, faiblesse originelle et primitive, ou introduite par l'usage de certains alimens, gras, caséux, farineux, échauffés.

L'affection dont il s'agit présente deux indications principales: la première d'évacuer les acides déjà formés, la seconde d'en empêcher la production en fortifiant toute l'économie:

De toutes les lettres que nous avons reçues, relativement à la curation de cette incommodité, nous nous contenterons d'insérer celle-ci :

Paris, le 28 octobre 1823.

« Monsieur,

» Vous vous rappellerez sans doute la consultation verbale que vous m'avez donnée, il y a environ un mois, dans votre cabinet, relativement à des aigreurs d'estomac qui troublaient le bénéfice de mes digestions. Vous me demandâtes le traitement que j'avais employé pour les combattre; je vous répondis que mon médecin m'avait prescrit des bains chauds, une diète légère, l'exercice, l'usage de la magnésie, et l'emploi des substances amères. Vous ne désapprouvâtes pas ce mode de traitement, mais vous me dites que pour remplir les deux indications qui se présentaient, d'évacuer et de tonifier, vous pensiez que le *toni-purgatif* suffisait parfaitement. En effet, la dose d'une cuillerée a apporté un mieux-être dans mon incommodité; j'ai cru devoir augmenter cette dose jusqu'à trois cuillerées par jour avec les moyens que vous indiquez dans la première édition de votre ouvrage. Je vous annonce avec satisfaction un succès complet; je ne me ressens plus du tout de mes aigreurs d'estomac, et vous prie d'agréer les sentimens de la plus vive gratitude de votre très-dévoué serviteur,

» Rollot,

» employé à la trésorerie. »

§ III. — *De la bile et des maladies causées par cette humeur.*

La bile est une humeur animalisée, liquide, d'une couleur brune-jaunâtre ou verte, quelquefois pâle, d'une odeur fade, et d'une saveur amère. Elle est manifestement destinée au complément de la digestion, c'est-à-dire, à la séparation de la partie chyleuse de la matière qui doit être évacuée sous la forme d'excrémens. Elle se forme dans l'homme avec plus ou moins de rapidité : chez quelques sujets, cela se borne à quelques onces en vingt-quatre heures; chez d'autres, le même espace de temps en produit une livre et même une livre et demie. On dit de ces derniers qu'ils sont d'un tempérament bilieux.

La bile peut pècher par défaut ou par excès. Le premier état résulte souvent du relâchement de tout le corps et de la faiblesse des sécrétions, comme il arrive dans les hydropisies et à la suite d'autres maladies graves. L'inflammation du foie, les suppurations, les indurations squirreuses qui se forment dans cet organe, le resserrement spasmodique des canaux excréteurs de la bile, sont autant de causes qui peuvent interrompre, suspendre la sécrétion de cette humeur ou en diminuer la quantité. On conçoit quels doivent être les effets de cette suspension, ou de cette diminution; privés de ce suc dissolvant, les alimens parcourent les voies intestinales sans subir l'élaboration qu'exige une bonne digestion, et causent la faiblesse de la nutrition, l'amas des mucosités dans le tube digestif. D'un autre côté, certains élémens de la bile, qui circulent avec la masse sanguine du système de la veine-porte, peuvent être transportés dans les vaisseaux capillaires de la peau; comme on l'observe dans la jaunisse, maladie qui prouve au moins que la partie colorante du fluide biliaire est passée dans le tissu cutané.

La surabondance de la bile s'observe très-fréquemment; elle a sa cause primitive dans l'activité du foie qui en sécrète une plus grande quantité. Cet état, qui a souvent une influence fâcheuse sur l'économie vivante, peut provenir de beaucoup de circonstances : chez les uns, c'est une prédisposition naturelle ; chez d'autres, cette exubérance paraît résulter d'une abondante nourriture animale, des passions vives, des fortes contentions de l'esprit; l'âge adulte, l'extrême chaleur des saisons et des climats, surtout lorsqu'on n'y est pas accoutumé, l'abus des liqueurs spiritueuses, les constitutions épidémiques, et, en un mot, toutes les causes qui exaltent les propriétés vitales du foie et y font naître une sorte de mouvement fluxionnaire, ont une influence incontestable sur la génération d'une plus grande quantité de bile.

Cette sorte de pléthore bilieuse a des signes faciles à reconnaître, et des effets qui, tantôt donnent naissance à diverses maladies, tantôt en deviennent de dangereuses complications.

Ce que les auteurs ont nommé épaississement de la bile, est un état qui existe assez souvent dans le corps humain, et qui peut provenir soit du mouvement circulatoire dans le système de la veine-porte, soit du séjour prolongé de la bile dans la vésicule, une vie sédentaire, une position habituellement courbée, un âge avancé, le défaut d'exercice peuvent aussi le produire.

Rien de plus variable que la couleur de la bile, dans les affections morbifiques : les anciens ont observé une infinité de nuances qu'il serait trop long de rapporter ici. Tantôt ce fluide a la teinte d'un jaune d'œuf, tantôt il est rougeâtre ; on le voit fréquemment d'une couleur verte, porracée, surtout chez les enfans tourmentés par le travail de la dentition, et dans les autres maladies où les systèmes hépatique et gastrique sont vivement attaqués ; quelquefois aussi cette humeur paraît noire, d'un brun foncé, ou d'un gris cendré. Ces dernières altérations de couleur dénotent une véritable décomposition de la bile ; elles indiquent, par conséquent, une lésion profonde des organes qui président à la sécrétion de ce fluide, comme on l'observe spécialement dans la fièvre jaune.

Les altérations dont la bile est susceptible sont les causes plus ou moins prochaines de plusieurs maladies.

Les symptômes des affections bilieuses sont le dégoût, la perte de l'appétit, l'amertume de la bouche, l'aversion pour les substances animales, une teinte jaune au blanc de l'œil, au contour des lèvres et des ailes du nez. Tous ces symptômes disparaissent de suite par une évacuation abondante, opérée par le *toni-purgatif*, lorsqu'il est administré dès leur apparition. S'ils ne cèdent pas à la première tentative, il importe de faire succéder les doses de ce médicament jusqu'à leur entière disparition, en se bornant toujours à sa seule application, sans accessoires.

Il est d'autant plus important de s'opposer à temps à l'invasion de la bile, que les maladies qui en résultent

6.

sont aiguës, mais longues, et qu'elles dégénèrent facilement en chroniques dans la vieillesse. Elles se préviennent aisément par une diète végétale, par l'usage raisonné des acides, les bains tièdes, les lavemens, le sommeil, la distraction occasionnée par des plaisirs modérés; enfin par le *purgatif*, accompagné de délayans.

Les calculs ou concrétions biliaires sont une des maladies les plus dangereuses auxquelles la bile puisse donner naissance. Selon certains auteurs, les causes qui déterminent leur formation, sont tantôt les alimens acides, glutineux, acerbes, farineux, etc., tels que le fromage, les vins acides, la bière nouvelle, etc. Selon d'autres auteurs, ces causes sont l'atonie des organes digestifs, les acides qui s'y engendrent. Ceux qui regardent le tempérament mélancolique, les passions tristes, une vie sédentaire, etc., comme pouvant favoriser la formation de ces calculs, ont émis une opinion plus probable.

Dans quelques circonstances les calculs biliaires peuvent exister plusieurs années, et même toute la vie, sans qu'aucun symptôme fasse soupçonner leur présence; mais le plus souvent ils entraînent un tel dérangement dans les fonctions du foie et des organes digestifs, qu'ils se font bientôt reconnaître. Tantôt, c'est un sentiment de pesanteur, qui devient plus manifeste lorsqu'on se couche sur le côté gauche; tantôt une douleur plus ou moins marquée dans la région épigastrique, une sorte de pression qui s'étend jusqu'à l'hypocondre droit, et quelquefois sur tout l'abdomen, les éructations acides, les nausées, les vomissemens, la constipation, la diarrhée, les évacuations alvines blanchâtres à la suite des paroxismes de douleurs, sont les troubles les plus fréquens qui déterminent les calculs biliaires dans les fonctions digestives; la jaunisse en est presque toujours la suite inséparable.

Lorsque les douleurs excitées par les calculs sont violentes, on voit bientôt survenir des symptômes très-alarmans, tels que des vertiges, des mouvemens convulsifs, des hémorragies nasales, des accès fébriles très-intenses. Dans quelques cas, ils causent des maladies graves, et particulièrement l'asthme, l'hydropisie ascite, l'inflammation ou même l'ulcération de la vésicule et des canaux.

Quant au traitement à suivre pour se garantir des mauvais effets de la prédominance bilieuse, nous n'en indiquerons qu'un seul qui servira en même temps de préservatif avant la détermination de l'état maladif, et de moyen de guérison après l'apparition des symptômes.

Dans les principes généraux qui font la matière de notre introduction, nous avons prouvé que l'action purgative était la seule que l'on pût opposer avec succès à l'influence morbifique des humeurs, de celles principalement qui troublent les fonctions des voies digestives, fonctions auxquelles nulle humeur ne s'oppose avec autant de puissance que l'abondance excessive de la bile. En conséquence de ces principes, les personnes d'un tempérament bilieux doivent s'astreindre au régime suivant :

1°. S'abstenir de tout fruit crû, surtout s'il n'est pas encore mûr;

2°. De l'excès des boissons alkooliques (liqueurs spiritueuses);

3°. De l'ail et des substances où cet oignon entre copieusement.

4°. Faire de l'exercice, des promenades réglées;

5°. Prendre de temps en temps une dose suffisante de *toni-purgatif*, et une seconde, si la première n'opère pas.

Si la bile les surprenait avec trop d'abondance, elles feraient bien de se condamner à une diète d'un jour, de prendre quelque boisson rafraîchissante, et le lendemain une forte dose de ce *purgatif;* elles continueraient d'en faire usage les jours suivans, jusqu'à ce que la sécrétion bilieuse ait repris ses premières proportions. Le nombre des doses n'est jamais nuisible, quand leur emploi n'est pas intempestif.

Rien n'est plus commun que ce genre d'affections dans les quartiers humides de la capitale, dans les rues peu aérées, dans la Cité, dans le quartier Saint-Jacques, sur les derrières de l'Hôtel-de-Ville, etc., ainsi qu'en font foi les catalogues des visites que nous faisons, ou des consultations que nous donnons chaque jour dans notre domicile, rue d'Antin, n°. 10. Nous avons déjà parlé des circonstances fâcheuses de l'un d'eux, dans notre ouvrage, sur la topographie médicale de Paris.

Il serait trop long de donner ici la nomenclature des maladies de ce genre, qui tirent leur source de l'abondance, et de la mauvaise qualité de la bile. Nous voyons fréquemment des personnes qui en rendent spontanément une quantité considérable, sans que les viscères en soient soulagés. Il nous est venu entre autres un employé de la poste qui en étoit tellement engorgé, que ses facultés intellectuelles s'en ressentaient quelquefois. Il restait fréquemment dans un état comateux qui l'empêchait de vaquer aux occupations de son emploi. On le voyait, la tête penchée, rendre, par la bouche, des glaires qui s'allongeaient et se succédaient comme un filet d'eau ; il éprouvait continuellement des aigreurs d'estomac; il avait toujours la langue chargée et la bouche pâteuse. Cet individu a été délivré de ses glaires par l'emploi non-interrompu du *toni-purgatif*. On remarque chez lui un grand fonds de bon sens, dont jusqu'alors il n'avait pas donné beaucoup de signes. Il raisonne avec justesse, et l'on ne remarque plus dans sa conduite une insouciance, une bizarrerie, une versatilité qui le rendaient auparavant le fléau de sa famille; tant il est vrai que la présence de la bile affecte gravement les facultés mentales et peut produire les affections les plus variées !

Nous avons rencontré des hommes que la prédominance de cette humeur rendait monomanes. Les uns ne rêvaient qu'aux spectres et raisonnaient bien sur tout le reste ; les autres se croyaient destinés à périr le lendemain, et ce lendemain devenait encore pour eux la veille de la mort. D'autres perdaient la santé à force de chercher de vieux livres qu'ils ne lisaient pas et dont ils ne connaissaient que la couverture. D'autres, enfin, au lieu d'être fortement poursuivis par une idée fixe, étaient les modèles les plus acharnés de l'inconstance et de la légèreté.

Toutes ces diverses monomanies ont cédé à l'effet *anti-bileux* du *toni-purgatif*. La cause une fois supprimée, la racine du mal une fois extirpée, le bon sens est revenu aux malades avec la santé.

M. Dupuis, demeurant rue Saint-Martin, à Paris, se

trouvait depuis longues années sujet à des débordemens de bile considérables, qui se déclaraient presque périodiquement tous les mois. Il en vomissait quelquefois des quantités si considérables à jeun, que le médecin même en était étonné. Le régime, dont nous avons parlé, suivi régulièrement, l'a délivré depuis deux ans de cette indisposition qui, sous l'influence d'une saison funeste ou de toute autre circonstance, n'aurait pas manqué de dégénérer en une maladie aiguë.

Madame Bignon, de Versailles, demeurant à Paris, rendait journellement, par la bouche, de l'eau en abondance et en filets glaireux et limpides. Ce débordement était précédé de crudité dans l'estomac, de vertiges, de refroidissement, et quelquefois de mouvemens convulsifs. On attribuait cet état morbide à l'exposition, au nord, de l'appartement de cette dame, et à sa vie sédentaire et inoccupée. Le changement d'habitation et de régime n'eut aucun résultat. Nous lui avons ordonné, en un seul jour, jusqu'à trois doses de *toni-purgatif*, ce qui lui fit rendre, par les voies inférieures, une quantité incalculable de matières glaireuses et fétides. Le lendemain, une dose et la diète. Elle resta huit jours sans éprouver la moindre secousse. Le huitième, mêmes symptômes et mêmes évacuations. Nous n'administrâmes cette fois qu'une seule dose à la malade, et nous lui recommandâmes d'en reprendre une tous les huit jours, pendant un mois; et, le second mois, après le quinzième jour. Il y a un an qu'elle continue ce régime, et il y a un an qu'elle jouit de la santé la plus florissante.

Mademoiselle Gaudin, couturière, rue Saint-Denis,

fut obligée de renoncer à aller travailler en ville, parce que toutes ses matinées se passaient à rendre de longs filets d'une glaire jaunâtre et dégoûtante. A peu de chose près, nous lui avons ordonné le même régime qu'à madame Bignon, et mademoiselle Gaudin est la mieux portante des filles de son quartier.

Nous ne citerons pas ici une foule d'autres traits qui ne nous rappelleraient que des résultats aussi heureux. Puissent nos lecteurs se bien persuader qu'on ne saurait trop tôt obvier aux dangers d'un tempérament bilieux! En effet, nous avons vu des personnes bilieuses tomber dans le marasme, dans l'hypocondrie, dans la jaunisse la plus opiniâtre, etc. Un régime de précaution ne doit pas être négligé un seul instant, et le *toni-purgatif* doit être administré aussi fréquemment que le réclamera la trop grande abondance de la sécrétion bilieuse.

Nous avons cru souvent devoir indiquer aux personnes qui vouloient bien nous consulter sur l'engorgement des canaux biliaires, l'usage raisonné des *grains de santé du docteur Franck*, dont elles se sont parfaitement trouvées.

§ IV. — *Pléthore*.

Lorsque, par une cause quelconque, les liquides, contenus dans les vaisseaux, augmentent au point de faire dilater les parois outre mesure, il y a pléthore, et l'homme est dans une situation voisine de ces accidens. Nous ne voulons parler que de la pléthore sanguine; car il y a des pléthores autres que celles du sang.

La pléthore, appelée sanguine, n'a point pour seule

cause la surabondance du sang; la sérosité de ce liquide, augmentant avec son volume, l'épaissit, diminue la force de la circulation, distend les vaisseaux, produit des engourdissemens, mène à l'apoplexie et à la paralysie.

La purgation ayant pour principal but d'attaquer la sérosité humorale, devra être adoptée dans les pléthores, par préférence à la saignée qui est d'autant moins efficace dans ce cas, que plus elle est répétée, plus le sang s'épaissit, et, par conséquent, plus les accidens sont imminens. Mais la purgation seule ne suffit pas : il faut l'aider par un régime sévère, par la privation de viandes trop succulentes, par un usage modéré du vin, et surtout par des exercices continuels. Combien de fois n'avons-nous pas vu l'eau émétisée, aiguisée de quelques gouttes de l'*essence éthérée*, obtenir d'heureux succès!

Il y a plusieurs espèces de pléthores; tout ce qui est vaisseau dans l'économie animale est susceptible d'être affecté de pléthore; ainsi on distingue autant d'espèces de celle-ci qu'il y a de vaisseaux différens. Chaque appareil sécréteur, chaque système circulatoire, ayant des canaux propres à l'exécution des fonctions dont il est chargé dans l'ordre naturel, peut avoir une surabondance dans les sucs que transmettent les conduits, et se trouver dans un état pléthorique.

Une pléthore très-fréquente est la *lymphatique :* elle a des signes caractéristiques qui ne permettent pas de la méconnaître; une autre pléthore, non moins évidente, est celle qu'on appelle bilieuse, et que les praticiens reconnaissent avec facilité. On doit distinguer les pléthores en générales et en locales. Elles peuvent effectivement avoir lieu dans tous les vaisseaux qui composent un appareil, ou se borner à ceux d'une certaine région, sans qu'on puisse trouver une raison bien plausible de cette manière d'être, tandis que celle-ci s'explique avec facilité par la surabondance du liquide produit. On est obligé d'admettre la présence d'irritations particulières ou un changement dans le mode de sensibilité, dans les vaisseaux où a lieu la pléthore locale, pour expliquer les motifs de son existence, ce qui ne satisfait pas toujours notre intelligence. Quoi qu'il en soit, le fait des pléthores locales est hors de doute, et leur existence est généralement admise. Elles se montrent toujours sans que le reste du système soit dans un état semblable; autrement ce serait une pléthore générale. Lorsque les pléthores particulières ont lieu dans l'appareil sanguin, elles permettent de se rendre compte de phénomènes fort disparates en apparence; par exemple il y a des individus peu sanguins qui présentent des pléthores sanguines cérébrales, pulmonaires, gastriques, quoique le reste du système circulatoire soit sans turgescence, qu'il offre même un état contraire. La même chose a lieu dans le système lymphatique. Il n'y a guère que les appareils peu étendus où on n'observe point de pléthore locale, comme la spermatique.

Les pléthores locales ont lieu d'une manière graduée, ou bien elles se font instantanément; dans ce dernier cas, on les appelle congestions.

Quelles peuvent être les causes de la pléthore? elles sont en général obscures et difficiles; il est certain, par exemple, qu'il y a des individus qui apportent en naissant une disposition particulière aux pléthores sanguine, lymphatique, bilieuse; dès leur première jeunesse on voit les différens systèmes prédominer et imposer aux individus des modifications particulières, une manière d'être qui les caractérise. Toute leur vie, ces individus conservent cette disposition particulière, et leur santé, comme leurs maladies, en éprouvent des influences que le médecin doit connaître, s'il veut agir avec discernement et succès.

L'inaction est très-souvent une cause non équivoque de pléthore, surtout de la pléthore lymphatique : c'est ce qui explique pourquoi les ouvriers, les gens de la campagne sont en général peu susceptibles de la contracter, tandis que les personnes riches, inactives, les femmes surtout, qui mènent dans les villes une vie sédentaire, en sont souvent tourmentées. Une nourriture trop abondante, réunie à l'inaction, est là source la plus féconde de toutes les pléthores.

Les effets généraux de la pléthore sont un état de gêne dans l'économie, l'empêchement apporté à l'exécution entière de certaines fonctions, une sorte d'empâtement, de boursouflement dans les parties où elle a lieu, quelquefois un véritable développement des parties par suite de l'accumulation des liquides pléthoriques et de la distension qu'ils causent dans les vaisseaux qu'ils remplissent. Un autre effet, qui appartient à toutes les pléthores, c'est celui de la stase du liquide surabondant dans les vaisseaux destinés à le contenir, stase dont se sont tant occupés les physiologistes de l'école de Boërhaave.

Quels sont à peu près les moyens de remédier à la pléthore? Parmi les moyens généraux à employer contre la pléthore native ou acquise, on doit compter en première ligne, l'exercice; l'homme est essentiellement fait pour se mouvoir, agir, travailler du corps; c'est toujours aux dépens de sa santé qu'il s'écarte de ce vœu de la nature, et les travaux de l'esprit même, qui font le charme et le délassement de celui qui sait s'y livrer, ne servent qu'à détruire la constitution physique, et à plonger dans des maux sans nombre.

Combien de fois n'avons-nous pas vu des individus, ne pouvant faire l'exercice convenable, soit par leur organisation physique, soit par les intempéries des saisons, suppléer, par l'usage des frictions avec l'*essence éthérée*, aux avantages d'un exercice qui leur était absolument nécessaire.

Après l'exercice et l'usage des frictions, rien ne contribue davantage à diminuer la pléthore, qu'une vie sobre et régulière. La plupart des centenaires sont maigres, mangent des alimens simples et grossiers; beaucoup même ne boivent que de l'eau, sont grands marcheurs ou grands travailleurs, et presque tous habitent la campagne.

§ V. — *Vents ou Flatuosités.*

Ces gaz délétères se développent le plus souvent dans l'estomac et dans les intestins. Ils sont plus ou moins incommodes, selon qu'ils éprouvent plus ou moins d'obstacles à leur sortie. Ces gaz se trouvent dans tous nos alimens, raréfiés avec l'air que nous respirons; ils se dilatent dans l'organe de la digestion, en raison de ses forces et de la composition plus ou moins flatueuse des substances qui servent à notre nourriture. Ils se développent en moindre quantité, lorsque cet organe a opéré une bonne élaboration des substances nutritives; et par la même raison, ils s'échappent facilement par les voies aériennes ou inférieures. Au contraire, lorsque l'organe n'agit que faiblement, il favorise l'accumulation et le séjour de ces hôtes incommodes.

Les vents sont très-communs dans l'état de santé, parce qu'ils résultent nécessairement de l'intromission d'une quantité d'air atmosphérique qui passe avec les substances alimentaires dans l'appareil digestif, et qui fait partie de la composition de ces substances. Ils sont plus communs encore dans l'état de maladie, et bien plus dangereux par la faiblesse où cet état réduit l'organe de la digestion.

On distingue deux principales espèces de flatuosités: celles de l'estomac, et celles des intestins. Les premières sont connues sous le nom de rapport, de renvoi, de rot. La faiblesse de l'estomac ou de la constitution, l'excès de l'étude ou du travail dans le cabinet, l'habitude du repos, les excès de table, la tristesse, les inquiétudes, enfin tout ce qui peut nuire aux forces digestives, disposent à cette espèce de flatuosités. Valétudinaires, vieillards, gens de lettres, femmes hystériques, convalescens, gourmands, goutteux, hypocondriaques, etc., y sont sujets, pour peu qu'ils fassent usage d'aliment flatueux, et qu'ils s'écartent du régime qui convient à leur situation morale ou physique.

Ces flatuosités s'échappent par la bouche tantôt avec bruit, tantôt en silence. Tantôt elles sont acides, amères, fétides; tantôt elles sont inodores ou insipides; souvent elles conservent l'odeur des alimens qu'on a pris, comme l'oignon, l'ail, la rave, le chou, le beurre, etc. Lorsque l'estomac ne se trouve point assez d'énergie pour les expulser, il survient des nausées, des vomissemens, surtout après les repas, quelquefois une diarrhée plus ou moins abondante; une couche humorale, blanchâtre ou jaune, tapisse la langue; et l'ensemble de l'organisme est attaqué de malaise et de lourdeur. Heureux l'individu qui en est quitte pour ces seules incommodités! car ces flatuosités, emprisonnées dans le tube digestif, peuvent conduire celui qui fait de vains efforts pour les expulser, aux vertiges, aux syncopes, et même à l'apoplexie.

Les vents intestinaux font entendre un bruit sourd dans la cavité abdominale, où ils s'échappent, avec ou sans bruit, de l'intestin rectum. Dans le premier cas, ils se nomment *borborygmes*; et, dans le second, *vents* proprement dits. Ces flatuosités intestinales contractent, en traversant le rectum, qui renferme la partie la plus grossière des alimens élaborés par le système digestif, une odeur plus ou moins fétide, et sont expulsés par l'orifice du rectum, suivant la nature des matières excrémentielles et l'état des intestins. Lorsque ceux-ci sont doués de toute leur énergie, ils agissent efficacement sur les gaz et les excitent à s'échapper. Si cette éruption ne peut se faire, les gaz peuvent prendre un développement tel, qu'il en résulterait l'intumescence, la tension du ventre, une douleur dans la région des hypocondres, dans celle de l'ombilic, et d'autres phénomènes, aussi dangereux que ceux que produisent les vents renfermés dans l'estomac.

Lorsque ces gaz parcourant librement le canal alimentaire, ne sont pas trop multipliés, et qu'ils s'échappent avec facilité, ils ne sont pas dangereux ; mais, lorsqu'ils s'accumulent dans quelque portion de ce canal, et qu'ils rencontrent un obstacle à leur sortie, ils produisent divers symptômes et accidens, plus ou moins redoutables, selon qu'ils sont liés ou non à une autre affection morbide. Si, malgré la liberté de leur sortie, ils deviennent incommodes par leur fréquence, c'est un signe que les organes digestifs sont dans un état d'atonie, auquel il est instant de remédier.

Lorsqu'un individu, qui d'ailleurs jouit d'une bonne santé, ressent dans l'estomac et les intestins des gaz délétères, par suite d'intempérance, cet état n'est pas ordinairement de longue durée, et se dissipe de lui-même par une diète sévère, et surtout par le *toni-purgatif*.

Mais si ces flatuosités étaient jointes à l'inflammation des intestins, les toniques ne devraient point être employés, mais les délayans, les émolliens, et les boissons acidulées ou mucilagineuses.

Si elles sont occasionnées par une vie sédentaire ou par le travail du cabinet, on y remédie aisément par l'exercice, qui rend aux organes le ressort qu'ils ont perdu, aiguise l'appétit, perfectionne le travail digestif, prévient ainsi le retour de cette incommodité.

Les gaz intestinaux sont-ils produits par des affections morales, telles que les chagrins concentrés? Comme ils sont presque toujours accompagnés de spasme, on les combat avec les calmans et les antispasmodiques, mais surtout en faisant diversion à la tristesse des idées par d'agréables occupations, par des jeux et autres divertissemens.

Au reste, quelle que soit la cause des gaz délétères, soit qu'ils se présentent dans l'état de santé ou de maladie, soit qu'ils prennent leur source dans l'estomac ou dans le canal intestinal, il est dangereux de les retenir, lorsqu'ils deviennent pressans, et qu'aucun obstacle ne paroît s'opposer à leur sortie. Cependant, il est des circonstances où la politesse de nos usages impose l'obligation de les retenir, jusqu'à ce qu'on puisse les expulser sans témoins. Un individu qui, à table ou dans la société, se permettrait de violer ce devoir de bienséance, se couvrirait de honte, et passerait pour un homme dépourvu de savoir-vivre. Il n'en était pas ainsi dans l'antiquité; Cicéron nous apprend que les stoïciens pensaient qu'on devait donner un libre cours aux vents, soit par les voies supérieures, soit par l'orifice inférieur. Au rapport de Suétone, l'empereur Claude, après avoir vu un de ses convives devenu victime de cette retenue, avait fait rédiger un édit par lequel il était permis d'expulser toute espèce de vents pendant les repas. Nous savons que les Orientaux ne se gênent à table en aucune manière, quant aux éructations.

On a constamment remarqué que les alimens qui contiennent beaucoup de fécule ont la propriété d'être venteux; tels sont les haricots, les pois, les pommes de terre, les truffes, les choux, etc. On corrige la disposition de ces substances gazeuses par l'addition de quelques aromates, et de condimens un peu chauds. Les alimens fermentés, ceux dont quelque acide forme l'assaisonnement, donnent peu de vents. Les cuisiniers peuvent, à cet égard, être très-utiles à la santé de ceux qui les emploient.

Quant à l'usage du *toni-purgatif*, que nous avons recommandé plus haut comme un des meilleurs remèdes contre les flatuosités, nous devons prévenir nos lecteurs qu'il ne doit avoir lieu qu'après l'accomplissement de la digestion. Il est bon d'en préparer l'effet par l'eau de gruau ou toute autre boisson rafraîchissante; et si la première dose de médicament ne produisait qu'un effet momentané, il faudrait en reprendre, pendant trois jours, une autre dose, précédée et suivie de l'usage des *grains de santé du docteur Franck*.

Un notaire s'adressa, il y a quelques mois, à notre bureau de consultations, pour réclamer des conseils relatifs à l'incommodité journalière des flatuosités qui l'incommodaient depuis son adolescence. Après l'avoir questionné sur son régime, sur ses habitudes et sa constitution, il nous fut facile de voir que la débilité de l'appareil digestif avait donné naissance aux vents fréquens qu'il rendait journellement. Nous lui demandâmes quel avait été le traitement qu'il avait employé. Son médecin lui avait prescrit l'usage des médicamens toniques, tels que la gentiane, la teinture du quinquina avec le vin, la cannelle. Nous avons pensé que l'emploi du *toni-purgatif* était indiqué non-seulement par l'état d'atonie du canal intestinal, mais encore par l'empâtement des viscères abdominaux; en conséquence quelques *grains de santé* pris avant la soupe, ont commencé le traitement; le lendemain, trois cuillerées de *toni-purgatif* furent administrées avec le plus grand succès. Cette dose a été répétée pendant quelques semaines, et depuis cette époque, les vents, les flatuosités ont tout-à-fait disparu.

Ce 4 janvier 1817.

« Monsieur,

» Obligé à une vie sédentaire par la nature de mes fonctions, j'étais tourmenté d'une affection venteuse fort incommode pour mes collaborateurs et les personnes que je voyais en société. On me conseilla les astringens; leur effet, loin de détruire mon incommodité, fut de l'obliger à se manifester avec une indiscrétion qui m'humiliait. Je chargeai un de mes correspondans de me faire passer un médicament, qui pût me délivrer d'un mal qui aurait fini par me forcer à me sequestrer de la société humaine. Il m'envoya une bouteille de ce *toni-purgatif*, avec l'instruction qui lui fut donnée dans le bureau de consultations, relativement au cas où je me trouvais. J'ai fait usage de ce médicament, aussitôt après l'avoir reçu, avec toutes les indications prescrites. Les vents se sont calmés peu à peu, et votre *Quos ego*.... leur a fait prendre la fuite pour ne plus revenir, comme je l'espère, car il y a plus de quinze jours que je ne m'aperçois plus de leur présence.

» Je vous salue, avec une considération très-distinguée,

» MI**, employé. »

§ VI. — *Indigestions.*

Les indigestions sont produites par plusieurs causes; les unes tiennent aux vices ou maladies des organes, dont ne dépend pas la digestion; les autres ont rapport aux vices ou maladies du système digestif; il en est qui sont causées par les alimens; d'autres enfin résultent de circonstances qui accompagnent les repas.

1°. Le foie, la rate, le mésentère, le pancréas se gênent mécaniquement par l'augmentation de leur volume; les opérations de l'estomac souffrent aussi de certaines affections du cerveau, des poumons, de la matrice, de la vessie, etc.

2°. Tous les organes qui servent à la digestion peuvent l'empêcher, non-seulement par leurs maladies aiguës, mais encore par leurs altérations. Ainsi, la paralysie, la perforation et la destruction des joues, du palais, la chute des dents, le mauvais état ou la privation de la langue, l'ulcération, le rétrécissement, la paralysie du pharinx et de l'œsophage, présentent plus ou moins d'obstacles aux préparatifs de la digestion.

L'estomac, de son côté, nuit beaucoup à cette fonction, dont il est le centre, soit par son déplacement, causé par une hernie, ce qui est rare; soit par une maladie de ses membranes; soit par le mauvais état des sucs qu'il contient.

3°. La nature, et la quantité ou la qualité des alimens, peuvent être un empêchement à la digestion : par leur nature, s'ils sont trop froids, trop chauds ; par leur qualité, s'ils sont âcres, trop crûs, et trop épicés. Quelques alimens ne peuvent être digérés par le commun des hommes ; d'autres, ayant des qualités vénéneuses, donnent de mortelles indigestions. La quantité des alimens est une cause bien plus fréquente d'indigestion. Dès qu'en mangeant, on dépasse les proportions de l'appareil digestif et de ses forces, on est menacé d'une lésion de la digestion.

Mais si l'abus des alimens solides est souvent nuisible, celui des boissons l'est encore plus. Les liqueurs spiritueuses causent plus d'indigestions que ces alimens.

4°. Certaines circonstances, soit avant, soit pendant, soit après le repas, ne laissent pas que de produire assez fréquemment des indigestions : avant le repas, si on le prend immédiatement après un exercice violent, des mouvemens trop forts de colère, de joie, etc. ; pendant le repas, si l'on mange avec trop de précipitation, sans mâcher assez, et sans boire ; après le repas, si l'on se livre trop tôt aux travaux du corps, de l'esprit, ou à la crainte, à la frayeur, à la joie, au chagrin, etc. L'impression d'un air froid, au moment où l'on sort de table, suffit pour troubler la digestion.

Les symptômes des indigestions sont fort nombreux et

fort variés. Ce sont des sentimens de plénitude et de pesanteur à l'estomac, avec gêne de ce viscère, qu'on appelle *cardialgie*; du dégoût, des nausées, respiration gênée, le mal de tête, des hoquets, des éructations, des vomissemens, des borborygmes ou mouvemens intestinaux causés par des vents, la diarrhée.

Quel est l'aliment le plus facile à être digéré par l'homme, et sous le rapport le plus approprié à ses organes ? Il paraît que la chair est celui qui forme le plus facilement et le plus abondamment des sucs propres à être assimilés à sa substance. Les herbivores mangent beaucoup plus que les carnivores; il leur faut donc un appareil digestif plus volumineux; aussi est-ce chez eux qu'on trouve plusieurs estomacs. Ainsi, l'homme qui n'en a qu'un, ne paraît pas fait pour ne se nourrir que de végétaux; la chair semble être sa nourriture naturelle. Il peut encore diminuer le travail gastrique, par des bouillons, des jus, des gelées, etc.; ce qu'il fait effectivement et avec succès, quand il souffre de l'estomac. Cependant la nourriture végétale peut lui suffire, et même beaucoup de nations n'en connaissent pas d'autre. Le véritable régime de notre espèce, est le mélange des alimens tirés des règnes végétal et animal.

Le traitement de l'indigestion est fort simple, lorsque cette affectiou ne dépend que de la nature, de la quantité, de la qualité des alimens, et de certaines circonstances qui accompagnent les repas. Les moyens qu'on emploie généralement, contre elle, sont pris parmi les délayans et les évacuans. Les premiers qui suffisent dans les cas les plus simples, consistent en eau de veau, petit lait, bouillon aux herbes, infusion de thé. Parmi les seconds, on range les *grains de santé* du docteur Franck, les purgatifs, les lavemens adoucissans et évacuans.

L'eau de veau adoucit, humecte; elle délaye les matières alimentaires et en facilite l'expulsion. Il faut en prendre abondamment, dans le cas où les évacuations doivent avoir lieu par bas.

Le petit-lait procure des évacuations légères, C'est une boisson adoucissante qui précipite également par bas les matières alimentaires.

Le bouillon aux herbes est un peu stimulant, à cause de l'oseille qui en fait la base. Il convient surtout quand l'indigestion est lente, et que les alimens sont difficilement portés vers les voies inférieures.

L'infusion du thé est le moyen le plus vulgairement employé contre les indigestions, quoique ce ne soit peut-être pas le meilleur. C'est un léger tonique qui convient mieux comme préservatif de l'indigestion, lorsque les alimens pèsent sur l'estomac, et qu'on éprouve du malaise. Les infusions de véronique et de serpolet sont préférables au thé.

Les *grains de santé* sont tout à la fois un moyen préservatif et curatif des indigestions : préservatif, en débarrassant l'estomac des saburres qui en affaiblissent l'énergie; curatif, en dissolvant les matières qui se sont accumulées dans ce viscère, et en les poussant vers les voies inférieures.

Les lavemens sont indiqués pour débarrasser les intestins et calmer les douleurs de colique, qui alors ont lieu fréquemment. On les compose de décoctions émollientes, adoucissantes, calmantes même.

Mais quand la sortie des alimens frappés d'indigestion

est difficile, et surtout quand l'indigestion se complique d'un embarras intestinal, humoral, bilieux ou saburral, c'est alors qu'il faut faire usage des purgatifs, au nombre desquels on recommande surtout l'emploi du *toni-purgatif*, accompagné d'une légère infusion de thé ou d'un verre d'eau sucrée. L'efficacité de ce médicament contre l'affection qui nous occupe, est démontrée par un grand nombre de faits.

Comme il vaut mieux prévenir les indigestions que d'être obligés de les guérir, nous croyons utile d'offrir à nos lecteurs la nomenclature des alimens réputés indigestes.

Les alimens indigestes, et généralement reconnus pour tels, sont : 1°. les alimens crûs, tels que les fruits non mûrs, les végétaux, racines, feuilles ou autres parties qui n'ont pas subi de coction, la salade, les radis, raves, artichaux crûs, etc.; 2°. les alimens durs, comme ceux des vieux animaux, les substances trop compactes, les tendons, les cartilages, les ligamens; 3°. les alimens visqueux. Le veau, chez beaucoup de personnes, cause des indigestions, ainsi que les pieds de veau, de mouton, de bœuf; les grenouilles, les limaçons, etc.; les alimens occasionnellement acerbes ou acides, tels que les fruits verts; et ceux qui le sont naturellement, comme les grenades les coings, les citrons, les nèfles, les groseilles et les raisins, non parvenus à la maturité; 5°. les alimens fermentescibles, tels que les légumes secs, haricots, pois, lentilles; 6°. les alimens fumés, comme la chair de porc, conservée à la fumée; 7°. les alimens salés, qui sont d'une grande ressource dans les voyages maritimes, et dans les pays qui offrent peu de moyens de subsistance; 8°. les viandes conservées dans les graisses, les huiles et les corps gras : dans l'état récent, ces alimens, ainsi préparés, sont peu différens de l'état frais, mais les graisses, en vieillissant, jaunissent, deviennent âcres, rancissent, et sont alors indigestes pour un grand nombre d'estomacs; 9°. enfin, ces alimens, où l'art de nos cuisiniers ajoute des assaisonnemens pour les rendre plus agréables au goût : ce sont des aromates, des acides, des substances âcres, piquantes, etc. Dans la plupart de nos formulaires de cuisine, on trouve des assaisonnemens, tous plus indigestes les uns que les autres, véritables sources d'une foule de maux, comme l'échauffement, la goutte, les inflammations lentes, les maladies de la peau, les irritations de diverse nature.

§ VII. — *Le foie; maladies de cet organe.*

Cet organe, situé dans la cavité de l'abdomen, et dont la fonction principale est de sécréter la bile, est le plus volumineux et le plus pesant de tous ceux du corps humain. Notre objet n'est point d'en décrire la forme et la couleur; ni d'en indiquer la situation, ce qui n'appartient qu'aux physiologistes, mais d'en exposer les maladies.

Les maladies de ce viscère sont de deux sortes : les lésions, qui ne sont reconnues d'une manière exacte que sur le cadavre; et celles qui l'attaquent comme organe sécrétoire. Nous ne parlons que de ces dernières, dans le nombre desquelles nous ne comptons ni la *fièvre bilieuse*, dont on a reconnu que le siége existait dans les voies alimentaires; ni la *fièvre jaune*, que des auteurs regardent comme une fièvre bilieuse très-intense et contagieuse, et d'autres, comme une fièvre ataxique ; ni les *embarras gastriques*, qui ne sauraient être classés exclusivement parmi les maladies de l'organe sécrétoire de la bile, puisqu'il en est de muqueux, et d'alimentaires, etc. ; ni la *migraine*, parce que, lorsqu'on vomit dans cette indisposition, on ne rejette pas toujours de la bile.

On peut ranger parmi les maladies du foie, 1°. la *colique bilieuse*, que l'on observe pendant les étés secs et chauds : elle attaque surtout les jeunes gens d'un tempérament bilieux, qui se nourrissent de substances grasses, de viandes abondantes, de laitage, etc. Elle se traite au moyen des délayans, des boissons acidulées, des laxatifs. On termine ordinairement par quelques doses du *toni-purgatif*.

2°. La *colique hépatique*, variété de la précédente. La nature de cette maladie, les évacuations et le traitement, sont exactement les mêmes, à la différence de l'état fébrile, qui ne se fait remarquer que pendant les instans où les concrétions biliaires franchissent les canaux excréteurs de la bile ; car sa production est souvent l'effet des calculs biliaires qui font effort pour sortir, et qui causent, tant qu'ils sont dans ces canaux, les symptômes énoncés. Du moment qu'ils entrent dans le canal intestinal, la maladie cesse. Si, au contraire, la colique hépatique n'est produite que par une bile trop épaisse, qui, coulant avec difficulté, engorge les canaux excréteurs, elle est moins douloureuse, et sa terminaison est plus facile et plus prompte.

3°. Le *flux hépatique*. On donne ce nom à des écoulemens, par l'anus ou quelquefois par la bouche, de matières liquides, qu'on suppose venir du foie. Ces écoulemens sont bilieux, purulens, sanguinolens. On désigne vulgairement les premiers sous le nom de *débordement de bile.* Effectivement, cette humeur, sécrétée avec abondance, s'écoule incessamment; et procure des évacuations d'une bile abondante et presque pure. Ce dernier flux est le seul qu'on doive nommer *hépatique.*

Plusieurs maladies attaquent le foie comme organe glanduleux; les principales sont : l'*hépatite aiguë*, l'*hépatite chronique*, et les *obstructions*, dont nous allons parler.

L'*hépatite aiguë*, qui est une inflammation, attaque le foie, après les grandes chaleurs, ou l'habitation dans les pays chauds lorsqu'on n'y est pas accoutumé; après des contusions sur l'hypocondre droit ou au crâne. Cette inflammation se termine assez souvent par révolution, fréquemment par suppuration, rarement par la gangrène. Elle est souvent mortelle dans le second cas, et toujours dans le dernier.

Si la totalité du tissu de l'organe est attaquée, le pus est également réparti dans toute son étendue, et s'infiltre en quelque sorte; mais le plus souvent l'inflammation est circonscrite. Alors il en résulte de véritables abcès, qui font parfois périr le malade avant de donner issue au pus qu'ils renferment, surtout lorsque leur siége est profond.

L'*hépatite chronique* paraît n'être que l'hépatite aiguë, qui se développe lentement, et n'offre que des traits radoucis. Elle se manifeste d'une manière obscure et incertaine; les malades éprouvent une douleur peu marquée sourde, profonde, un état de malaise abdominal dont ils ont peine à se rendre compte. Si l'on applique fortement la main sur l'hypocondre droit, on en augmente un peu la douleur. Parfois il se manifeste une petite toux sèche; il y a dégoût, inappétence, inquiétude générale; il existe, dès le commencement de la maladie, un léger trouble dans la circulation, et lorsqu'il a fait des progrès marqués, il y a un état fébrile, mais avec faiblesse et lenteur. Le mal peut être plusieurs années à parcourir les différentes périodes; mais ordinairement il ne passe guère six à huit mois, un an ou dix-huit mois au plus; espace de temps pendant lequel les malades maigrissent, et prennent un teint hâve, avec toutes les apparences d'un tempérament bilieux. Il est à remarquer que c'est chez ceux qui ont naturellement ce tempérament, que cette maladie est plus fréquente.

Il est difficile de prescrire le traitement qui convient à telle ou telle espèce d'inflammation du foie; il faut voir la maladie précise, et même la variété de la maladie qu'on a sous les yeux, pour indiquer celui qu'il faut employer. Dans l'hépatite aiguë, les émolliens sur le côté, les boissons délayantes, la diète absolue, le repos parfait, les lavemens, les bains, doivent être mis en usage; toutefois il faut subordonner l'emploi de ces moyens, à l'état, à l'âge, à la constitution du malade.

Lorsque la maladie est chronique, il faut avoir recours au *toni-purgatif*, aux boissons adoucissantes, aux vésicatoires volans autour du foie, aux sucs amers herbacés, aux frictions de l'*essence éthérée* sur l'hypocondre droit, aux bains de siége ou généraux. C'est à l'habileté du praticien appelé à se servir de ces médicamens et d'autres convenables, qu'il appartient de varier, de doser, de mixtionner, suivant les circonstances de la maladie.

Le foie est quelquefois attaqué d'une affection *hydatique*, causée par le séjour qu'y font certains vers, nommés hydatides. C'est une espèce d'hydropisie, véritable amas séreux sécrété par ces vers. On indique, pour combattre ces insectes hépatiques, les vermifuges, les amers, les *grains de santé*, le *toni-purgatif*. Au reste, nous avouerons que, sur ce point, comme sur beaucoup d'autres maladies du foie, l'art médical laisse beaucoup à désirer.

Un employé de la poste, sujet à des évacuations qu'il supprima par des lavemens d'eau froide et vinaigrée, et des boissons astringentes, devint jaune, maigrit, eut de fréquens vomissemens, éprouva des mouvemens fébriles et une douleur d'abord légère, ensuite très-vive dans la région du foie. Les urines étaient rouges; un hoquet fréquent survint. Nous le mîmes à l'usage des boissons délayantes, des lavemens émolliens, des fomentations sur le ventre, des *grains de santé* et du *toni-purgatif*. La tension du bas-ventre diminua, les selles devinrent bilieuses, les urines s'éclaircirent, la jaunisse diminua, ainsi que la fièvre et le hoquet; enfin, en peu de jours, le malade fut guéri.

Nous pourrions ici transmettre à nos lecteurs une plus grande quantité d'observations; mais la circonscription de cet ouvrage ne nous a pas permis de les consigner, non plus que le nombre de lettres qui nous sont adressées journellement pour nous remercier des cures que les malades mentionnent dans leurs épîtres.

§ VIII. — *Engorgement.*

On nomme ainsi l'augmentation de volume d'une partie du corps ou d'un organe, causée par des humeurs qui y ont afflué.

Il y a deux espèces d'engorgemens : le chaud et aigu, et le froid et chronique. Les premiers s'établissent dans les parties du corps les plus sensibles et les plus vivaces ; les autres dans les parties qui jouissent moins de la sensibilité et de la vitalité.

Les engorgemens aigus ont une marche rapide, et ne sont réellement produits que par l'afflux des humeurs et particulièrement du sang, qui s'y trouvent dans leur état naturel ; ils ne causent alors aucune altération à l'organe ou à la partie où ils se sont établis, et les humeurs ne s'altèrent que par le séjour qu'elles font dans les parties où elles ont afflué. On pourrait même penser que les humeurs ne s'altèrent point, mais qu'elles concourent à faire naître et à établir, dans la partie engorgée et enflammée une humeur, connue sous le nom de *pus*, en sorte qu'on peut regarder ce *pus* comme une matière sécrétée, et une disposition de la partie enflammée à l'état de santé.

Les engorgemens froids et chroniques sont ordinairement produits par l'accumulation d'humeurs viciées, et presque toujours ils existent avec une variable altération organique du tissu de la partie où ils ont leur siége. Ils varient beaucoup quant à leur nature, et se manifestent plus ordinairement dans les parties dont la structure est un peu compliquée. Dans cette espèce d'engorgement, on doit rapporter ceux qui se forment, plus ou moins lentement, dans les viscères, dans les organes glanduleux et dans les os.

Les engorgemens du foie et de la rate, qui se forment si souvent dans le cours des fièvres intermittentes automnales, doivent, si elles se prolongent et si la fièvre existe encore, être traités par les toniques fébrifuges. Une fois que la fièvre a disparu, ces organes reviennent ordinairement peu à peu à leur état naturel, sans que le plus souvent on ait besoin d'avoir recours à d'autres moyens qu'à un régime convenable et à des boissons un peu amères, qu'il est bon de continuer quelquefois pour maintenir la convalescence. Si, au contraire, les engorgemens existent sans fièvre, c'est le cas de les combattre, d'abord par les *grains de santé* du docteur Franck, et ensuite par le *toni-purgatif*. Tous les spiritueux, tous les excitans diffusibles, un peu violens, doivent être rejetés.

Si dans les engorgemens dont nous venons de parler, il survenait de la fièvre, il faudrait bien se garder de mettre en usage les moyens propres à couper le mouvement fébrile, parce qu'il est souvent un travail par lequel la nature cherche à procurer la guérison de l'individu. Alors toute l'attention du médecin doit se borner à soutenir les forces du malade.

La faiblesse d'estomac, qui toujours donne lieu aux digestions lentes et pénibles, provoque souvent l'engorgement du foie. Lorsque cet état se prolonge, il n'est pas rare de voir ce viscère déborder les fausses côtes de deux ou trois travers de doigt, et être très-sensible au toucher.

Cet engorgement n'est pas dangereux; il se dissipe bientôt, dès que, par l'usage des toniques, et particulièrement par l'emploi judicieux du *toni-purgatif*, on redonne du ton à l'appareil digestif.

Il se forme quelquefois un engorgement dans les hernies inguinales, que les praticiens nomment *engouement*. C'est un amas de matières presque toujours excrémentielles, dans une partie des intestins qui a été déplacée. Cet engorgement se forme particulièrement chez les vieillards et les personnes atteintes de hernies, à la fois anciennes et volumineuses, dont l'anneau inguinal se dilate considérablement. S'il arrive à ces personnes de se nourrir d'alimens indigestes ou farineux, leurs excrémens s'arrêtent et s'accumulent dans l'intestin hernié, qui, après avoir perdu une partie de son ressort, ne jouit plus d'un mouvement péristaltique assez fort, et ne peut réagir sur les matières alvines avec assez de force pour leur faire remonter l'anse intestinale contre leur propre poids, et passer du sac herniaire dans la portion du canal qui ne s'y trouve point renfermée.

Cet engorgement est indiqué principalement par l'augmentation du volume de la hernie; mais cette tumeur n'est qu'un empâtement molasse, et, dans l'origine, les douleurs ne se font sentir que sourdement. Le ventre se météorise, se boursouffle, sans être dans un état de tension douloureuse. Les nausées, accompagnées d'un goût fécal, sont suivies assez tard d'un vomissement stercoral, qui arrive sans efforts.

Si on néglige cette maladie, elle peut dégénérer en un véritable hernie étranglée, dont la guérison est d'une extrême difficulté. Les applications toniques et fortifiantes conviennent très-bien pour son traitement; les ablutions et les lotions d'eau froide, les cataplasmes de glace pilée, ainsi que l'*essence éthérée*, réussissent parfaitement. Les lavemens doivent être pris dans la classe des laxatifs pour ranimer la contractilité intestinale; telles sont l'infusion de séné, et les feuilles de tabac.

Les purgatifs sont efficaces et salutaires dans l'engorgement dont nous parlons; ils provoquent, dans le canal alimentaire, une abondante sécrétion muqueuse, qui délaie les matières et aide à leur sortie, en même temps qu'ils excitent légèrement la contractilité fibrillaire des intestins. Parmi ces purgatifs se distingue éminemment le *toni-purgatif*, dont les bons effets dans cette maladie nous sont constatés par plusieurs guérisons. En voici deux exemples :

« Monsieur,

» Je vous dois des remercîmens, et je m'empresse de vous les adresser. Vous vous rappelez, sans doute, qu'au mois de mars dernier, j'envoyai un de mes amis vous consulter au sujet d'un engorgement qui m'était survenu, et dont je souffrais cruellement, après même plusieurs remèdes que m'avait prescrits un médecin de mon voisinage. Vous ordonnâtes à mon ami deux bouteilles de *toni-purgatif*, avec l'instruction nécessaire pour s'en servir. A peine eus-je reçu ce médicament, que j'en pris successivement plusieurs cuillerées, en commençant par de petites doses. Je ne tardai pas à évacuer beaucoup : ce qui m'affaiblit considérablement. Comme mes souffrances diminuaient avec le mal, je continuai le traitement pendant quinze jours, toujours votre instruction à la main. Enfin me voilà délivré d'une grave maladie ; mais ce n'est pas le seul effet de votre excellent *purgatif* : des maux de tête et de cœur auxquels j'étais sujet, ont disparu, et je me trouve aujourd'hui dans un état de santé parfaite. Plusieurs de mes amis et voisins ont adopté le même régime ; ils ont déjà presque épuisé toutes les bouteilles dont l'officier de santé du pays avait fourni sa pharmacie.

» JOSEPH MER*** LAICROFFE. »

« Monsieur,

» Permettez-moi de vous adresser le témoignage de ma reconnaissance pour la guérison que vous avez procurée à mon fils. Ce jeune homme, âgé de dix-huit ans, s'était malheureusement procuré, par un effort, un commencement de hernie. Je consultai aussitôt un chirurgien de notre endroit, qui lui prescrivit les bandages, sans indiquer d'autre moyen curatif. Mon beau-frère, qui a quelque teinture de la science médicale, me dit alors qu'il n'y avait pas de temps à pardre, et que, si je tardais à prendre des précautions contre ce qu'il appelait un *engouement intestinal*, c'est-à-dire contre l'amas de matières, presque toujours excrémentielles dans la portion des intestins que l'effort avait déplacée, il s'ensuivrait un dangereux étranglement. Alarmée vivement pour la santé de mon fils, si cruellement menacée, je conjurai mon beau-frère de m'indiquer le médicament que je pourrais employer pour prévenir le mal dont j'étais alarmée. Après avoir réfléchi un instant : *Faites acheter*, me dit-il, *une ou deux bouteilles de toni-purgatif ;* faites-en prendre de temps en temps une cuillerée à mon neveu, et nous verrons. Je suivis ce conseil. Jugez qu'elle doit être la joie d'une mère, de voir son fils rétabli par ce seul remède.

» Je vous salue,

» Femme DESPRÉS. »

§. IX. — *Obstructions.*

Nous ne nous arrêterons pas à décrire ici les différentes classifications que nos modernes ont faites des *obstructions du foie*. Qu'importe à notre sujet que la maladie dont nous parlons provienne d'*un gonflement causé par la stagnation du sang dans la veine-porte*, *d'une infiltration de graisse qui donne au foie une couleur jaunâtre*, *d'une induration du foie*, etc. ? Qu'importe encore d'en admettre six espèces avec M. Alibert, ou sept variétés avec plusieurs autres auteurs ? L'obstruction du foie n'en est pas moins dans tous les cas un engorgement qui se manifeste dans cette glande, et qui provient d'un dérangement dans l'acte de la sécrétion qui lui est propre, ou de l'infiltration de toute autre humeur étrangère au genre de son élaboration.

Que l'on fasse après cela les classifications à la mode, basées sur les diversités des couleurs ou sur toute autre circonstance, qui, le plus souvent, ne se représentent pas deux fois ; il faudra nécessairement que nos adversaires conviennent avec nous du principe ; *qu'il faut attaquer le mal à l'intérieur, c'est-à-dire, par le canal alimentaire.* Ensuite nous les laisserons divaguer dans leurs doutes, errer dans le labyrinthe de leurs observations contradictoires; rejeter sur la nature le mauvais succès de leur traitement, ne tenir aucun compte de la nature quand la guérison a eu lieu, avouer enfin leur incertitude et la difficulté du sujet. Cette conduite est naturelle dans l'embarras de leur position difficile.

Pour nous, une puérile condescendance ne nous a jamais forcés de tergiverser avec la multitude, de dire *non* parce qu'on a dit *non*. Notre système est là : quel est le foyer, le laboratoire des humeurs ? c'est évidemment le canal alimentaire. Réparez l'humeur viciée dans ce centre admirable de l'organisation, et vous sauverez toute la circonférence.

Si la glande du foie est dans un état morbide, aucun praticien au monde ne serait assez fou pour vous conseiller d'attaquer le mal immédiatement dans le foie même : la mort serait le prix d'une aussi coupable témérité. Purifiez donc le canal des alimens en entraînant au dehors tous les germes morbifiques ; ayez un purgatif qui *change le point d'irritation qui se manifeste à l'hypocondre droit*, et qui pourtant n'ajoute pas encore à l'état d'affaiblissement qui est le résultat de la maladie. Eh! quel purgatif a rempli jusqu'à ce jour une aussi indispensable indication mieux que le *toni-purgatif ?* Commençons d'abord par indiquer les symptômes avant de parler du mode de traitement et du succès qu'il a toujours obtenu.

On observe assez fréquemment que le malade éprouve un malaise dans la région du foie ; qu'il a toujours faim, sentiment qui augmente avec la maladie, et qui est bientôt accompagné d'un état de rétraction, de faiblesse, d'une espèce d'anéantissement, si je puis m'exprimer ainsi. Les malades ont soif continuellement, et leurs boissons les plus agréables sont les boissons acidulées; tôt ou tard leur appétit s'émousse; ils ne recherchent plus les alimens butireux et gras, et leur langue se charge d'un enduit jaunâtre; ils sont constipés, ils respirent péniblement, ils toussent et leur toux est sèche; enfin la diarrhée, le marasme et la mort terminent cette longue chaîne de douleurs.

Un homme, que nous avons connu, offrait, outre tous ces symptômes, une peau rude et sèche, d'où transudait une sueur de couleur jaunâtre et visqueuse. Son visage était bouffi le matin, ovale le soir, et les pieds s'enflaient à cette époque de la journée.

Un autre respirait si difficilement, qu'on était obligé de le frictionner vigoureusement pour activer le jeu de l'organe pulmonaire.

Enfin, il serait inutile de décrire tous les symptômes accessoires que nous avons vu accompagner la maladie du foie. Nous avons décrit les plus communs, et le malade pourra facilement les reconnaître lui-même.

En conséquence, dès que les premiers symptômes se manifestent, il est urgent pour le malade de recourir à un régime végétal et austère, de ne point rester seul, de rechercher les délassemens et la dissipation d'esprit, de ne s'appesantir aucunement sur son etat de maladie, et d'être bien persuadé que l'opiniâtreté du mal doit céder aux efforts de la nature, secondés par l'action épuratoire du *toni-purgatif*. Les salades de chicorée sauvage, le cresson et l'oseille domineront dans le nombre des alimens de la journée ; il mangera peu, mais souvent.

Tous les deux jours il procédera, par les moyens indiqués déjà tant de fois, à la prise d'une dose de ce médicament, et d'une seconde si la première n'amenait aucune selle.

Le malade pourra, après avoir répété ce traitement quatre ou cinq fois, mettre une semaine de distance entre les prises du *toni-purgatif*, et nous ne craignons pas de lui assurer que deux ou trois mois se seront à peine écoulés, qu'un changement notable aura lieu dans son organisation.

« Monsieur,

» Il n'y a que deux mois que j'entendis parler pour la première fois du *toni-purgatif*. Un individu de notre ville, qui, pour les affaires de son commerce, fait tous les ans le voyage de Paris, me raconta avec quel succès il avait fait usage de ce médicament dans une maladie du foie, dont il avait été attaqué. Comme il n'ignorait pas que je souffrais d'une obstruction dans cette partie, il avait pris sur lui de m'apporter quelques bouteilles du médicament. Je le remerciai de son obligeance, et, sans perdre de temps, je me mis au régime prescrit pour ma guérison. Pendant six semaines, j'ai vidé deux de ces bouteilles, et durant tout cet espace de temps, j'ai senti mon mal diminuer sensiblement; j'en viderai encore une, et j'espère fermement que mon obstruction aura totalement disparu d'ici à trois semaines. Je ne sais comment cela se fait, après quantité de tisanes et de médecines que j'avais prises en vain ; mais cela est.

» J'ai l'honneur de vous saluer, en vous autorisant à faire de cette lettre l'usage qui vous conviendra.

» MARBOUX ;

» *bourgeois de Fribourg, en Suisse.* »

Ce 21 février 1823.

§. IX. — *Ictère* ou *Jaunisse.*

Cette maladie est caractérisée par la coloration en jaune des yeux et de la peau, par la teinte rouge ou safranée des urines, et la décoloration des matières rendues par les selles. Cette affection était déjà connue dans la plus haute antiquité. Le grand Hippocrate en fait une mention fréquente; elle a été décrite par tous les médecins grecs, latins, arabes, etc. Cependant les modernes, tels que Van-Swieten, Hoffman, Stoll, sont les seuls qui nous en aient donné de bonnes descriptions. Le professeur Pinel, dans sa *Nosographie philosophique*, ne regarde, dans aucun cas, la jaunisse comme une affection essentielle ; il n'en parle que comme un symptôme, ou une complication de quelque autre maladie. M. Louyer-Villermay professe la même doctrine, et rapporte toutes les espèces d'ictères à une affection du foie, soit idiopathique, soit sympathique.

Nulle part on ne trouve une description générale de l'ictère plus exacte et plus complète que dans la thèse du docteur Cornac, soutenue à la faculté de Paris, en 1809.

Parmi le petit nombre d'auteurs qui ont fait une classe à part de certaines jaunisses, c'est lui qui a traité son sujet avec le plus de clarté.

L'ictère qui a servi de crise à une maladie aiguë, devient quelquefois chronique, et ne se dissipe qu'à la longue et spontanément, après avoir résisté aux plus puissans secours de l'art.

La jaunisse peut être occasionée, directement ou indirectement, par de nombreuses circonstances. Les causes prédisposantes à cette affection, sont, sous le rapport de l'âge, cette portion de la vie, comprise entre le commencement de la virilité et la fin de la première vieillesse, c'est-à-dire depuis vingt-cinq ans jusqu'à soixante-dix. Elle est très-rare chez les jeunes gens, et dans la vieillesse avancée. Sous le rapport du sexe, la femme y est moins sujette que l'homme, parce que son tempérament est plus sanguin ou lymphatique. Elle s'y trouve plus exposée à l'approche des règles, lors de leur retard, dans son temps critique, et surtout pendant le dernier mois de la grossesse, surtout lorsqu'elle est pénible.

Le tempérament bilieux est celui qui prédispose le plus à cette affection; une trop grande susceptibilité nerveuse est encore une de ses causes prédisposantes.

Les causes hygiéniques, qui peuvent favoriser ou déterminer la jaunisse, sont certains états de l'atmosphère, tels qu'une chaleur excessive en été, une humidité froide en automne, le passage subit du froid au chaud et du chaud au froid.

Les excès de table, le long usage du chocolat, du salep, de tous les farineux, les alimens de difficile digestion, les substances alimentaires huileuses, douceâtres, les viandes qui se corrompent, l'abus des liqueurs spiritueuses, les vins acides, austères, la bière acescente, et les eaux crûes, sont des causes qui peuvent produire la jaunisse.

Cette affection est encore fréquemment causée par la suppression des écoulemens naturels ou accidentels, sanguins, muqueux, purulens, et par celle d'une diarrhée habituelle; par une vie trop active, par une trop grande inaction, par un sommeil habituellement prolongé, par des efforts pour soulever des fardeaux. Les veilles prolongées peuvent aussi produire de fâcheux résultats, et sont plus nuisibles dans nos salons où l'on étouffe par le mauvais air des lumières à quinquets.

Il existe un grand nombre de variétés de jaunisses, dont les médecins les plus distingués se sont efforcés d'assigner l'origine et les différences. Comme nous n'avons pas la prétention de faire ici un traité à ce sujet, ils nous suffira de dire, avec le savant Vaidy, que les causes morbifiques de la jaunisse considérée généralement, sont la pléthore bilieuse et sanguine du foie; des calculs engagés dans les canaux excréteurs de la bile; des tumeurs de toute espèce formées aux dépens du *duodénum*, des conduits cystique, hépatique et cholédoque, du corps de l'estomac, du pylore, du pancréas, du tissu cellulaire, qui nuisent à ces différens organes; l'inflammation de ces mêmes organes; les coups, les compressions sur l'hypocondre droit; les lésions du foie ou des canaux biliaires, par des instrumens piquans ou tranchans; l'inflammation aiguë et chronique, et toute la série des maladies organiques du foie, telles que les abcès, les ulcères, la gangrène, les engorgemens de toute espèce, le squirre, l'hydropisie, et les hydatides de cet organe.

D'autres causes morbides de la jaunisse sont des chutes sur la tête, sur les fesses, sur les genoux, sur la plante des pieds, quand les extrémités inférieures sont dans un état d'extension; la répercussion de la rougeole, de la scarlatine, des dartres, de la gale et d'autres affections cutanées; la métastase du rhumatisme et de la goutte; la cessation du flux hémorroïdal; des vapeurs méphytiques; des substances délétères introduites dans l'estomac, comme des préparations de plomb et autres poisons métalliques, des champignons vénéneux, le venin de quelques animaux.

La jaunisse est surtout provoquée par les affections pénibles de l'âme, comme la colère, la frayeur, la tristesse, la jalousie, la haine, le chagrin, etc.; les longues méditations, les études forcées, surtout après le repas.

Les douleurs physiques très-vives peuvent encore causer la jaunisse. Elle survient à la suite des coliques métallique, bilieuse, venteuse, néphrétique, nerveuse, hystérique; par la présence des vers dans le canal intestinal; par la passion iliaque, par l'étranglement des hernies, par la dyssenterie, par les affections scorbutiques, cancéreuses, syphilitiques, scrophuleuses; par la fièvre gastrique continue, et celle de mauvais caractère; enfin par la convalescence et tout état de débilité, effet de maladies antérieures.

On a vu quelquefois cette affection survenir après l'emploi d'un vomitif, et après une saignée.

Quel est le meilleur traitement à employer? Les indications générales sont : 1°. de calmer le spasme ou la douleur, et de trouver une détente convenable; 2°. d'évacuer au dehors les matières saburrales des premières voies; 3°. d'attaquer directement la cause de l'affection, et de placer le système hépatique et toute l'économie dans les conditions convenables pour prévenir le retour de l'affection. D'ailleurs, dans le traitement de l'ictère, comme dans celui de toute autre affection, il faut avoir égard à l'âge, au sexe, au tempérament, aux causes de la maladie; à sa nature, à la variété des symptômes et aux complications.

Les *grains de santé* ont été employés dans la vue de remédier à la constipation, qui a presque toujours lieu dans la maladie dont nous traitons; mais il faut avoir soin de ne pas les administrer trop tôt et quand il y a encore de l'irritation. Plusieurs médecins les ont jugés utiles sous le rapport de l'excitation qu'ils déterminent dans les intestins, excitation qui se prolonge jusqu'aux canaux biliaires. Sydenham faisait un grand usage des purgatifs; il les réitérait tous les quatre jours. L'action brusque et prolongée des drastiques a, dans plusieurs cas, été suivie du succès; il faut être réservé dans leur emploi, surtout lorsqu'on doit craindre un état nerveux ou inflammatoire. Quelques boissons délayantes et légèrement anti-spasmodiques, des bains, des lavemens, un exercice modéré et une douce gaîté, forment la base du traitement que le médecin prudent doit prescrire. Souvent quelques gouttes *d'essence éthérée* dans un verre d'eau sucrée ont été extrêmement utiles.

Madame Morelli, Italienne, attaquée d'une jaunisse causée par de profonds chagrins, avait employé inutilement, pendant plus de six mois, et les vomitifs, et les saignées, et le régime le plus austère. Séquestrée de la société, privée du spectacle brillant de la nature, que ses yeux ne lui représentaient que sous la couleur dominante du jaune, elle entendit parler du *toni-purgatif*. Persuadée que c'était une bienfaisante Providence qui lui indiquait ce médicament, elle se hâta de venir nous consulter. Pénétrés d'une vive compassion pour son état, nous lui exposâmes tous les effets de ce médicament avec la manière d'en faire usage telle que nous l'avons indiquée. Elle suivit ce régime, et deux mois après, elle vint nous remercier avec des transports de joie difficiles à décrire. Son teint avait recouvré tout son éclat, plus de jaune sur le blanc de ses yeux, plus de voile qui leur dérobât les beautés naturelles. Enfin, il s'était opéré en elle, au physique et au moral, un changement tel que nous eûmes d'abord beaucoup de peine à la reconnaître.

§. XI. — *Des glaires.*

Rien n'est plus connu que le nom de *glaires*, que les anciens nommaient *flegme* ou *pituite*. Ce sont des humeurs collantes et visqueuses, le plus ordinairement blanchâtres, grisâtres, ou d'une couleur jaune, striée de noir, que l'on expectore quelquefois en très-grande abondance. Les deux âges extrêmes de la vie, celui où l'organisme est dans toute sa fermentation, et celui où le système est dans toute sa latitude, l'enfance et la vieillesse sont les deux âges le plus exposés aux influences malignes de ces muquosités. Dans les uns, l'estomac et les poumons, doués de trop de tonicité, enfantent du superflu ; et dans les autres, ces organes, dépouillés de leur tonicité, ne remplissent leurs fonctions qu'imparfaitement; de là, dans l'un et l'autre cas, l'origine des *glaires*, qui ne sont, comme on le voit, que des humeurs mal élaborées.

Les glaires varient selon l'organe qu'elles affectent; celles qui tapissent la membrane muqueuse de l'estomac, sont bien plus aqueuses que celles qui s'attachent aux membranes internes des poumons, et qui s'accumulent dans les bronches et la trachée-artère.

La présence de ces humeurs morbides se manifeste par des expectorations plus ou moins fatigantes, par l'aridité de la peau, par une tension dans la région précordiale; par des douleurs sensibles aux articulations, par une suffocation qui accompagne l'acte de la respiration, par la difficulté de digérer, par des nausées plus ou moins actives, par des aigreurs; et, chez les femmes, par les pertes blanches.

En général, soit que ces glaires se forment sous l'influence d'une cause extérieure, soit qu'elles doivent leur origine à une cause interne, c'est toujours contre les fonctions des membranes de l'estomac qu'elles exercent leur propriété atonique. Les alimens, transmis au canal alimentaire, délayés et noyés dans des sucs trop aqueux et incapables de les décomposer, ne se changent qu'imparfaitement en chyle, et ce chyle, mal élaboré, se portant par la circulation dans toutes les parties de l'organisation, donne lieu à une foule de maladies diverses, selon qu'il séjourne plus ou moins long-temps sur une surface quelconque.

Les principes les plus sûrs de l'hygiène prescrivent, pour le premier cas, contre la formation des glaires, d'éviter les températures froides et humides, de se garantir de l'influence des pluies trop prolongées, des exhalaisons marécageuses, des habitations obscures et peu aérées; de s'interdire l'usage fréquent des substances mucilagineuses, grasses et farineuses, des jeunes plantes, des semences et fruits avant leur entière maturité, des viandes blanches et gélatineuses, et de ne faire aucun excès dans l'alimentation; de fuir l'oisiveté et la mollesse, de se livrer avec méthode à l'exercice des promenades et des frictions (1).

Ainsi les personnes, celles surtout d'un tempérament lymphatique, qui sont sujettes aux glaires, doivent habiter, autant que possible, les pays chauds et secs, les lieux élevés, les édifices, les appartemens exposés au midi, et faire usage des vêtemens de laine. Il faut qu'elles dorment modérément, et dans un lit ni trop mou, ni trop chaud. Leurs alimens doivent être principalement tirés du règne animal; les viandes noires et celles des animaux adultes et fortement exercés, leur conviennent le mieux; les boissons toniques, prises modérément, telles qu'un vin généreux bien coloré, la forte bière, le café, leur sont très-utiles. La gaîté et d'agréables distractions ne leur sont pas moins avantageuses. Voilà les conseils que donne l'hygiène contre la formation des glaires.

---

(1) Ce dernier axiôme hygiénique est d'une si haute importance, que Plutarque, après nous avoir décrit l'état valétudinaire de la jeunesse de Cicéron, nous explique comment ce grand homme, malgré la faiblesse de sa constitution, put suffire à tant de travaux et à tant d'éloquence, par l'usage réglé de ses promenades et des frictions qu'il se faisait administrer.

Dans le second cas, quand ces humeurs morbides se sont formées en vertu d'une des causes qui influent, soit immédiatement sur l'organe de la digestion, soit médiatement par les vaisseaux absorbans de l'appareil cutané, les principes de la médecine thérapeutique doivent nous porter à attaquer l'atonie glaireuse dans son foyer commun, c'est-à-dire, dans le canal alimentaire, en agissant sur la contractilité musculaire, par le moyen des évacuans.

Au reste, nous ne nous sommes attachés à conserver l'expression vulgaire de *glaires*, que pour mieux nous faire entendre, et afin d'établir une distinction entre les humeurs morbides qui se déversent dans le torrent de la circulation, et celles qui, s'arrêtant aux parois des organes, s'y épaississent et troublent le jeu de leurs fonctions. Mais, sous quelque état qu'on les considère, sur quelque surface qu'on les surprenne, il n'en est pas moins vrai qu'elles ont toutes une source commune; qu'avec un degré de plus d'élaboration elles auraient rempli toutes les conditions des humeurs vivifiantes; que c'est toujours l'atonie qui les a produites; et qu'à leur tour toutes les humeurs ajoutent encore par leur existence à l'atonie dont elles émanent. Que faut-il donc employer pour en détruire l'influence? Chasser par le canal alimentaire celles qui y sont déjà rassemblées, et détruire l'atonie qui les a formées; agir en même temps sur la contractilité musculaire du canal des alimens, pour en débarrasser la surface, et sur la contractilité fibrillaire des voies digestives pour leur imprimer une nouvelle tonicité; enfin, évacuer et fortifier. C'est là le but que remplit, dans toutes ses conditions, le *toni-purgatif*.

C'est surtout lorsque les glaires, en s'accumulant dans une partie quelconque de l'intestin, déterminent un embarras intestinal que ce médicament est d'une efficacité remarquable. Il n'est pas douteux que dans cette circonstance les purgatifs résineux ne soient préférables à ceux qui ne sont qu'acides et muqueux; la manne surtout ne convient nullement dans cette circonstance. Du reste, il est plusieurs cas dans lesquels l'usage des substances toniques, amères et aromatiques, est indiqué, pour diminuer et pour prévenir l'accumulation des glaires dans l'appareil digestif.

Pour faciliter l'expulsion des glaires qui incommodent par leur présence sur la surface des bronches et de la trachée-artère, nous pourrions citer ici plusieurs exemples de personnes auxquelles nous avons fait respirer la vapeur de l'*essence éthérée et balsamique;* elles avaient soin d'en ajouter quelques gouttes dans un verre d'eau fraîche; et de prendre quelques cuillerées de cette eau ainsi mixtionnée. La plupart des praticiens qui l'ont ainsi employée lui ont reconnu une action particulière sur le poumon.

Un employé de la trésorerie, âgé à peu près de cinquante ans, ayant entendu parler des heureux succès du *toni-purgatif*, pour l'expulsion des glaires, vint nous exposer qu'il était engorgé par cette humeur. Nous lui prescrivîmes, pendant quelques jours, l'usage des *grains de santé* du docteur Franck. Ce médicament n'ayant opéré que sur les premières voies, et facilité seulement la digestion, nous avons eu recours à des doses fractionnées du *toni-purgatif.* Le succès le plus complet a couronné nos espérances; cet employé est débarrassé de ces glaires; il mange avec appetit, dort bien, et proclame partout l'efficacité de ce médicament, constaté sur une infinité de personnes qu'il est inutile de mentionner dans cet ouvrage.

Un horloger de Paris, qui, par sa profession, est obligé de ne pas faire beaucoup d'exercice, était incommodé, depuis son enfance, de glaires abondantes, de couleur tantôt blanchâtre, tantôt verdâtre; il en expectorait très-souvent; il était sujet à de fréquens étourdissemens accompagnés de vertiges. Il vint me consulter il y a quelques mois; après lui avoir demandé la base du traitement qu'il avait employé, il me répondit qu'il avait épuisé tout l'arsenal des fondans, des apéritifs; que ni les pastilles d'ipécacuanhá, ni la magnésie, etc., etc., n'avaient rien opéré. Je pensai qu'il était urgent d'administrer le *toni-purgatif*, à la dose de deux cuillerées par jour. Je l'ai revu depuis l'usage de ce médicament qui a produit les meilleurs effets.

Un homme de lettres, aussi distingué par l'étendue de ses connaissances que par son grand caractère, était sujet depuis long-temps à expectorer une humeur glaireuse fort incommode; il rendait avec ses urines une grande quantité de sédiment glaireux. Cette indication, réunie à plusieurs autres qui me furent exposées dans sa consultation orale, me détermina à lui conseiller un emploi raisonné du *toni-purgatif*. En effet, il en a pris presque tous les jours une cuillerée à bouche pendant l'hiver dernier. Son humeur glaireuse a disparu comme par enchantement. Cependant je lui conseillai dernièrement d'en user une ou deux fois vers le mois d'avril prochain, afin de prévenir le retour des accès dont il s'était plaint.

Un individu, d'un tempérament bilieux, âgé d'environ quarante ans, était habituellement tourmenté d'une grande quantité de glaires, qui apportaient beaucoup de lenteur à ses digestions. Il s'était mis à l'usage de l'ipécacuanha, qui le soulagea d'abord, et ranima son appareil digestif. Mais à force de faire usage de ce moyen, son estomac, ébranlé par de fréquentes secousses, perdit son ressort, et la masse des humeurs glaireuses augmenta au point de suffoquer ce malheureux. Ayant appris de lui-même que tous les médicamens agissaient sur lui comme des vomitifs, et conséquemment que l'atonie de son estomac présentait des symptômes plus alarmans de jour en jour, nous lui administrâmes successivement quelques légères doses de ce médicament. Les glaires se précipitèrent alors vers le tube intestinal, au lieu de prendre la route des organes aériens. Quelques coliques légères se firent sentir, mais elles eurent bientôt cessé par l'expulsion des humeurs morbifiques. Comme l'estomac, après tant d'efforts, avait besoin d'être tonifié, nous fîmes prendre au malade plusieurs gouttes d'*essence éthérée*, dans un verre d'eau sucrée; peu de temps après, la cavité thoracique et le tube digestif recommencèrent leurs fonctions avec une vigueur toute nouvelle.

---

§. XII. — *Superpurgation.*

On nomme ainsi l'action purgative trop forte d'un médicament, accompagnée des symptômes d'une irritation très-marquée, et parfois de l'inflammation des parois intestinales. C'est ordinairement par l'emploi des substances purgatives trop fortes, que le phénomène de la superpurgation arrive. Si ces substances sont peu divisées quand on s'en sert, elles peuvent n'agir que sur un seul point ou sur quelques parties peu étendues de l'intestin, et causer la superpurgation. Le plus ordinairement elle est le résultat d'une dose portée trop haut; et, dans quelque cas, on peut dire qu'elle est l'effet d'une disposition particulière du corps, qui fait que le médicament, quoique donné à dose convenable, produit des effets exagérés, qu'il était impossible de prévoir. Tantôt cela tient à une mauvaise préparation de l'individu, et à ce qu'il s'est purgé sans prendre des délayans préalables; tantôt c'est la suite d'une susceptibilité particulière du canal intestinal, d'une sécheresse irritable de ce conduit. Ainsi, il est toujours nécessaire, avant d'administrer un purgatif à un individu qu'on connaît peu, de lui demander s'il est facile ou difficile à purger. C'est ce que nous ne manquons jamais de demander aux personnes qui s'adressent à nous.

Ce n'est ni le nombre des évacuations, ni la quantité des matières rendues qui constituent, à proprement parler, la superpurgation; elle se caractérise plus particulièrement par les accidens qui l'accompagnent. Il y a des dispositions particulières où un purgatif, même doux, procure aux sujets vingt et trente selles sans douleur, sans aucun accident qui certainement n'en dépend pas, tandis que des évacuations moins nombreuses, mais qui ont lieu avec anxiété, ténesme, météorisme, etc., doivent nécessairement être regardées comme dues à une superpurgation.

Des coliques plus ou moins vives, la tension du ventre, la douleur qu'éprouvent ses parois lorsqu'on les presse, des déjections fréquentes, plus ou moins nombreuses, souvent claires, tenues, sanguinolentes, sont les signes indicateurs de ce dérangement de la santé. Le malade éprouve alors une anxiété extrême, de l'angoisse, des crampes dans les extrémités, une soif plus ou moins vive, souvent un mouvement fébrile; il y a de l'insomnie, et lorsque les accidens sont portés à l'extrême, il y a production d'une véritable entérite. Si l'action irritante du purgatif a eu moins d'intensité, les phénomènes morbides se calment peu à peu; il reste, au bout de trois jours, du dégoût, de la fatigue, des douleurs vagues qui, peu à peu, disparaissent. Les digestions seules restent long-temps pénibles, et exigent, pendant un laps de temps, de la surveillance dans le choix des alimens.

Les personnes du peuple, croyant que toute la médecine consiste dans l'usage des purgatifs, en prennent à tout propos, et souvent hors de saison. Ces individus prennent des drastiques, sans consulter aucun médecin, et sont fréquemment atteints de superpurgations. Ces accidens seraient plus fréquens, d'après cette conduite, si les entrailles de ces imprudens n'étaient pas endurcies par une nourriture grossière et l'habitude des travaux pénibles. Toutefois des abus de ce genre ne sont pas rares, et il ne se passe pas de jour où l'on n'ait à regretter, surtout dans les campagnes, quelques victimes de l'usage inconsidéré des purgatifs. C'est pour éclairer cette classe ignorante, que, dans les indications que nous avons données pour l'administration des *grains de santé du docteur Franck* et du *toni-purgatif*, nous avons prescrit des doses et des intervalles différens, selon la différence des sexes, des âges et des tempéramens. Nous devons pourtant avouer que, dans certains cas assez rares, la superpurgation, en établissant une irritation nouvelle, un autre centre de fluxion, modifie l'état morbide, et que, dans quelques circonstances, on a vu un échange heureux résulter de cette maladie artificiellement produite, et de véritables résurrections étonner l'art médical.

La superpurgation doit être traitée à peu près comme les phlegmasies abdominales, suivant l'intensité des accidens. Lorsque les phénomènes morbides n'acquièrent pas une grande intensité, on se borne à un traitement fort simple. Des délayans, des émolliens, une diète rigoureuse, le repos absolu, sont les moyens qui suffisent dans le plus grand nombre de cas pour faire taire les accidens causés par une purgation intempestive ou par la trop grande activité des purgatifs. L'eau de veau, celle de gomme arabique, le petit-lait, et même le lait, sont les moyens qu'on emploie toujours avec succès contre la superpurgation. On ajoute quelquefois quelques anodins, comme le sirop diacode, pour calmer un reste de douleur, ou des inquiétudes vagues, dont le siége primitif est dans l'irritation qu'a éprouvée l'intestin. Un régime convenable, continué pendant quelque temps, achève de dissiper les accidens.

Nous le répétons, jamais nous n'avons oublié de conseiller aux personnes qui sont venues nous consulter, de ne faire usage du *toni-purgatif* que d'une manière appropriée à leur tempérament, à leur genre de maladie, à leur âge ; aussi n'avons-nous jamais reçu de reproches à ce sujet : au contraire, ces mêmes personnes n'ont eu qu'à se louer de nos conseils et de ce médicament.

CHAPITRE IV.

Constipation. — Clystères ou lavemens. — Coliques. — Crampes. — Excès d'embonpoint ou obésité. — Mélancolie. — Hypocondrie. — Hydropisie.

§. Ier. — *Constipation.*

La constipation est l'état d'une personne qui ne peut aller librement à la selle. Elle consiste dans le séjour prolongé des excrémens dans les gros intestins, et surtout dans les cellules du colon et du rectum où ils acquièrent une dureté plus ou moins considérable et une forme arrondie. Ils parcourent ensuite ce trajet avec lenteur et en se durcissant toujours jusqu'à l'anus, d'où ils ne sont expulsés qu'avec de certains efforts, ou par les moyens de l'art. Lorsqu'il arrive que les déjections alvines deviennent trop rares et douloureuses, il en peut résulter des accidens particuliers. Chez les personnes d'un tempérament chaud et sec, et qui, dans l'état naturel, ont la fibre roide, une constipation presque habituelle n'a point d'inconvéniens. On observe même que ces personnes jouissent d'une santé plus ferme que celles qui, par le relâchement de leur canal intestinal, ont des évacuations continuellement liquides. La constipation qui attaque les vieillards et les femmes enceintes est également sans danger.

S'il existe une rétention complète des déjections, on doit en rechercher la cause avec beaucoup de soin, et y remédier promptement. Dans toute constipation opiniâtre, on doit s'assurer si elle ne provient point de quelque obstacle mécanique, qui s'oppose à la sortie des matières stercorales, soit à l'origine du rectum, soit dans l'intestin même.

La contraction spasmodique des intestins qui accompagne la colique nerveuse, la colique saturnine et les accès d'hystérie, d'hypocondrie et de mélancolie, sont des causes assez fréquentes de constipation. Ce spasme peut aussi provenir de la sympathie qui existe entre les intestins et les autres organes. Cette constipation, formée par un obstacle mécanique, est la moins commune, et conséquemment nous ne devons point nous en occuper dans notre ouvrage.

Lorsque la constipation est occasionnée par une trop petite quantité de bile, de suc pancréatique, et des mucosités qui doivent parcourir le canal et le lubréfier, par l'absorption trop énergique des canaux lymphatiques, par la négligence d'un stimulant habituel; ou si elle est entretenue par une augmentation de transpiration et de sueur, par l'usage d'alimens secs et visqueux, par une trop petite quantité de boisson, par l'abus de médicamens âcres, irritans, astringens, narcotiques, par une vie sédentaire, enfin lorsque les déjections sont arrêtées par le développement de quelque maladie; son traitement est relatif à ces différentes causes.

Si elle tourmente des personnes qui n'y sont point accoutumées, on y remédie par différens moyens; si elle est simple, c'est-à-dire indépendante de toute maladie, et qu'elle paraisse tenir à un excès de tension, de chaleur dans les gros intestins, on peut l'attaquer aussi par des moyens simples ; tels sont des alimens mous, humides, lubréfians, le pain de seigle, les pruneaux, les épinards et autres légumes ; des boissons aqueuses, prises en quantité ; l'exercice pour les personnes sédentaires ; les frictions et les fomentations émollientes pratiquées sur l'abdomen ; des lavemens composés avec des substances oléagineuses, mucilagineuses, etc.

Les selles sont souvent d'un volume si considérable qu'elles ne peuvent être rejetées : c'est ce qui constitue la constipation, phénomène qui mérite une grande attention, à cause des accidens qu'il occasionne. Voici ce que l'on observe à ce sujet : chez les vieillards, les fonctions du cerveau et des nerfs sont diminuées, conséquemment l'irritabilité et la contractilité intestinales sont fort obtuses chez eux ; si donc les matières stercorales n'irritent plus le *rectum*, ne sollicitent plus leur évacuation, elles s'accumuleront, se durciront sans que le malade s'en aperçoive. Au bout d'un certain temps, lorsqu'elles auront acquis une consistance considérable, elles agiront comme de véritables corps étrangers, détermineront la phlogose de la membrane muqueuse du rectum ; la sécrétion de cette membrane en sera augmentée ; elle dissoudra une partie des matières à leur périphérie, et le produit suintera à travers les parois du rectum et les matières endurcies ; mais comme celles-ci ne pourront être expulsées, l'inflammation fera des progrès, et le malade sera exposé à succomber.

Il est donc d'une extrême importance pour les individus

qui veulent jouir d'une bonne santé de prévenir les funestes effets de la constipation. Rien n'est mieux démontré que l'absence totale de cette affection chez les personnes qui, dans l'état de santé, font un usage habituel du *toni-purgatif*. Dans le grand nombre il en est qui prennent leur dose toutes les six semaines, d'autres tous les mois, d'autres enfin tous les quinze jours. Comme les tempéramens peuvent varier à l'infini, et réclamer des traitemens divers on ne saurait établir des règles générales à ce sujet. C'est à la personne qui fait usage de ce médicament à juger si sa constitution exige une ou deux doses par mois, ou s'il faut le répéter beaucoup plus souvent.

« Les hommes des champs, dit un médecin célèbre, accoutumés à un exercice laborieux, ont besoin de recourir à des remèdes plus énergiques dans leur action; il est donc important pour eux que la dose du *toni-purgatif* soit augmentée et reprise plusieurs fois. » En poursuivant l'idée de ce praticien recommandable, en faveur de notre méthode, nous pourrions appliquer cette réflexion aux gens du monde, exposés à l'influence délétère de tous les alimens inventés par le luxe et l'intempérance, et qui, après avoir perdu une grande partie de leur énergie, après avoir usé par les excès la tonicité de leurs forces vitales, ont besoin d'un plus grand nombre de doses pour attaquer avec succès la torpeur du canal alimentaire.

Il n'en est pas de même du pauvre que les tourmens de la misère ont affaibli, et dont l'estomac a subi de longs jeûnes; de trop fortes doses ne pourraient qu'ajouter à cet état d'affaiblissement. Il faut qu'il commence par une faible dose; si elle n'opère pas, il faut récidiver; et comme la seconde ne peut manquer d'opérer, il doit alors garder quelques jours de repos. On entend fort bien que la prise de la première dose doit être préparée par des substances adoucissantes, du laitage, quelques bouillons restaurans, parce qu'avant tout il faut nourrir, et puis désobstruer; chez les malades dont nous parlons ici, le premier mal c'est la faim : la constipation n'est qu'un mal secondaire.

Les femmes, dont le tempérament délicat contre-indique toutes les secousses trop violentes, doivent s'astreindre à de légères doses, qu'elles pourront répéter si la constipation se montre rebelle.

Mais, ce que nous ne saurions trop recommander, c'est d'en prendre une dose toutes les fois que les moindres symptômes de constipation viendront à se manifester, parce que, comme nous l'avons dit déjà bien des fois, et comme nous ne pourrons assez le répéter, le *toni-purgatif*, qui agit comme remède lorsque le mal est déclaré, agit comme préservatif dans toutes les autres circonstances.

Mme. B***, demeurant à Passy, se trouvait depuis long-temps affectée de constipations périodiques; elles étaient accompagnées de douleurs vives dans les entrailles, d'un besoin fréquent et pénible d'aller à la selle, qui cependant n'amenait aucun résultat. Ces constipations duraient ordinairement huit jours, quelquefois dix, quand le médicament indiqué en pareil cas n'avait pu opérer. Il arriva enfin que les constipations devinrent plus fréquentes, qu'un léger intervalle sépara les périodes, et que rien n'égala ni les tourmens de cette mère de famille, ni le dépérissement de sa santé.

Il est une fatalité qui veut que les malades n'arrivent à

nous que lorsque tous les autres moyens ont été épuisés. On nous adressa cette dame, alors que tous les médecins l'avaient presque abandonnée; nous pouvons dire que nous n'eûmes pas besoin de lui ordonner des préparations : son régime n'était depuis long-temps qu'une longue diète. Après trois doses, administrées le même jour, les selles survinrent avec assez d'abondance, et un régime substantiel acheva de rétablir la santé de Mme. B***. Les deux premières doses n'ayant produit que de petites selles, nous jugeâmes nécessaire d'en ordonner la troisième.

Il faut observer que le *toni-purgatif* chez certains malades opère quelquefois comme aliment, étant digéré comme une nourriture salutaire, et que lorsqu'il ne provoque pas le mouvement péristaltique des intestins, c'est qu'il s'est changé en chyle; ce qui est toujours suivi d'un bien-être prononcé. Mais alors, pour lui donner la force purgative que réclame la maladie, il suffit d'en reprendre une autre dose, et les phénomènes qui lui sont particuliers auront lieu.

Nous avons plusieurs exemples de constipations que les *grains de santé du docteur Franck* ont suffi pour guérir. Quelquefois nous avons eu recours à l'eau émétisée avec le plus grand succès, mixtionnée avec l'eau sucrée ou le sirop de gomme.

---

§. II. — *Clystères* ou *Lavemens*.

Ces mots désignent tous les médicamens qu'on introduit, en forme de liquides, par l'anus, dans les gros intestins. Ils se prennent ordinairement tièdes; quelquefois le praticien les ordonne froids, surtout lorsqu'il veut tirer parti de leur impression première sur la surface intestinale. Il s'arrête moins à leur nature chimique qu'à leur température.

On doit, en administrant un clystère, avoir égard à son volume; on retient difficilement celui qui est trop abondant, par la trop grande distension qu'il cause aux intestins, et parce qu'il détermine des contractions qui obligent à le rendre; une dose modérée séjourne plus long-temps sur la membrane muqueuse qui la reçoit, et par ses principes médicinaux elle peut mettre en jeu une activité qui pénètre dans le système vivant. Dans les affections où les intestins se trouvent dans un état d'irritation, un clystère trop chargé d'ingrédiens déterminerait des tiraillemens dangereux. On ne doit pas oublier qu'un lavement simple doit précéder un lavement médicinal. Par ce moyen, on débarrasse les gros intestins, et tout dispose à l'action du médicament.

Les lavemens exercent leur activité sur l'intérieur du rectum, du colon et du cœcum, et l'étendent depuis l'anus jusqu'à la valvule iléo-cæcale.

Il est un résultat qu'on obtient en général avec toutes les espèces de lavemens : c'est l'évacuation des matières fécales, contenues dans les gros intestins. L'eau simple suffit pour opérer ce résultat, et c'est ordinairement ce liquide que l'on emploie, quand on ne veut que vider la dernière portion du canal alimentaire. Alors on ne s'est pas servi d'un médicament. Le clystère pharmaceutique ou médicinal est une opération subséquente qui demande une grande attention. Les molécules actives des substances qui y sont contenues, provoquent dans l'économie animale une série d'effets d'ou dérivent tous les avantages que l'on obtient de ce clystère.

Il est facile, au moyen des lavemens médicinaux, de provoquer dans le système vivant des modifications très-diversifiées. Ils peuvent accélérer le mouvement des organes, en fortifier le tissu, en augmenter la vigueur, et y produire d'autres effets avantageux, selon les substances toniques ou excitantes qu'ils contiennent, et selon leur vertu émolliente ou purgative.

On distingue, d'après ce qui vient d'être dit, les clystères purgatifs, les clystères émétiques, les toniques, les excitans, les diffusibles, les narcotiques, les laxatifs, et les émolliens. Les premiers ont une action locale très-énergique; ils produisent dans les gros intestins une vive irritation sur la membrane muqueuse dont leur intérieur est tapissé. Ils sont surtout favorables aux femmes qui, après avoir cessé de nourrir, veulent tarir la sécrétion du lait. Ces lavemens seraient nuisibles, s'il existait une irritation intestinale; ils pourraient même provoquer une inflammation du bas-ventre. Les effets des lavemens *émétiques* ont la plus grande analogie avec ceux des lavemens purgatifs. Les lavemens *toniques*, préparés avec des substances végétales qui renferment des principes amers, font sur les gros intestins une impression aussi durable que profonde, qui se propage sur tout le canal alimentaire, et semble corroborer le système digestif. Cette action des agens médicinaux se transmet aux parties situées dans le voisinage des gros intestins, et rétablit l'énergie qu'ils ont perdue. Les clystères *excitans*, composés des substances végétales qui renferment des principes âcres, aromatiques, volatils, qu'on ne doit pas laisser évaporer, agissent d'abord sur la surface intestinale, développent la vitalité de l'appareil digestif, et pénétrant dans la masse sanguine, ils augmentent les mouvemens de tous les organes. Leur action se rend utile dans les affections chroniques avec faiblesse générale, pâleur de la peau, mollesse des chairs, langueur des actes de la vie; dans les coliques, occasionnées par des flatuosités qui, formées par l'atonie du système digestif, séjournent dans une portion du canal alimentaire. Les lavemens *diffusibles* contenant du vin, de l'alcool, etc., produisent d'abord une sorte d'excitation dans le canal intestinal; l'activité de leurs principes se répand avec une extrême prómptitude dans tout le système vivant, et augmente le jeu des facultés cérébrales. Mais lorsqu'ils sont trop chargés de ces principes, il se forme dans le cerveau une sorte de congestion sanguine qui altère les fonctions de cet organe, et produit tous les symptômes de l'ivresse. Dans les coliques venteuses, un lavement diffusible soulage souvent le malade d'une manière soudaine, en imprimant au canal digestif une secousse qui rétablit son action peristaltique. Ils combattent aussi avec succès les accidens variés que font naître les affections chroniques. Nous avons prescrit, dans un cas analogue, des lavemens camphrés qui ont produit un effet merveilleux.

Les lavemens *émolliens* se composent de substances mucilagineuses, farineuses, oléagineuses, etc. Les racines et les feuilles de guimauve, de mauve, les feuilles de bouillon blanc, de mercuriale, de violette, la graine de lin, l'orge, l'amidon, les pieds et la chair de veau, la corne de cerf rapée, en font les ingrédiens ordinaires. Ces clystères ne suscitent pas dans l'exercice des fonctions de la vie des variations soudaines qu'on puisse signaler, mais ils déterminent dans tous les organes un relâchement réel, qui tend à ralentir leur activité, et qui, dans les maladies causées par un excès de forces vitales, par une trop grande agitation du sang, amène un calme assez marqué. Ce sont des secours très-utiles dans toutes les maladies chroniques qui sont associées à une constitution sèche, irritable; ils conviennent aux individus sujets aux affections spasmodiques; c'est à eux qu'il faut recourir pour combattre la constipation active, c'est-à-dire celle qui tient à un excès de chaleur dans les gros intestins.

Nous ferons observer à nos lecteurs que nous n'adoptons que les lavemens dits *émolliens*. Ils sont éminemment efficaces le jour même de la purgation et immédiatement après, soit pour adoucir et humecter la matière brûlante qui reste encore à évacuer, soit pour aider la purgation dans ses effets, par les voies inférieures. Leur puissance laxative modère l'intensité des accidens morbifiques et concourt à amener une terminaison heureuse. Sydenham et tous les praticiens en prescrivent l'usage dans des circonstances semblables.

Dans le cas d'une constipation continue, c'est une erreur

de croire que le lavement amène l'évacuation désirée ; car ce moyen, comme nous l'avons dit, n'attaquant pas la cause de la maladie, devient inutile et même dangereux s'il est trop renouvelé ; ainsi il importe de l'abandonner dans ce cas, et de revenir de nouveau à la purgation.

Combien de fois n'avons-nous pas observé que les lavemens selon notre prescription, c'est-à-direune décoction de graine de lin, ou bien une eau de son, avecaddition de quatre caillerées de *toni-purgatif*, étaient devenus presque un moyen curatif dans une infinité de maladies. Ce mode d'employer ainsi le lavement sera un puissant auxiliaire pour les personnes que le *toni-purgatif* n'aurait pas suffisamment évacuées. Si, au contraire, les évacuations avaient été abondantes, alors, pour humecter et adoucir les matières acrimonieuses et pour soulager les entrailles, un ou plusieurs lavemens consécutifs, avec de l'eau de son simple ou des racines de guimauve, seront employés avec succès.

§. III. — *Colique.*

Le mot *colique*, dans le sens indiqué par l'étymologie, ne devrait signifier que toute maladie particulière à l'intestin *colon;* mais on donne à ce mot un sens plus étendu, et l'on est convenu d'appeler *colique* toute douleur d'une partie quelconque du tube intestinal.

L'art a donné à cette affection différens noms : elle a été nommée *venteuse*, *stercorale*, *bilieuse*, *nerveuse*, *métastatique*. Cette variété de noms tient à ce que la colique attaque différemment les entrailles ; mais les douleurs et les effets sont à peu près les mêmes. La colique venteuse a pour cause immédiate une débilité particulière de l'estomac et des intestins : elle provient ordinairement soit de la constitution de l'individu, soit des indigestions, soit des maladies antérieures. L'usage excessif des fruits crûs, des vins doux, de la bière, et surtout des légumes et des farineux, les eaux minérales gazeuses imprégnées d'hydrogène sulfuré, d'acide carbonique, la produisent encore. Ces substances, portées dans l'estomac, lorsque cet organe a perdu de son ressort, peuvent donner lieu à un énorme développement de gaz. Cette colique dure plus ou moins long-temps, mais en général elle existe sans fièvre, et se termine sans accidens graves.

La colique *stercorale* provient d'un résidu de matières alimentaires qui, par leur qualité ou quantité, occasionnent des douleurs dans la cavité abdominale. Elle est toujours précédée de constipation; le ventre est dur et presque insensible au toucher; il offre des tumeurs inégales, bosselées et mobiles. Les personnes qui mènent une vie trop sédentaire, et celles qui font usage d'alimens matériels et grossiers, sont en général sujettes à cette espèce de colique.

La colique *bilieuse* prend sa source dans l'usage immodéré des viandes, surtout de celles de bœuf, de bêtes sauvages et de porc. Les boissons spiritueuses, la chaleur excessive du soleil, des fours, des cuisines, ou des mouvemens du corps trop violens, des accès de colère, etc., peuvent encore y donner lieu. Elle se déclare en été ou au commencement de l'automne. Elle attaque plus particulièrement les sujets adultes, de tempérament bilieux, chauds et irascibles. Elle s'annonce par la rareté et la couleur rousse des urines, par des rots infects, l'amertume de la bouche, la saleté de la langue; des nausées et même des vomissemens bilieux, une soif brûlante, une grande chaleur, surtout dans la région du duodénum. Quelquefois il y a constipation, quelquefois des matières bilieuses, très-fétides, sont rendues en grande quantité. Les malades sentent leurs intestins comme tordus, comme serrés par des cordes; tantôt les douleurs se concentrent sur un seul point, tantôt elles se relâchent, et laissent au malade quelques intervalles de repos, mais c'est pour revenir bientôt. Elle varie selon l'état, l'âge et la constitution du sujet. Elle est plus dangereuse pour les vieillards et pour les sujets épuisés, que pour les adultes vigoureux et bien portans. Elle est plus grave quand il y a constipation. Si elle est mal traitée, la fièvre putride peut survenir.

La colique *nerveuse* a pour symptôme essentiel des mouvemens spasmodiques. Elle affecte principalement les femmes nerveuses, hystériques; de pénibles affections morales, comme la crainte, la colère, le chagrin, la moindre irritation qui se porte sur le tube digestif, peuvent la déterminer. Elle est ordinairement accompagnée de développement de gaz dans l'estomac et les intestins.

La colique *métastatique* est produite par la suppression de la transpiration, par le transport sur les intestins d'une affection goutteuse ou rhumatismale, par la répercussion de la plupart des affections cutanées, ou enfin par des crises qui, avortées dans d'autres parties, se font ensuite par le tube intestinal.

Quelques auteurs citent encore d'autres coliques, auxquelles ils donnent des noms particuliers ; mais comme elles ont toutes les mêmes causes, les mêmes effets, et par conséquent les mêmes curations que celles de l'une de ces cinq classes, nous ne croyons pas devoir fatiguer le lecteur par une nomenclature oiseuse. Il nous suffit de le mettre à portée de distinguer les signes qui les caractérisent, et d'y appliquer les remèdes qui leur conviennent.

La purgation doit être en possession *d'offrir un curatif complet ;* elle peut détruire l'accumulation des matières fécales qui surchargent les intestins, les rendre mobiles, et enfin leur ouvrir les voies de l'évacuation : aussi est-il important de l'appliquer à presque tous les genres de coliques, parce qu'elles ont à peu près toutes la même origine. On y préludera par des lavemens émolliens, d'huile d'amandes douces, d'eau miellée, ou avec des feuilles de mauve ; on se gardera bien d'y employer la camomille, l'absinthe ou le fenouil, substances carminatives qui échaufferaient les intestins. Les lavemens émolliens, tels que nous venons de les prescrire, ouvriront les extrémités du tube intestinal, favoriseront la sortie des gaz développés, et prépareront au *toni-purgatif* d'heureux effets. Comme les coliques attaquent ordinairement les personnes sédentaires, on doit recommander, aux malades dans leur convalescence, un exercice modéré, surtout celui du cheval qui est si propre à faire reprendre aux intestins leur première tonicité.

Il n'est peut-être pas de trait d'un caractère plus effrayant, que celui d'un homme de trente ans, qui se trouvait habituellement tourmenté de coliques et de tranchées. Cet homme sentait de loin l'arrivée de ses douleurs ;

une espèce de désespoir ou de mélancolie noire le portait, comme par instinct, à éloigner tous les instrumens tranchans qui se trouvaient sous sa main, crainte d'être tenté dans la violence de ses tourmens de se donner la mort. Dans quelque lieu que cette affection le surprît, il se roulait par terre, agité de mouvemens convulsifs; il se déchirait les mains et le visage; il poussait des cris aigus; on l'aurait pris pour un épileptique, s'il n'avait pas joui, même au milieu de ses souffrances, de sa raison et ed l'usage de ses sens. Les intervalles de repos devenaient pour lui un nouveau supplice; il se croyait toujours menacé d'un autre accès prochain, et la crainte de ses maux était encore plus insupportable à son esprit que leur réalité. Cet homme avait l'œil troublé, triste, la face blême et tiraillée, les lèvres livides; sa démarche était chancelante, comme celle d'un homme livré à des vertiges ou à des étourdissemens; son sommeil était fort agité, et son pouls offrait une irrégularité de pulsations que nous avons rarement observée. Les partisans de sangsues les avaient employées de toutes les manières; le mal ne faisait qu'empirer.

Cet homme nous fut adressé par une dame que le *toni-purgatif* avait sauvée, et certes il était temps; la violence des tourmens avait imprimé sur la physionomie de ce malheureux tous les pronostics d'une fin prochaine. Il jouit aujourd'hui d'une santé brillante; il a repris sa gaîté naturelle, et il ne ressent pas la moindre atteinte de ses terribles coliques.

§ IV. — *Crampes.*

Contraction spasmodique de plusieurs muscles, accompagnée d'une douleur extrêmement vive; le mollet en est le siége ordinaire. Les femmes y sont plus sujettes que les hommes. Cet accident n'est nullement dangereux et se dissipe promptement. Il n'en est pas de même de ces affections nommées *crampes d'estomac*. Les symptômes propres à les caractériser, consistent dans une contraction spasmodique du plan des fibres musculaires, qui forme la tunique de l'estomac. Il serait dangereux de confondre la crampe d'estomac avec d'autres indispositions avec lesquelles elle a quelque analogie, parce qu'elle exige un traitement tout différent.

La douleur qu'on ressent dans l'estomac, est souvent si aiguë que le sujet affecté se croit sur le point d'expirer: ce qui arrive lorsque ses paroxysmes se succèdent sans interruption. Mais ordinairement ils ne sont que passagers, et l'on peut détruire ces altérations. Des frictions sur le creux de l'estomac avec de la flanelle chaude, imprégnée de quelques cuillerées d'*essence éthérée*, avec laquelle on fait des fomentations, calmeront la douleur des malades; ensuite le *toni-purgatif*, administré à petite dose, attaquera le mal dans sa source, en opérant une révulsion des humeurs, et en faisant changer de cours aux glaires qui occasionnent les crampes, et qui tendent à s'évacuer par des vomissemens pénibles.

On se gardera surtout de préférer l'émétique au *toni-purgatif*, parce que ce médicament augmenterait les vomissemens, qui sont les accidens les plus funestes, et qu'il produirait des secousses qui pourraient se terminer par une maladie plus dangereuse.

Les individus sujets à ces crampes, étant extrêmement sensibles au froid, doivent avoir la précaution de porter constamment, sur le creux de l'estomac, des corps très-chauds, tel qu'un morceau de flanelle ou encore mieux une peau de lapin. Ils doivent s'abstenir de liqueurs spiritueuses, de vins trop généreux, et de toute espèce d'alimens échauffans et irritans.

Cette indisposition, qu'on soigne trop peu, parce qu'on ne plaint pas assez les personnes qui en sont habituellement affectées, ne laisse pas que d'être digne de l'attention d'un praticien fidèle à ses devoirs. Il sait qu'il doit attaquer non-seulement les maux précurseurs de la mort, mais encore ceux qui, d'une manière quelconque, peuvent faire le tourment de la vie; et certes, les personnes, qui éprouvent des tiraillemens de nerfs aux extrémités de leur corps, ou, si l'on veut, des crampes aux bras ou à la jambe, ressentent souvent par là des douleurs plus aiguës encore, que s'ils étaient affectés d'une maladie réelle. Ces crampes venant les surprendre le plus souvent dans le silence de la nuit, enfantent des insomnies plus ou moins prolongées, et causent quelquefois de graves accidens.

Nous avons connu une femme de la Halle, sujette à cette indisposition, qui restait des nuits entières nuds-pieds sur le pavé de sa chambre, pour se délivrer de ces tiraillemens nerveux. La malheureuse, que son état forçait à se lever à trois heures du matin, tombait souvent accablée de sommeil sur son étalage, au milieu de la journée, et maigrissait à vue d'œil. Nous sommes parvenus à calmer chez elle le système nerveux, à rappeler le sommeil et à détruire ces crampes habituelles par l'administration de l'*essence éthérée*, et l'usage de quelques doses légères de *toni-purgatif* et des compresses arrosées avec l'essence appliquée sur l'estomac.

Mais quand la cause de ces contractions spasmodiques se porte sur la membrane de l'estomac, cette espèce de crampe devient une maladie aiguë qui, en paralysant les fonctions digestives, doit nécessairement finir par troubler toutes les autres sécrétions. L'on ne saurait assez tôt venir au secours du souffrant.

Cette affection n'est malheureusement que trop commune. Un jeune homme, employé au ministère de la guerre, s'était livré à des excès qui ne pouvaient manquer d'opérer des effets désastreux. Il dut regarder comme une faveur du ciel de n'avoir contracté en dernier résultat que des crampes d'estomac; mais ces crampes lui causaient les douleurs les plus poignantes. Il lui semblait être serré progressivement par une corde que l'on aurait passée autour de son corps; un feu brûlant dévorait la membrane de l'estomac; la nourriture qu'il avait prise quelques instans auparavant, était un poids qui semblait à chaque instant devoir déchirer la tunique de cet organe, ainsi qu'il nous l'attestait lui-même. On doit bien penser que ces douleurs ne se faisaient pas sentir, sans occasionner des convulsions violentes. Il fallait toute la force de ses amis pour contenir ce malheureux à l'instant de l'accès.

Le *toni-purgatif* que nous lui avons administré, a été

couronné du plus heureux succès : les douleurs d'estomac ont entièrement disparu avec les contractions spasmodiques, et le malade, ayant sagement renoncé à la cause de son mal, est tout-à-fait à l'abri de nouvelles attaques.

Il n'a pas moins réussi sur un habitant de St.-Denis, qui avait contracté cette affection dans le méphitisme des fosses d'aisance. Ce malade, de son propre mouvement, s'est astreint à l'usage hebdomadaire du *toni-purgatif;* il continue son métier, et ne ressent plus le moindre symptôme.

Cet article serait interminable, si nous voulions rapporter les exemples de tous les individus qui ont éprouvé les bienfaits du même traitement. Nous lisons dans le n°. IV de la Gazette de santé de cette année, que le docteur Henning, en Allemagne, a administré avec succès, prussiate ou cyanure de zinc, un demi-grain; magnésie calcinée, six grains; poudre de cannelle, trois grains; mêlés et divisés en six prises, à prendre une prise toutes les quatre heures.

§. V. — *Obésité, excès d'embonpoint.*

Il est constant que nous apportons en naissant une prédisposition à l'obésité, et qu'elle n'attend pour se développer qu'un concours de circonstances favorables, telles que l'habitude d'une nourriture succulente, des boissons aqueuses, chaudes, sucrées, l'équitation modérée, et une grande tranquillité d'âme; certaines professions y prédisposent plus particulièrement; l'influence du climat, un état de réclusion, peuvent aussi contribuer à l'accumulation de l'embonpoint.

On s'imagine quelquefois qu'une corpulence fortement prononcée est le signe d'une santé prospère. On ne fait pas attention que la nature n'a qu'une seule route, et que tout ce qui s'en écarte devient nuisible. Un excès d'embonpoint n'est pas moins dangereux qu'un excès de maigreur. Dans l'état de maigreur, le système organique ne reçoit pas assez, et il dépérit ; dans l'état d'obésité, il reçoit trop, et il succombe.

Nous ne nous joindrons donc pas aux félicitations que le vulgaire adresse en général aux personnes chargées de corpulence.

Nous nous garderons avec autant de soin de jeter l'épouvante dans l'imagination de ces mêmes personnes, et de condamner à une mort certaine toutes celles que la santé semble accabler du poids de ses faveurs ; sans calomnier l'état de bien-être dont elles jouissent momentanément, nous nous contenterons de leur dire : *Votre état n'est pas une maladie, mais une prédisposition probable à un état maladif ou à une crise ; votre santé ne réclame point les remèdes, mais les précautions.*

On doit mettre au nombre de ces précautions, l'exercice, l'abstinence, les travaux du corps et de l'esprit, le tourment des passions et des affaires, qui sont propres à guérir ou à diminuer l'obésité ; il en est de même des nourritures ou boissons stimulantes, du sel, du café pur, des acides, des spiritueux, des substances acerbes, astringentes, toniques et dessicatives.

Chez la plupart des individus, l'obésité gêne la respiration, provoque des sueurs trop abondantes, prédispose à des attaques d'apoplexie sanguine, rend l'esprit lourd et pesant, et finit souvent par produire la stupidité la mieux caractérisée. Quoique cette dernière observation ne soit pas d'une application générale, et que l'on ait compté au nombre des gens d'esprit, une foule de corpulens, tels que *David Hume* et *Gibbon*, en Angleterre, etc., il n'en est pas moins vrai que les personnes affectées de cet état, ont en général moins de vivacité dans l'esprit, conçoivent plus difficilement, sont peu capables d'industrie et d'affaires commerciales; qu'elles se livrent volontiers à la paresse, à la torpeur, et que la moindre promenade devient pour elles un voyage de longue haleine. Ce qui ne serait qu'un accident pour nous, se change en une crise plus ou moins douloureuse pour eux; on les voit quelquefois mourir de ce qui ne nous aurait pas retenu une demi-journée au lit. De peur qu'on n'applique exclusivement ce que nous venons de dire aux gens maltraités de la fortune, et qu'on ne se hâte de rejeter ces fâcheux résultats sur les privations qu'impose la pauvreté, nous prendrons un exemple dans une classe peu exposée aux incommodités de l'indigence.

Guillaume-le-Conquérant, roi d'Angleterre, avait pris un embonpoint excessif, qui l'incommodait beaucoup. Philippe Ier., roi de France, demanda un jour, en plaisantant, si personne ne pourrait lui dire quand le roi d'Angleterre relèverait de ses couches. Celui-ci, informé de la raillerie, lui fit répondre *qu'au jour de ses relevailles, il irait à Notre-Dame de Paris lui présenter dix mille lances en forme de luminaire.* Il vint en effet ravager Mantes; mais en voulant sauter un fossé, il heurta violemment du ventre contre l'arçon de la selle de son cheval, et ne tarda pas à mourir des suites de cette contusion.

Un voyageur d'un embonpoint ordinaire n'aurait pas fait attention à un pareil accident.

M. C***, homme de lettres, âgé de cinquante ans, d'un tempérament robuste, avait conservé sa vigueur jusqu'à l'âge de quarante ans par un régime sage et par un exercice journalier, mais modéré. A cette époque, devenu riche par un héritage, il ne mit plus de bornes à son appétit : les viandes les plus succulentes furent servies sur sa table, et ses repas qui, auparavant, ne duraient pas trois quarts d'heure, se prolongèrent pendant deux heures et même au-delà. A ce changement de régime succéda l'aversion pour l'exercice, sans renoncement aux occupations littéraires. Qu'arriva-t-il de là ? M. C***, naguère plein de vigueur, d'agilité et de gaîté, devint pesant, lourd, incapable de faire le moindre exercice, morose; et sa vigueur morale parut souffrir de l'absence de ses forces physiques. Un de ses amis lui parla de nous; ils vint nous consulter. Nous lui prescrivimes l'usage sagement prolongé du *toni-purgatif*, et de reprendre en même temps le régime qu'il avait abandonné. Deux mois après, il n'était plus reconnoissable. Les frictions avec l'*essence éthérée* achevèrent de lui rendre toute sa vigueur première, et aujourd'hui il fait à pied plusieurs lieues sans se fatiguer, tandis qu'auparavant à peine pouvait-il se rendre à cinq cents pas de chez lui.

Nous avons connu une dame qui, au sortir d'une maladie, engraissa tout-à-coup d'une manière si prodigieuse, qu'on fut obligé de quadrupler la circonférence de ses robes. Avant cet état, cette dame était la vivacité personnifiée; depuis elle devint lente, apathique, sans aucune énergie. Cette obésité, qui augmentait chaque jour, détruisait rapidement sa santé. Elle éprouvait des suffocations pénibles; la nuit, crainte d'étouffer, elle était forcée de rester sur son séant, et de passer des heures entières dans une perplexité plus cruelle encore que l'insomnie. On s'apercevait bien que cet embonpoint n'était pas naturel, et bientôt la chose parut évidente. Des ulcères se manifestèrent aux jambes; une suppuration s'établit, et l'embonpoint ne diminua pas. Fidèles à nos principes, nous nous hâtâmes d'administrer à cette dame des doses de *toni-purgatif* dans une assez grande proportion. Six mois après, les ulcères, la suppuration et l'embonpoint disparurent, et la santé la plus florissante les remplaça.

Ce que nous avons recommandé à cette dame, nous ne saurions trop le recommander à toutes les personnes incommodées d'embonpoint. Voici de plus le régime qu'elles ont à suivre, repas réglés.

Tous les jours : Nourriture, le plus souvent végétale; usage du vin pour les personnes qui n'en usaient pas; mais sans excès. Promenades fréquentes jusqu'à la moiteur, souvent jusqu'à la transpiration, dans les endroits où l'on peut s'asseoir à volonté.

Tous les quinze jours : A jeun, le matin, après avoir bu, la veille, du vin blanc et de l'eau, *forte dose de toni-purgatif.* Si les selles ne paraissent pas, cinq quarts d'heure après, *nouvelle dose dans la même proportion;* bouillons aux herbes.

On pourra juger de l'efficacité de ce régime par cette

lettre de M. Lamouroux, demeurant à Bordeaux, à qui nous l'avions ordonné.

Cependant, malgré l'assertion de cette personne, il n'est pas facile de remédier à l'obésité chez la plupart des individus, et nous voyons avec peine que presque tous les moyens qui ont été employés pour tâcher d'y parvenir, n'ont pas toujours obtenu un résultat avantageux.

« Monsieur,

» Vous vous souvenez, sans doute, de l'état dans lequel vous m'avez vu à Paris. J'étais devenu, grâce à l'air de la *Garonne*, quatre fois plus gros encore, et je me voyais à la veille de me condamner à une inertie et à une inutilité que ma position était bien loin de me permettre.

» Je parlai du régime que vous m'aviez prescrit, à plusieurs médecins, qui ne manquèrent pas de révoquer en doute, par des phrases scientifiques, les merveilles du *toni-purgatif,* dont j'avais été un des nombreux témoins. J'eus la faiblesse de me laisser éblouir par l'appareil de leurs visites, et je me condamnai à remplir quelques unes de leurs ordonnances.

» Un nouveau malaise se joignit à mon obésité ; je ne vivais plus, je me tourmentais : je finis par abjurer ma faiblesse, et je suivis votre méthode

» Les médecins qui sont revenus me voir, ont chanté victoire, et se sont attribué le succès de ma guérison ; mais moi, qui avais eu la précaution de mettre dix de mes amis dans la confidence, je me suis donné un jour le plaisir de les confondre, en leur prouvant que le *toni-purgatif* seul m'avait délivré de mon état maladif, de mon obésité, et du besoin de leurs visites.

» Agréez cette première preuve de ma reconnaissance, et croyez-moi, pour la vie,

» Votre dévoué serviteur,

» LAMOUROUX ».

§ VI. — *Mélancolie.*

Au lieu d'exposer ici les opinions flottantes et incertaines d'un grand nombre de médecins sur la nature et les caractères de la mélancolie, nous croyons la bien définir en disant que c'est un délire partiel, chronique, sans fièvre, déterminé ou entretenu par une passion triste, débilitante ou oppressive. Il ne faut pas confondre cette maladie avec l'hypocondrie, soit parce quelle est plus souvent héréditaire, soit parce que les causes qui la produisent sont plus ordinairement morales; soit enfin parce que dans la mélancolie les idées sont fixes, et ne se portent que sur l'objet d'une passion triste; et que dans l'hypocondrie, au contraire, le délire se porte sur tous les objets relatifs à la santé.

Les mélancoliques sont maigres et grêles; ils ont le teint pâle, jaunâtre, et quelquefois noirâtre; souvent le nez d'un rouge foncé. Leur physionomie est immobile, mais les muscles de la face, par un état de tension convulsif, expriment l'effroi et la crainte. Leurs yeux sont fixes, baissés vers la terre, ou tendus au loin; leur regard est inquiet, soupçonneux. Ils ont souvent le pouls lent, faible, concentré, quelquefois très-dur. Leur peau est d'une chaleur sèche et quelquefois brûlante; leur transpiration est nulle, mais les extrémités des membres sont froides et quelquefois baignées de sueur. Ils dorment peu, ou leur sommeil est très-léger; encore est-il souvent interrompu, agité par des rêves plus ou moins sinistres, qui les réveillent en sursaut et leur offrent les objets par lesquels leur délire est produit ou entretenu. Leurs sécrétions présentent aussi des désordres remarquables; leur urine est abondante, claire, aqueuse, quelquefois rare, épaisse et bourbeuse.

Deux degrés bien marqués se font remarquer dans la mélancolie. Dans le premier, les malades conservent encore leur raison; mais tout fait sur eux une impression très-vive, tout est exagéré dans leurs sentimens, leurs pensées et leurs actions. Dans le second état, la sensibilité, concentrée sur un seul objet, semble avoir abandonné tous les organes. Il n'y a pas seulement exagération, mais le mélancolique est, de plus, hors des limites de la raison; il a des hallucinations sans nombre; il se crée mille chimères plus ou moins ridicules, et il associe les idées et les choses les plus disparates.

Les saisons et les climats ont une influence particulière sur la production de la mélancolie. L'automne est la saison où cette maladie paraît le plus souvent, surtout après un été chaud et sec. Le voisinage des marais, l'air brumeux et humide, en relâchant les solides, y prédisposent; il en est de même des pays chauds et où il pleut rarement, lorsque certains vents soufflent. On connaît les effets mélancoliques du *sirocco* sur les Italiens.

La mélancolie éclate principalement dans la jeunesse et l'âge viril. De nombreuses observations prouvent qu'elle est fréquente de vingt-cinq à trente-cinq ans, et que, passé cet âge, elle va souvent en décroissant jusqu'à celui de cinquante-cinq ans. L'amour, les idées religieuses, l'onanisme, les excès d'étude, dans la jeunesse; les soins de famille, le désir de s'enrichir, l'ambition, l'amour de la gloire, dans l'âge viril, font beaucoup de mélancoliques.

Les passions amoureuses qui, chez les femmes, sont quelquefois si actives, la religion qu'elles portent à l'excès lorsque l'amour ne les occupe pas exclusivement, la jalousie, la crainte, agissent plus énergiquement sur elles que sur les hommes : aussi la mélancolie religieuse est-elle plus fréquente chez elles, surtout dans les classes inférieures de la société; les jeunes filles, les veuves, et quelquefois les femmes mariées, au temps critique, sont en proie à la mélancolie érotique.

Le tempérament bilioso-nerveux prédispose à la mélancolie. Les individus qui en sont doués, sont rêveurs, taciturnes, défians, ombrageux, recherchent la solitude, et sont très-propres aux sciences et aux arts.

Les constitutions ou tempéramens acquis, dans lesquels prédomine le système hépatique et hémorroïdal, sont aussi prédisposés à la mélancolie.

Les causes physiques, qu'on pourrait appeler pathologiques, de la mélancolie, agissent presque toutes en affaiblissant la constitution de l'individu, ou en imprimant aux fluides un caractère funeste. Le jeûne prolongé, la faim, l'abus de l'opium, des boissons chaudes échauffantes, et des liqueurs alcooliques, causent souvent la mélancolie, conduisent au suicide les personnes qui en sont atteintes. L'onanisme, l'incontinence, surtout après le mariage, produisent quelquefois cette maladie ; la suppression d'une évacuation habituelle a souvent le même effet. On a vu la mélancolie succéder à l'hydropisie; souvent elle remplace la phtysie pulmonaire, et assez souvent l'hystérie, l'hypocondrie, l'épilepsie, la manie et la monomanie.

Le traitement de la mélancolie ne doit point être borné à quelques médicamens. Avant d'en faire l'application, il faut s'être bien informé des causes éloignées et prochaines de la maladie, à cause de la multitude des formes sous lesquelles elle se présente.

Les moyens de traitement peuvent se ramener à trois chefs principaux : hygiénique, moral, pharmaceutique.

Un climat sec et tempéré, un beau ciel, un site agréable et varié, conviennent parfaitement aux mélancoliques; leurs vètemens doivent être souvent renouvelés, particulièrement les chaussures, car ils sont surtout exposés au froid des pieds. Les bains tièdes leur sont d'une grande utilité pour le rétablissement de la transpiration. Il faut leur interdire les alimens salés, épicés, et de difficile digestion, et leur prescrire des viandes rôties, et choisies parmi les jeunes animaux; une diète végétale, qui consiste non en végétaux farineux, mais en herbes potagères et en fruits, surtout les fruits rouges d'été, les oranges, la limonade légère, etc. L'exercice, de quelque manière qu'il soit pris, est, sans contredit, une des grandes ressources pour la guérison de la mélancolie. Le professeur Pinel, dans son *Traité de l'aliénation mentale*, émet le vœu que tout hospice d'aliénés soit à la proximité d'une ferme où l'on puisse les faire travailler. Aux exercices du corps, il faut joindre ceux de l'esprit; mais il faut avoir soin de diriger l'application des mélancoliques vers des lectures ou des études qui leur plaisent, ou vers les sciences naturelles. M. Charpentier, dans son excellente thèse sur la mélancolie, rapporte qu'un ecclésiastique, devenu mélancolique avec penchant au suicide, à la suite des malheurs de la révolution, fut retiré de cette triste situation par l'activité qu'il mit à défendre le concordat qui accordait quelques libertés aux ministres de la religion. Nous avons connu un jeune homme qui, après avoir fait d'excellentes études, était devenu en proie à une mélancolie religieuse, il fuyait la société, et ne se plaisait que dans la solitude. Comme ses moyens de subsistance étaient très-bornés, il se vit obligé d'aller donner en ville des leçons de langues française et latine, et de géographie. Cet exercice lui fut si avantageux, et surtout l'étude de la géographie, que, trois mois après il n'était plus reconnaissable, quoiqu'il n'eût point abandonné les principaux devoirs de la religion.

La morale fournit, dans son genre, un traitement avantageux contre la mélancolie; mais chaque mélancolique doit être conduit d'après une connaissance parfaite de la culture et de l'étendue de son esprit, de celle de son caractère et de ses habitudes, sans négliger celle de la passion dominante, qui, maîtrisant sa pensée, entretient son délire. Lorsque l'amour est cette passion, il n'y a souvent que la possession de l'objet aimé qui puisse guérir le mélancolique.

Le traitement physique, lorsqu'il est secondé par l'hygiène, contribue à guérir un grand nombre de mélancoliques. Les anciens n'employaient pas d'autres remèdes que les évacuans, surtout les purgatifs. M. Pinel s'en tient aux légers laxatifs, aux purgatifs doux. Les évacuans conviennent principalement dans la mélancolie caractérisée par la nonchalance, l'aversion pour le mouvement, et par la lenteur des fonctions. Certains mélancoliques repoussent toute espèce de médicament; il importe au suprême degré de leur provoquer des irritations ou des évacuations abdominales, pour prévenir ou faire cesser la constipation. On emploie alors les *grains de santé du docteur Franck* et le *toni-purgatif*, dont le goût agréable ne fait point naître au malade l'idée d'un médicament. Les nombreux mélancoliques qui ont été guéris par ce moyen, même indépendamment des deux premiers, nous regardent comme un second auteur de leur existence; car c'est nous qui leur avons rendu l'amour de la vie, le contentement et le bonheur. Plusieurs ont continué, depuis leur guérison, l'usage de ce *purgatif*, et ne cessent de s'en applaudir. Quelques-uns, qui prennent de temps en temps, dans un verre d'eau, quelques gouttes de l'*essence éthérée*, l'appellent le *baume de la gaîté*.

On lira sans doute avec intérêt la lettre suivante que nous reçûmes, l'année dernière, de M. S***, étudiant en droit à l'université de Paris.

« Monsieur,

» Je ne suis pas connu de vous; mais je ne saurais me dispenser de la reconnaissance que je vous dois, en vous apprenant le succès du *toni-purgatif*, pour la guérison d'une maladie d'amour dont j'étais attaqué depuis deux ans. La jeune personne qui m'avait inspiré cette dangereuse passion, est morte depuis quinze mois, et cependant ma mélancolie n'a pas cessé de faire des progrès depuis ce malheureux événement. J'avais sans cesse présens à la mémoire les traits chéris de cette demoiselle. Mon amour, après avoir perdu tout espoir, subsistait toujours, et acquérait, pour ainsi dire, de nouvelles forces par l'éternelle privation de son objet. J'étais devenu insensible à tout; rien ne me plaisait; toujours l'esprit fixé sur les traits de celle que la mort m'avait enlevée, je fuyais la société de mes condisciples, les fêtes, les spectacles. La solitude seule, où j'allais m'absorber dans mes regrets, avait des charmes pour moi. Que vous dirai-je de plus? Insupportable à moi-même, je désirais la mort; et plusieurs fois je fus tenté de me délivrer moi-même d'une si pénible existence. Un jour que j'étais enfoncé dans un cabinet littéraire de la rue Saint-Jacques, je pris nonchalamment sur la table le *prospectus* de votre ouvrage dans lequel vous décrivez les heureux effets du *toni-purgatif* dans le traitement d'un grand nombre de maladies, entre autres de la mélancolie. Je le parcourus, et le même jour, j'envoyai prendre une bouteille de cette précieuse liqueur. Son goût flatta mon palais. Dans une semaine j'en pris six bonnes doses, dont deux le premier jour, sans oublier d'en seconder l'effet par des bouillons d'herbes. Des évacuations abondantes, en me guérissant d'une constipation habituelle, ont d'abord affaibli les forces de ma mélancolie; mon esprit a acquis de jour en jour plus de liberté, et enfin il a totalement brisé les chaînes de l'affection qui me tyrannisait depuis si long-temps.

» J'ai l'honneur de vous saluer,

» S***, étudiant en droit. »

Un individu, habitant Versailles, vint nous consulter sur une affection mélancolique qui le tourmentait à un tel point, qu'il parla dans mon cabinet de l'envie qu'il avait de se détruire; cependant je vis bien que sa raison n'était pas assez égarée pour se porter à cet acte de désespoir. Nous étions en hiver : c'était l'époque de l'exaspération de sa mélancolie. La constipation était opiniâtre, indication suffisante pour l'administration des *grains de santé* et du *toni-purgatif*. Je lui prescrivis, avec une autorité qui lui en imposa, des frictions réitérées souvent sur la colonne vertébrale avec l'*essence éthérée*. Je lui ordonnai des bains tièdes dans lesquels il ferait ajouter un demi-flacon d'*essence éthérée*, une livre de savon et huit livres de sel gris. Je l'engageai à faire souvent le voyage de Versailles à Paris. Il vint l'autre jour m'annoncer qu'il n'était plus le même, et que mon traitement l'avait complètement guéri.

§ VII.—*Hypocondrie.*

Il n'est pas de maladie plus généralement répandue, plus variée dans ses symptômes, plus délétère dans ses effets, plus constante dans sa durée, que cette affection nerveuse, connue sous le nom d'*hypocondrie*, et qui semble spécialement attaquer les organes digestifs. Nul âge, et nulle classe de la société, n'en sont tout-à-fait exempts; l'artisan devenu sédentaire, l'homme de lettres, le soldat endormi dans le sein de la paix, le conquérant dans l'inaction, l'homme sensible éloigné de son amie et de son pays, le jeune homme qui se défend contre les premières attaques de l'amour, nul ne lui échappe, et cette sombre maladie étend ses ravages sur toutes les têtes, sur l'homme obscur comme sur les grands de la terre.

Elle a pourtant des constitutions, des saisons et des sexes privilégiés; les hommes y sont plus sujets que les femmes, le tempérament nerveux et bilieux plus que le lymphatique; la continuité des pluies, l'excès du froid et de la chaleur la favorisent plus que les beaux jours du printemps et de l'automne.

Les habitudes, les mœurs, la mode surtout, cette usurpatrice bizarre des droits de la nature, enfin une foule de circonstances peuvent en augmenter l'intensité. Une ligature trop forte; les corsets mensongers qui dessinent des formes aux dépens de la santé; l'inertie du riche; l'inaction habituelle qui succède à des exercices plus ou moins laborieux; la friandise poussée à l'excès; l'habitude des liqueurs spiritueuses et des assaisonnemens trop relevés;

tous les abus enfin, de quelque genre qu'ils puissent être, en deviennent les causes plus ou moins immédiates.

On peut poser en principe que tout ce qui tend à ralentir l'activité de l'estomac et du tube alimentaire devient une cause de l'hypocondrie : les travaux de l'esprit, une affection mentale profonde, les occupations machinales et sédentaires qui ne comportent aucune espèce de distraction et de combinaisons de la pensée, etc.

L'hypocondrie peut aussi être une conséquence chronique d'une maladie aiguë, d'une inflammation vive, d'une fièvre gastrique, d'une syphilis négligée, d'une lésion dans l'organe cérébral. La gravité de l'Anglais, la paresse de l'Espagnol, la jalousie de l'Italien, y disposent plus fortement que la gaîté française, que la vigueur, suisse, et que la douce uniformité de conduite des habitans des Etats-Unis.

Les hypocondres se plaignent, en général, d'un sentiment de gêne et de plénitude vers l'estomac; ils digèrent péniblement; leur bouche est pâteuse le matin; ils éprouvent des hoquets, un besoin importun de saliver; ils ont des inclinations plus ou moins bizarres. Les vents, les borborygmes, les gargouillemens, les incommodent beaucoup. On remarque chez eux une constipation opiniâtre, qui fait place quelquefois à la diarrhée et à la colique, des quintes de toux sèche, des palpitations, une inquiétude qui se répand dans tous les traits de leur physionomie. Tout est vague, tout est incertain dans leurs goûts, leurs idées, et même dans le sentiment de leurs douleurs, dont il leur serait impossible, le plus souvent, d'indiquer le siége. L'amour n'est pas leur penchant dominant; les sacrifices à Vénus sont encore moins de leur domaine. Une seule pensée les occupe : la maladie à laquelle leur imagination ardente prête une foule de formes les plus variées, et dont elle grossit presque toujours l'intensité et les symptômes. Ils sont minutieux sur les détails les plus abjects qui ont un rapport quelconque à leur santé. Un hypocondre, que cite le docteur *Louyer-Villermay*, avait consacré un appartement tout entier à recevoir les vases où il déposait son urine ; il les passait très-souvent en revue, et semblait juger à la couleur et à l'odorat de leurs qualités morbides. Les hypocondres parlent, avec une complaisance fastidieuse, de toutes les circonstances de leurs maux ou prétendus maux. En résumé, il serait impossible de décrire toutes les formes que revêt cette bizarre maladie, qui n'est pas seulement le fruit de l'imagination, mais qui provient certainement d'une lésion ou d'un vice quelconque des hypocondres (1).

Qu'on n'attende pas de nous une description détaillée de tous les remèdes que les praticiens ont successivement annoncés comme des spécifiques souverains, et qui ont été abandonnés au moins comme inutiles. Quoique cette maladie soit si variée dans ses formes, elle est presque toujours une dans sa cause ; il suffit de l'étudier, et, une fois connue, on parvient à la combattre et à l'extirper.

---

(1) On appelle de ce nom les deux parties latérales de la région épigastrique, parce qu'elles sont formées en partie par le contour cartilagineux des côtes (en grec *chondros*). L'hypocondre droit renferme le grand lobe du foie, etc. ; l'hypocondre gauche renferme la rate, etc.

Le jeune Antiochus, fils de Séleucus, roi de Syrie, se mourait ; l'art avait inutilement épuisé ses ressources. Erasistrate, appelé près du lit du malade, ne tarda pas à découvrir la cause de ce marasme hypocondriaque. La présence de Stratonice, belle-mère de ce jeune prince, et l'émotion qu'elle lui fit éprouver, révélèrent au génie observateur d'Erasistrate tout le secret de la crise ; et, l'hymen, sollicité par la voix de ce nouvel Esculape, arracha le jeune malade au tombeau. De même, ô vous tous qui donnez des soins à l'hypocondre, observez ses regards, ses gestes, ses désirs, ses goûts, et que cette observation serve de base à votre traitement! Son hypocondrie tire-t-elle sa source d'une grande perte? tâchez de la lui faire oublier; d'un dépit amoureux? procurez une salutaire diversion; d'une vie trop sédentaire? rendez au malade l'exercice agréable, variez ses plaisirs, provoquez en lui la passion d'un amusement actif. Vient-elle de la rage solitaire de la masturbation? n'abandonnez point l'insensé qui s'épuise ; la solitude est pour lui un fléau; donnez un objet à cette passion trompée, et que les bienfaits de l'amour réparent tous les ravages de son délire.

Consolez, égayez, exercez : l'homme n'est point né pour l'inertie et la tristesse ; ces deux mégères sont toujours pour lui des causes de mort.

Voilà pour le moral ; attaquez ensuite la maladie dans son foyer. L'hypocondrie, on ne saurait le nier, est en général principalement due à l'interruption de la sécrétion bilieuse, et à une affection de la rate ; ces deux glandes ne sauraient être endommagées sans que les fonctions digestives en souffrent et finissent par devenir paralysées.

Faites couler la bile; entraînez l'humeur viciée dans le canal des alimens; purgez, et vous aurez chassé l'hypocondrie.

Que le malade prenne périodiquement des doses de *toni-purgatif* jusqu'à ce que la digestion soit plus facile. Les purgatifs seuls peuvent diminuer le mal.

Presque tous les jours nous voyons arriver, dans notre cabinet de consultations, des malades dont l'hypocondrie est presque l'unique affection qu'ils nous exposent. Ils se plaignent que leurs parens, leurs amis, les accusent d'être *des malades imaginaires*. L'imagination peut en effet, chez plusieurs individus, exagérer les affections morbifiques; mais presque toujours une disposition organique n'est que trop souvent une cause occasionnelle de toutes ces plaintes. Lorsque cette disposition organique est dans son invasion primitive, et que la diversion peut être opérée, nos conseils hygiéniques ont souvent suspendu les progrès successifs de ces affections. Nous avons fait changer de régime à plusieurs de ces malades; à quelques-uns, nous avons interdit l'usage de toute tisane, de tout médicament, dont ils avaient fait un abus pernicieux.

Nous avons connu un ancien notaire, dont l'hypocondrie avait pris sa source dans l'absence de l'exercice et dans une constitution primordiale. Nous lui avons conseillé d'abandonner son étude, et nous lui avons prescrit l'usage d'un grand verre d'eau fraîche, le matin, en se levant; immédiatement après une tasse de café pur, presque sans sucre; et tout de suite un autre grand verre d'eau fraîche. Il a fait de l'exercice, il a pris quelques doses légères du *toni-purgatif*, et s'est mis à l'usage des frictions avec *l'es-*

sence éthérée balsamique, que nous lui avons conseillées. Il vient souvent nous féliciter du succès de ce traitement. Son hypocondrie a disparu, et il indique le régime auquel nous l'avions mis à tous ceux qui lui font compliment sur sa bonne santé. Les bains de mer ont été très-utiles; les eaux et surtout les bains de Néris ont été employés avec succès.

§. VIII. — *Hydropisie.*

Ce mot désigne l'accumulation d'un liquide séreux dans une ou plusieurs cavités du corps, qui sont le siége d'une exhalation, soit naturelle, soit accidentelle.

L'hydropisie est une des grandes maladies de l'homme; elle règne dans tous les climats. Au milieu de cette variété de symptômes qui lui sont relatifs, on en trouve un qui est toujours constant, et qui est en quelque façon le type précurseur de cette affection : c'est l'enflure de quelque partie voisine de la cavité affectée, comme les cuisses et les bourses; l'hydropisie la plus commune, est celle qui réside dans le ventre.

Les deux caractères les plus habituels de l'hydropisie, sont une soif vive, et la rareté des urines qui s'épaississent et se colorent fortement.

On peut ramener les causes générales de l'hydropisie à un seul chef qui est le *reliquat* d'une maladie guérie en apparence, mais dont la cause humorale n'a point été expulsée. La *sérosité*, ramassée, diminue la force de la vie organique par laquelle s'opère l'exhalation et l'absorption. Les voies se rétrécissent, s'obstruent; alors il survient un épanchement. On a coutume de donner à l'hydropisie la même origine qu'aux maladies dont elle n'est que la suite, faute d'une guérison complète, comme une transpiration arrêtée, une fièvre putride, scarlatine, catarrhale, la rougeole, la cessation de quelques évacuations dont on n'a pas su rouvrir le cours.

L'hydropisie abdominale est la maladie la plus communément mal traitée, parce que le gonflement du ventre est un accident si apparent, si manifeste, que l'on ne cesse de diriger contre lui tous les efforts; et le vulgaire adopte avidement les moyens qui semblent tendre à ce but. Aussi use-t-on avec profusion de tisanes apéritives, sudorifiques, pour exciter les malades à uriner copieusement. Ces moyens sans être dangereux sont futiles. Lorsque ce gonflement est parvenu à un point excessif, la douloureuse ponction est mise en usage. Cette opération n'est elle-même qu'un faible palliatif que l'on est obligé de réitérer. Pour compléter cette douloureuse opération, on débute par la saignée que l'on continue jusqu'à extinction, sans observer que la diminution du volume de sang détruit l'action tonique des vaisseaux, et que le vide causé par sa soustraction habituelle favorise l'infiltration du fluide humoral.

Le purgatif, au contraire, dans l'hydropisie des cavités abdominales trouve un vaste champ pour exercer sa bienfaisante influence. Cette maladie est en quelque façon le triomphe du *purgatif*. Qu'on n'aille pas croire que l'engouement pour notre système nous fascine les yeux, au point de nous faire regarder ce moyen curatif comme universel. Si nous le proclamons comme le plus efficace dans l'hydropisie, c'est qu'ici, comme partout, nous appuyons notre opinion sur les autorités les plus respectables, sur les opinions particulières du père de la médecine, d'Hippocrate, qui traitait l'hydropisie par des purgations violentes (1). L'Hippocrate de la médecine moderne, Sydenham, a suivi la même méthode, et prescrit de continuer les purgatifs sans relâche jusqu'à l'expulsion complète de la sérosité.

Hoffmann et une foule d'autres praticiens célèbres ont adopté le même système; ceux qui s'y sont montrés opposans n'ont voulu que faire école, et sacrifier une conviction intime à un puéril amour-propre.

Le *purgatif*, employé à la naissance, même à la seconde période de la maladie, amènera des résultats dont nous pouvons d'avance assurer l'efficacité; plus tard, si l'action en devenant plus lente, ne détermine pas une guérison prompte et complète, il en arrêtera du moins les progrès, et en neutralisera les accidens.

Expliquer comment il arrive qu'un amas de sérosités se fixe et séjourne dans telle ou telle partie du corps, ce n'est point ce que nous prétendons faire, et ce phénomène est encore un mystère que n'a pu percer la science du médecin. Mais ce que nous devons sans cesse rappeler, c'est que, par un résultat spécial, le *toni-purgatif*, en attirant les humeurs vers les voies digestives, et en leur procurant un écoulement facile, doit être d'une indispensable nécessité dans le cas d'hydropisie. Capable de provoquer des sel-

---

(1) *De morbis internis et ext.*, Tom. XXV.

les aqueuses, abondantes, non-seulement il donne du ton à l'appareil digestif; mais il communique une nouvelle énergie à tout le système absorbant; il augmente le cours des urines, et ce phénomène contribue admirablement à diminuer l'intumescence des parties affectées. Le malade se sent moins oppressé, sa respiration est moins suffoquée, l'exercice de ses mouvemens locomoteurs se rétablit, et toutes ses fonctions reprennent une nouvelle énergie.

Il serait inutile de dire qu'il ne faut abandonner l'emploi de ce médicament qu'à la disparition totale des symptômes; tant qu'il reste une apparence de sérosité, il faut continuer les doses. L'hydropisie est un de ces maux qui couvent en secret, et qui reparaissent tout à coup, quelquefois même à l'instant qu'un mieux général s'était fait sentir dans le système. Aussi ne serait-il pas inutile de continuer les doses, même après que les motifs de crainte auraient disparu.

C'est ce que font une foule de personnes que le *toni-purgatif* a guéries entièrement, et qui ne laissent pas de suivre un régime diététique peu sévère, mais régulier, et de prendre ce médicament par intervalle.

Nous avons eu même à ce sujet un exemple de guérison assez rare. Un propriétaire, de soixante ans, était hydropique depuis longues années; la sérosité s'était portée dans les cavités abdominales; une suite de symptômes en rendait le pronostic effrayant: conjonctive bleuâtre, figure boursoufflée et pâle, lèvres quelquefois décolorées, quelquefois vermeilles, soif continuelle, urines chargées, troubles, et en bien plus grande proportion que les boissons. Le système moral n'était pas à l'abri de l'influence de cette maladie. La pensée de la mort se présentait sans cesse à l'esprit du souffrant sous les couleurs les plus noires; sommeil troublé, réveil plus fatigant encore, palpitations fréquentes. La diathèse séreuse avait résisté à toutes les ressources de l'art, à la ponction même. Le propriétaire habitait un rez-de-chaussée dans sa maison, rue de l'Oursine; et comme ce rez-de-chaussée était humide, nous nous empressâmes de lui ordonner le changement d'habitation en première ordonnance, parce qu'il est dans nos principes d'attaquer les causes avant d'attaquer les effets. Aucun succès marqué; même atonie, même intumescence. Alors nous n'hésitâmes plus : nous administrâmes, pendant deux mois, à dix jours d'intervalle, de fortes doses de *toni-purgatif*, et le malade qui, sur les derniers temps, ne bougeait pas de place, vient nous remercier quelquefois en personne, et son état prospère à vue d'œil. Ce vieillard ne manque pas de continuer son *purgatif*.

Une jeune femme, accouchée depuis un mois, fut attaquée d'un *hydrothorax*, ou d'une hydropisie dans la cavité de la poitrine. Je m'en aperçus à la tumeur des muscles intercostaux, encore mieux qu'à la difficulté de respirer qu'éprouvait la malade.

Les premiers jours, sirops adoucissans pour calmer l'irritation de l'organe de la respiration, diète et bouillons de poulets; trois jours après, forte dose de *toni-purgatif* que suivirent des déjections glaireuses, jaunes, striées de noir, quelquefois verdâtres. Le purgatif déchargea manifestement la cavité *thoracique*; la respiration devint plus libre, et les tumeurs intercostales moins prononcées. Deux jours après, même dose; déjections moins chargées, moins fétides, un peu plus liquides. Quatre jours après, même dose; et, une heure après, urines abondantes, limpides, déjections très-fluides. J'attendis une semaine pour bien étudier les résultats. La respiration paraissait moins libre, et la maladie indiquait des douleurs dans la poitrine. Le mal devait, en conséquence, reparaître, et la sérosité continuait à se séparer du sang et à se porter dans le thorax. Dans ce cas, il était nécessaire de se montrer dans le traitement aussi opiniâtre que la maladie : nouvelle dose de *toni-purgatif*, nouveaux résultats satisfaisans.

En conséquence de ces observations, nous ordonâmes à la malade de réitérer, toutes les semaines, la dose de ce médicament, pendant un mois. Après cette époque, la dose ne fut prise que tous les mois, et l'*hydrothorax* disparut immédiatement. Nous revoyons assez souvent cette jeune femme; elle n'offre pas le moindre indice d'indisposition; elle continue fort volontiers un remède dont elle préfère la légère incommodité à tous les tourmens d'une maladie aussi tenace qu'affligeante.

Une dame de soixante ans souffrait depuis six ans d'une hydropisie dans la cavité abdominale; elle avait déjà subi la douloureuse opération de la ponction, le tout sans succès; le ventre était tellement gonflé, qu'elle était obligée de le soutenir par le moyen d'un suspensoir.

Nous lui proposâmes l'emploi assez fréquent du *toni-purgatif*: elle y consentit comme à un moyen désespéré. Elle en parla à ses anciens médecins, qui, sans désapprouver ostentiblement le *toni-purgatif*, auraient d'abord préféré prescrire des moyens analogues. Cependant cette dame, qui avait épuisé jusqu'alors toutes les ressources de l'art, eut le courage de vouloir en essayer. Quel ne fut point son enthousiasme pour ce médicament conservateur! Trois mois après en avoir fait usage, plus de gonflement, plus d'amas; les urines étaient naturelles et fréquentes. Cette dame reprit tout son embonpoint, et sa guérison fut complète.

Jusqu'à présent on avait regardé l'hydropisie de cerveau comme une maladie incurable. Les partisans de la ponction, qui, pour l'application de leur système, ont besoin d'un tissu peu solide et point du tout osseux, se trouvent bien embarrassés lorsque la sérosité s'amasse sous l'enveloppe du crâne.

Que diront-ils de nos résultats quand ils en apprendront les succès? Ils parleront d'impossibilité. Une dénégation est si facile! Mais, au lieu de leur répondre, nous laisserons parler un de nos savans confrères, qui a fait lui-même l'application de ce médicament sur un sujet malheureusement attaqué de cette maladie.

M. D***, docteur en médecine, se trouvait à Nancy en 1817. On lui présenta un enfant que le mal rendait parfois stupide, et qui tombait souvent dans un état *comateux* que les médecins du pays avaient qualifié d'attaque d'épilepsie, et ils l'avaient traité comme atteint de ce mal. M. D*** reconnut évidemment aux symptômes l'existence d'une hydropisie dans la cavité du crâne. Voici ce qu'il nous écrivit à ce sujet.

Nancy, ce 20 octobre 1817.

« Monsieur et cher confrère,

» L'enfant dont je vous ai parlé dans ma précédente lettre, est aujourd'hui une preuve parlante de la vérité de votre système et de l'efficacité du *toni-purgatif*.

» Les attaques prétendues d'épilepsie ont cessé totalement à la troisième dose de ce médicament; l'intelligence a recouvré toutes ses fonctions à la cinquième. Cet enfant parle et raisonne comme auparavant. Toutes les fois que le moindre vertige se manifeste, nouvelle dose de *toni-purgatif*; j'espère que dans un mois l'enfant n'aura besoin que d'un traitement préservatif et hygiénique.

» Votre dévoué, D***. »

La prédiction de notre ami s'est vérifiée, et l'enfant lui-même est venu avec ses parens nous remercier d'un bienfait qu'ils appellent *impayable*.

Nous avons reçu une autre lettre bien capable de constater l'heureuse influence de ce médicament sur la guérison de l'hydropisie.

« Monsieur,

» M'étant informé de votre adresse auprès du pharmacien qui tient dans notre ville le dépôt du *toni-purgatif*, je me hâte de vous faire part des bons effets que j'en ai

éprouvés dans une hydropisie dont j'étais attaqué depuis plus de deux ans. Cette maladie m'était survenue à la suite d'une fièvre quarte. Les médecins que je consultai, me prescrivirent plusieurs traitemens qui n'eurent d'autre résultat que de me faire dépenser beaucoup d'argent en toutes sortes de drogues. Cependant l'enflure se manifestait aux pieds, aux jambes, aux cuisses, aux mains, au visage, et même elle avait gagné le ventre, sur lequel je restai couché, pendant plus de six mois, sans pouvoir faire aucun mouvement. Me croirez-vous? je supportai plus de deux ponctions pendant l'espace d'une année, et toujours mon ventre était prêt à recevoir une nouvelle ponction. Je me trouvais dans un état affreux, et les forces m'abandonnaient. Que n'ai-je plutôt connu votre médicament! Mais enfin, comme dit le proverbe, *vaut mieux tard que jamais*. Un ami, affligé de ma situation, qui lui paraissait désespérée, me dit : « On parle d'un *toni-pur-*
» *gatif* comme d'un puissant spécifique contre plusieurs
» maladies chroniques. Que n'essayez-vous d'en faire
» usage? que risquez-vous? Sans doute il ne peut pas
» vous faire plus de mal que les autres médicamens que
» vous avez pris. Si je ne me trompe, il a la vertu de faire
» beaucoup évacuer et en même temps de fortifier. » Je suivis ce conseil, et je n'hésitai pas, dans mon naufrage, à me confier à la planche qui m'était offerte. Depuis trois mois, je prends, suivant l'indication, des cuillerées du *purgatif*, et chaque semaine, je dirai même chaque jour, je me sens beaucoup mieux; mon enflure diminue à vue d'œil, les forces me reviennent, et j'espère qu'une troisième bouteille, que j'aurai prise dans six semaines, me procu-

rera une guérison complète. On m'a aussi conseillé quelques frictions avec une *essence éthérée*, dont vous êtes l'inventeur : je veux également en faire usage.

» J'ai l'honneur de vous saluer,

» Antoine MAU**, *horloger.* »

Genève, ce 15 octobre 1818.

N. B. L'insertion de plusieurs lettres contenues dans ce volume n'est point de notre part une approbation absolue des assertions quelles contiennent; ce sont la plupart des personnes qui, étrangères à l'art de guérir, confondent l'espèce, le genre et l'intensité des maladies. Nous invitons nos lecteurs à ne pas prendre une détermination quelconque dans les cas analognes, afin d'éviter les inconvéniens qui pourraient en résulter. L'abus est si souvent à côté de l'usage que nous ne saurions trop recommander de nous consulter oralement ou par écrit. Nous discernerons les indications précises en dirigeant la marche d'un traitement raisonné et méthodique.

CHAPITRE V.

Asthme.—Pituite.—Aphtes.—Rhume.—Catharre pulmonaire. —Cautère.—Éblouissement.—Étourdissement.—Évanouissement.—Migraine.—Maux de tête.—Éternuement.—Apoplexie.—Paralysie.

§ Ier. — *Asthme.*

Cette maladie est une affection spasmodique et périodique des organes de la respiration, accompagnée d'une sorte d'anhélation habituelle plus ou moins prononcée, et d'accès de suffocation plus ou moins fréquens, plus ou moins intenses; lors de ces accès la respiration devient stercoreuse et sifflante. Elle est produite par la sérosité que le sang a déposé sur les poumons, et qui, en rétrécissant la capacité des bronches, gêne le mécanisme de la respiration et rend plus fréquente l'action nécesssaire pour aspirer l'air de l'atmosphère.

Les causes prédisposantes de l'asthme sont l'hérédité, une conformation vicieuse de la poitrine, l'obésité, une vie sédentaire et oisive, la vieillesse, l'exposition habituelle à une atmosphère chargée de matières pulvérulentes ou de vapeurs métalliques.

Parmi les causes occasionnelles, on doit ranger l'impression brusque d'un air froid, un accès de colère, un violent exercice après un repas copieux, la suppression d'une évacuation quelconque habituelle, la reparution d'une maladie cutanée, aigué, ou chronique, une métastase arthritique. L'atshme succède quelquefois à des fièvres intermittentes, à des péripneumonies, à des rhumes internes et opiniâtres.

Chez les sujets jeunes, l'asthme est peu fréquent et peu rebelle; chez les vieillards, c'est une maladie presque incurable, qui n'admet qu'un traitement palliatif; mais elle n'est pas mortelle. Ordinairement les asthmatiques périssent d'une maladie autre que celle qui les a tourmentés si long-temps.

Chez les uns, l'asthme apparaît périodiquement par des accès; et chez les autres, il est continu et sa présence est constatée par une respiration gênée et sifflante; dans le premier cas, les accès sont violens, et s'annoncent, dans les premières heures de la nuit, par des bâillemens, des gonflemens de ventre; ils sont ensuite caractérisés par la défaillance; par une respiration tellement gênée que les épaules s'élèvent fortement à chaque inspiration; la face est décolorée, les extrémités deviennent froides; l'émission d'une urine abondante et peu colorée accompagne quelquefois un vomissement de bile porracée.

Les mêmes accidens continuent plusieurs nuits et diminuent de leur intensité aux premières heures du jour. Pour pallier la violence de l'accès, pendant lequel il y a presque toujours constipation, on usera du *purgatif*, précédé de lavemens, de décoctions émollientes, donnés avec le moins possible de secousse et de mouvement.

L'usage fréquent du *purgatif*, en tenant le ventre libre, préviendra les accès des asthmes périodiques, ou les atténuera, et diminuera l'intensité de cette affection chronique. Ses effets sont éminemment efficaces si les malades veulent s'astreindre à un régime doux, et se priver de liqueurs, de bière et d'alimens échauffans.

Les asthmatiques doivent surtout avoir soin de s'abstenir de légumes farineux qui peuvent faire volume dans l'estomac, et ne point porter de vêtemens serrés. L'air de la campagne, la promenade, leur sont très-convenables. Une affection vive de l'âme amène ordinairement un accès.

Un asthmatique a été soulagé par l'usage de l'*essence éthérée* en boisson, c'est-à-dire qu'il ajoutait à un verre d'eau sucrée deux ou trois gouttes de cette essence, et ce verre d'eau, qu'il prenait par gorgées, le préservait de ses accès de toux.

Nous avons connu un sexagénaire, asthmatique depuis long-temps, et peu fortuné. Bien des gens, qui s'intéressaient à son sort, avaient tâché de lui procurer des places capables d'améliorer sa position. Mais cette infirmité importune et désagréable l'avait toujours forcé à les abandonner. Après avoir été délaissé successivement par une foule de praticiens de la capitale, le hasard le conduisit vers moi, et sa guérison ne me parut pas impossible. Après un jour de diète, humectée par des boissons rafraîchissantes, à six heures du matin, nous lui fîmes prendre une dose de *purgatif* : beaucoup d'évacuations et un mieux prononcé. Ensuite bouillon aux herbes, et le lendemain une seconde dose du même remède : évacuations plus nombreuses et dégagement de l'organe de la respiration, à la grande satisfaction du malade. Nous n'en restâmes pas là ;

rien n'est plus tenace que l'asthme; il reparaît sous des symptômes plus violens quand on le croit tout-à-fait banni, aussi notre premier soin fut de diminuer la sécurité de notre malade. Un peu rétif à notre voix, il se crut délivré pour toujours; il négligea nos avis : l'asthme, huit jours après ne manqua pas de revenir le suffoquer. Le malheureux accourut auprès de nous; nous lui prescrivîmes de prendre une seconde fois, et dans les mêmes proportions, le même *purgatif*, et d'en faire usage pendant trois mois, à une dose par semaine. Il a suivi nos conseils. Son mal a disparu, et au lieu d'une dose tous les huit jours, il n'en prend plus qu'une chaque mois.

Dans un transport de reconnaissance, cet homme nous dit un jour : *J'ai dépensé en traitemens inutiles la moitié des revenus de mon année, et un remède de cinq francs m'a guéri!*

Notre cabinet de consultations a souvent été visité par des individus atteints de cette maladie; nous avons désiré connaître le traitement qui avait précédé leur visite. Ils avaient tous fait usage de boissons douces légèrement aromatiques, du petit-lait, de l'eau de veau, de l'eau d'orge, des infusions théiformes de fleurs de violettes, de bouillon blanc, de mélisse, de menthe, d'hysope, de lierre terrestre, édulcorées avec l'oximel scillitique ou le sirop d'ipécacuanha. Mais la cause présumée ou reconnue d'excès d'irritation ou de débilité, ayant toujours subsisté malgré l'emploi de ces moyens, nous avons indiqué avec succès à quelques-uns l'usage de frictions le long de la colonne vertébrale avec l'*essence éthérée*, concurremment avec des pédiluves très-chauds aromatiques et salés. L'asthme ayant pour cause, chez d'autres, la suppression d'une évacuation ou d'une éruption exanthématique aigüe, de larges vésicatoires aux jambes, des sinapismes aux pieds leur ont réussi. Lorsque nous avons enfin eu la persuasion que c'était une rétrocession d'une maladie cutanée chronique, nous avons ordonné un cautère aux bras et aux cuisses, des boissons diaphorétiques et un traitement convenable aux diverses maladies répercutées. Ces moyens ont toujours obtenu un plein succès; quelques gouttes d'*essence éthérée*, mises sur un morceau de sucre ou dans une infusion sucrée, ont même quelquefois suffi pour soulager le mal pendant les accès.

Il n'y a pas long-temps qu'un individu à peine entré dans notre cabinet, nous lui dîmes: *Vous êtes asthmatique.* Sa respiration annonçait une adhérence de la plèvre avec le poumon; il y avait impossibilité de marcher vite; il avait pu avec peine monter les degrés. Il avait des retours périodiques plus ou moins fréquens d'accès de suffocation, surtout aux approches ou dans les premières heures de la nuit; sa morosité était profonde; il y avait des gonflemens de ventre et des symptômes de plénitude, ce qui nous détermina à lui indiquer l'usage du *toni-purgatif.* Il est venu nous dire, huit jours après, que sa respiration était moins laborieuse et plus développée, son expectoration plus aisée. Je pense bien que ce médicament ne sera que palliatif, parce que l'asthme invétéré, et surtout héréditaire, est une affection presque incurable. Toutefois nous lui avons prescrit un régime sévère: des frictions fréquentes sur la colonne vertébrale, sobriété dans le manger, et abstinence absolue de substances grasses, liqueurs, etc.

§ II. — *Pituite.*

C'est le nom qu'on donne à une affection produite par l'accumulation, dans les cavités des organes digestifs et respiratoires, d'une humeur fluide et incolore, plus ou moins visqueuse; on appelle vulgairement *grasses* les poitrines qui en sont remplies. L'excrétion de cette humeur, extrêmement incommode, surtout chez les personnes d'un âge avancé, est le plus souvent la suite et l'effet d'un catarrhe chronique des membranes muqueuses, des voies aériennes, et du pharinx. Dans la surabondance d'humeurs dont elle surcharge l'économie, on voit une affection particulière des organes gastriques, à laquelle on doit remédier par des moyens appropriés à sa nature; cependant les personnes d'un tempérament lymphatique ou muqueux, y sont souvent sujettes sans être ou sans avoir été attaquées d'un catharre.

Comme le nombre des personnes affectées de cette maladie est considérable, surtout dans la classe des vieillards, et que, pour cette raison, ils ne sont pas moins incommodes à eux-mêmes qu'à la société, c'est rendre un service important à l'humanité que d'indiquer un médicament capable de faire disparaître l'affection pituiteuse. Le purgatif, en détruisant les derniers restes du catharre, en fortifiant l'appareil digestif, apaise cette expectoration désagréable, et souvent dangereuse par les efforts qui l'accompagnent.

Un ecclésiastique, très-sédentaire, âgé de cinquante ans, d'une forte corpulence, était si fatigué de pituite, que, nuit et jour, et dans toutes les fonctions de son ministère, cette humeur glaireuse ne lui laissait aucun repos, et l'avait même rendu insupportable à toutes les personnes qui l'approchaient. Ayant eu l'occasion de le voir, pour affaires de famille qui le concernaient, je fus excessivement peiné des efforts continuels qu'il faisait pour se débarrasser de la pituite qui le suffoquait incessamment. Je lui parlai du *toni-purgatif*, comme d'un moyen de se délivrer de son ennemi. Il a fait usage d'une bouteille, et trois mois étaient à peine écoulés que toute l'humeur pituiteuse avait presque disparu. Il continue ce traitement à des intervalles plus éloignés, et depuis deux ans, il ne craint plus les accès pituiteux.

Une dame de Lyon, âgée de trente-cinq ans, qui s'était rendue à Paris pour affaires, était incommodée depuis long-temps d'une pituite opiniâtre (ou glaires), dont l'usage d'un grand nombre de médicamens, une diète austère, un exercice fréquent, n'avaient pu la délivrer. Elle vint nous consulter l'année dernière. Convaincus, d'après les questions que nous lui fîmes, que ces glaires pouvaient provenir en partie d'une humeur laiteuse, nous lui ordonnâmes des doses légères, mais successives, de *purgatif*. Elle se conforma à nos instructions, et, au bout de deux mois, elle s'en trouva entièrement débarrassée.

Un employé de la trésorerie, âgé à peu près de cinquante ans, ayant entendu parler de notre heureux traitement, pour l'expulsion des glaires pituiteuses, vint nous exposer qu'il était sujet à cette maladie; nous lui prescrivîmes d'abord l'usage des *grains de santé* du docteur Franck; mais ce médicament n'ayant opéré que sur les premières voies et facilité la digestion, nous avons eu recours à des doses fractionnées du *toni-purgatif;* le succès le plus complet a couronné nos espérances; cet employé est débarrassé de ces pituites: il mange avec appétit, dort bien, et proclame partout l'efficacité de ce médicament.

Un individu d'un tempérament lymphatique, lequel dispose davantage à la pituite, vint nous consulter. Il était alarmé par l'abondance de cette sécrétion; nous l'avons rassuré sur les inconvéniens dont il accusait cette humeur, qui n'était nullement la cause des accidens qu'il leur attribuait gratuitement. Quoique son arrière-bouche, son pharinx, la trachée-artère en fussent habituellement surchargés, sa santé n'en ressentait aucune altération sensible, sa pituite n'ayant aucune qualité nuisible. Il éprouvait cependant un malaise, un sentiment de gêne et de pesanteur, et si nous n'avions pas acquis la persuasion qu'il avait un embarras gastrique et intestinal, nous nous serions abstenu de lui indiquer le *toni-purgatif.* Nous lui avons recommandé de ne faire usage de ce médicament qu'après avoir épuisé les moyens qui pouvaient débarrasser les membranes muqueuses; nous lui avons prescrit l'exclusion des substances mucilagineuses, des farineux, des huiles, des crudités, des corps gras, des fruits non mûrs, des viandes blanches et glutineuses, de celles des jeunes animaux; d'éviter l'humidité, surtout aux pieds; de fuir la vie sédentaire, l'oisiveté, la mollesse et le défaut d'exercice, etc.

§ III. — *Aphtes.*

Les aphtes sont de petits ulcères superficiels, blanchâtres, qui paraissent sur les parties intérieures de la bouche et sur la langue ; ces petits ulcères entretiennent une chaleur brûlante. Lorsque le nombre en augmente progressivement, et qu'ils n'ont point cédé à des boissons adoucissantes et à des gargarismes de même nature, ce sont alors les symptômes d'une maladie très-grave, qui est souvent la suite des fièvres, survenues dans les pays humides, à la fin de l'automne ou au commencement de l'hiver.

Les signes précurseurs de cette maladie sont la difficulté de la déglutition, une sécheresse excessive de la langue et de l'intérieur de la bouche; les caractères essentiels sont l'apparition de pustules de la grosseur d'un grain de millet d'une couleur blanchâtre ou cendrée. On peut attribuer la naissance de ces pustules à la sérosité répandue dans la bouche, humeur qui, par sa corrosion, produit l'ulcération des gencives, la tuméfaction de la langue, et le gonflement du canal alimentaire. La présence des aphtes étant la manifestation d'un vice dont l'existence n'est point récente, il importe de dépurer la masse des humeurs par le purgatif. Les acides doivent être évités, et l'usage d'alimens adoucissans prescrit.

Souvent ces ulcères proviennent d'un abus des forces que la nature nous a données pour le plaisir, ou de la contagion que le Nouveau-Monde a léguée à l'ancien. Dans l'un et l'autre cas, l'administration du *purgatif* ne saurait être différée sans s'exposer au reproche d'une négligence coupable. Toutes les fois que des ulcères se manifestent sur la surface, soit externe, soit interne, de nos différens systèmes, il faut se hâter d'évacuer, afin que les humeurs viciées, attirées dans le canal alimentaire, soient entraînées et rejetées au-dehors par le mouvement péristaltique des intestins. Nous ne saurions remettre ce principe assez souvent sous les yeux de nos lecteurs.

Un jeune homme, nouvellement arrivé à Paris, et qui venait de payer son tribut aux écueils de la capitale, se présenta chez nous dans un état vraiment alarmant. Les parois intérieures des joues étaient tapissées d'aphtes livides et proéminens. Ce jeune homme ressentait des accès de mélancolie et de chagrin, qui auraient fini par le pousser à quelque acte de désespoir, si nous n'avions rassuré son esprit par des espérances, et si enfin l'efficacité du *purgatif* ne les avait réalisées.

Aujourd'hui son teint est redevenu vermeil, son œil vif, ses lèvres colorées, et tout annonce que le germe de cette humeur a été entraîné par les évacuations nombreuses que le purgatif a opérées.

M. G***, âgé de quarante ans, célibataire et rentier, demeurant au faubourg Saint-Jacques, à Paris, s'était livré, pendant sa jeunesse, aux plaisirs de l'amour, avec des personnes malsaines. Sans avoir contracté la syphilis, il avait, néanmoins, reçu dans ses humeurs certains principes délétères, d'où résultaient de temps en temps de petits ulcères sur les lèvres, les gencives, au palais, et sur l'intérieur des joues. Ayant entendu parler de nos succès curatifs, il vint nous consulter. « Ce sont des aphtes, lui dîmes-nous : le *purgatif* les fera disparaître avec les causes qui les ont fait naître. » Deux mois après, il revint nous voir, et nous dit que sa bouche était aussi pure que celle de l'enfant qui vient de naître. Alors il était fort gai; auparavant il se mourait de tristesse.

Chez les femmes, après leurs couches, les aphtes sont accompagnés de salivation, et tiennent toujours du caractère inflammatoire; on favorisera dans ce cas l'éruption qui est ordinairement copieuse, par les fumigations émollientes. Dès que les symptômes diminueront de leur gravité, on usera du purgatif dont l'application sera aussi efficace que celle de la saignée aurait été dangereuse.

En France, les aphtes sont plus communs chez les enfans; ils prennent alors le nom de *muguet*, et sont accompagnés de chaleur et de diarrhée. Il faut les traiter à peu près comme ceux des adultes en proportionnant la dose à l'âge et aux tempéramens.

Voici les procédés que nous avons conseillés dans les diverses occasions où nous avons été consultés sur cette affection; notre pronostic a toujours été favorable lorsqu'il n'y avait pas de complication accessoire. Nous avons indiqué avec succès un gargarisme de jus de raves édulcoré avec du miel ou du sucre; d'autrefois, et d'après d'autres symptômes, nous avons prescrit une bière légère sucrée, toujours en gargarisme, des lavemens émolliens, des tisanes adoucissantes, et nous n'avons permis le *purgatif* que vers le déclin de la maladie. Nous avons défendu les astringens, parce que nous avons acquis la preuve que ces moyens irritaient davantage le mal à l'intérieur; nous avons souvent favorisé l'éruption par des fomentations, des bains, des fumigations émollientes; nous avons fait baigner les mains et les pieds dans du lait étendu d'eau, moyen qui a été employé en lavemens. Pendant le cours de la maladie, la nourriture la plus convenable a été une décoction de croûte de pain édulcorée avec le miel aiguisé d'un peu d'eau de fleurs d'orange. Lorsque les aphtes étaient prêts à disparaître, on ajoute aux divers gargarismes une cuillerée de *purgatif* et quelques gouttes d'*essence éthérée*. Ces moyens nous ont toujours réussi.

Parmi les consultations écrites ou orales dans notre cabinet, nous avons souvent remarqué l'ulcération des gencives, accompagnée d'un caractère et de quelques symptômes de scorbut ; très-souvent ces aphtes n'étaient que symptômatiques et éphémères ; ils se développaient et parcouraient leurs périodes dans un temps plus ou moins long ; nous les avons vu accompagner souvent une variété de la gastion entérite (fièvre muqueuse), et lui succéder quelquefois.

Lorsque après le traitement raisonné et méthodique que nous indiquions à nos malades, il n'y avait plus de difficulté d'avaler, que la bouche n'était plus sèche, qu'il n'y avait pas d'insomnie, que les gargarismes dont nous avons parlé avaient été employés sans succès, nous avons touché les aphtes avec un pinceau trempé dans un mélange d'eau de chaux et de miel rosat, aiguisé avec l'acide sulfurique ou muriatique.

§ IV. — *Rhume.*

On appelle vulgairement rhume une affection catarrhale légère, sans fièvre, et qui permet, à celui qui en est atteint, de vaquer à ses affaires ou au moins de ne pas garder le lit. Lorsqu'elle frappe particulièrement les fosses nasales, on l'appelle *rhume de cerveau*, parce que l'on croit faussement que l'humeur catarrhale se forme dans le cerveau et découle par le nez. Si l'accident tombe sur la membrane des bronches, on lui donne le nom de *rhume de poitrine*. C'est la plus commune de toutes les maladies : dans l'hiver plus de la moitié des individus en est attaquée, surtout dans les villes. Aussi, est-elle connue généralement, et souvent traitée sans l'intervention d'un médecin; sa thérapeutique est, en quelque sorte, domestique.

Les rhumes sont produits le plus souvent par une température froide, ou du moins par le refroidissement de l'atmosphère : c'est la raison pour laquelle ils sont communs en hiver, au printemps et en automne. Il ont pour cause un froid inaccoutumé, l'exposition à un courant d'air plus vif que le milieu où l'on est, enfin le passage trop brusque d'une température à une autre. Les individus les plus constamment exposés aux intempéries des saisons ne sont pas le plus fréquemment enrhumés. Le citadin, qui ne quitte pas le coin de son feu, est affecté de rhume, souvent même auprès de son foyer, tandis que l'ouvrier, qui travaille en plein air, brave les inclémences de l'atmosphère, sans en ressentir la plus légère atteinte. Plus les habillemens sont chauds, plus ils provoquent le rhume, surtout si l'on porte les mêmes dans la maison et au-dehors. Les gens du peuple, en général, assez légèrement vêtus, sont beaucoup moins sujets au rhume que les individus riches ou aisés, qui ont le défaut de se trop couvrir. Ces vêtemens et la chaleur des appartemens causent plus de ces affections, que le froid, proprement dit, et les habits légers.

Il suffit d'observer le poumon, sous le rapport pathologique, pour reconnaître combien il importe d'employer le *purgatif*, à l'effet de combattre cette accumulation de matière glaireuse qui se forme, soit à la surface de cet organe, soit à la surface interne des *bronches*, et qui, après avoir produit des toux et des catarrhes chroniques très-opiniâtres, finit par provoquer des maladies de poitrine souvent mortelles et incurables.

Dès que, par suite d'une transpiration arrêtée, du passage subit d'une température chaude à une atmosphère froide, une personne se sent la gorge prise, pour me servir de l'expression populaire, il est nécessaire qu'elle s'humecte avec assez d'abondance d'eau miellée, ou d'une infusion de réglisse, et qu'elle s'administre ensuite une dose du *toni-purgatif*, dont l'effet évacuant débarrassera l'organe de la respiration de ces mucosités désagréables. Si la première dose ne produisait point d'évacuation, il faudrait, sept quarts d'heure après, recourir à une seconde dose qui ne manquerait pas de produire son effet, à moins que la personne ne fût d'un tempérament robuste et endurci au travail, comme l'habitant de la campagne, l'homme de journée, l'ouvrier, le maçon, etc.; car alors une bien plus forte dose serait nécessaire, ainsi que nous l'expliquerons plus bas.

Que l'on ne s'abuse pas sur l'administration de toutes les drogues que l'on emploie ordinairement en pareille circonstance. Au lieu de désemplir les poumons des glaires qui les oppressent, elles ne font souvent qu'en augmenter la quantité. Les sirops de *capillaire*, d'*erysimum*, de *réglisse*, tant vantés contre le rhume, ne font qu'empâter davantage; ils entretiennent la maladie, en paraissant la soulager un instant, parce qu'ils n'attaquent pas du tout le mal dans son véritable siége, et qu'ils ne font que calmer, lorsqu'il faut évacuer.

On ne saurait donc trop tôt recourir à ce moyen curatif, dont nous garantissons le succès; rien n'est plus commun que de voir des rhumes dégénérer en fluxions de poitrine, et mettre en danger le système entier des fonctions vitales.

Cependant lorsque le rhume est inflammatoire, qu'il affecte des individus sanguins et robustes, qu'il menace de durer six semaines à deux mois, qu'il présente des époques bien tranchées de crudité et de coction dans les crachats; qu'il est accompagné de fièvre dans l'origine et souvent d'une grosse toux, il ne faut point administrer d'abord le *toni-purgatif*; il faut absolument attendre la terminaison de la toux, et faire précéder ce médicament par l'emploi commun et presque bannal des adoucissans, des béchiques, dont l'usage est presque populaire; car, qui ne sait pas que les fleurs pectorales, la mauve, la violette, la guimauve, le coquelicot, les raisins secs en infusion, la gomme arabique, s'emploient efficacement contre le rhume?

Ce n'est que dans l'espèce de rhume que j'appelle *muqueux et humoral*, qui n'est pas inflammatoire comme le précédent, qui ne débute pas par de la fièvre, qui est accompagné d'une expectoration *grasse* dès l'origine sans aucune coction préalable, et qui paraît dépendre d'un embarras gastrique; c'est dans ce rhume, dis-je, qu'il convient d'employer le *purgatif* : il débarrasse le malade de la bile ou des viscosités surabondantes. Ce médicament triomphera surtout chez les personnes lymphatiques, sédentaires et d'un embonpoint évident, chez les enfans et les femmes. C'est dans ce rhume enfin que l'emploi d'une ou deux doses a suffi pour obtenir un succès complet.

Nos observations nous ont présenté une circonstance particulière dans le rhume des enfans. La matière de l'expectoration, n'étant point expulsée au-dehors, est avalée, et passe dans l'estomac. Il s'ensuit que cette matière s'accumulant dans les voies digestives, cause de l'embarras dans le système intestinal. Le *purgatif* dissipe ces mucosités. Nous avons eu la satisfaction de guérir ainsi du rhume un grand nombre d'enfans, en pension dans différentes maisons d'éducation dont les chefs sont venus nous consulter.

Le traitement préservatif du *rhume* consiste à s'accoutumer graduellement et à la longue aux différentes intempéries de l'air; à endurer les chaleurs de l'été et surtout le froid de l'hiver, à sortir tous les jours vêtu plutôt légèrement que bien couvert; à boire froid en tout temps, à se laver toujours à l'eau froide : on réussira à s'endurcir contre les inclémences atmosphériques, si l'on s'y prend de bonne heure, et surtout dès l'enfance. Si, en général, les habitans de la campagne sont beaucoup moins sujets au rhume que ceux des villes, c'est que, dès leur bas-âge, ils ont été accoutumés à braver toutes les influences de l'air et des saisons. Aussi le *toni-purgatif* trouve-t-il beaucoup plus de débit, pour la guérison du rhume, dans les villes que dans les villages.

Moins dangereux que le premier, le rhume de cerveau n'en est pas moins incommode. Il paralyse en quelque façon les facultés intellectuelles, et rend l'homme de lettres, ainsi que l'ouvrier, également incapables de travail et d'industrie. Le traîtement à observer n'exige aucune espèce de régime, et l'on n'a pas besoin de se mettre au lit pour se guérir.

Prendre, pendant quelques matins, le *toni-purgatif* à jeun, boire ensuite de la tisane de gruau ou de l'eau miellée : voilà le régime à suivre. On peut ensuite faire un frugal déjeuner. Les cas sont trop nombreux et trop uniformes pour que nous nous arrêtions à en citer un seul. Rien n'est plus connu que les symptômes de cette maladie; rien n'est plus infaillible que le traitement que nous indiquons. Si on le néglige, il devient une maladie grave nommée catarrhe pulmonaire, dont nous allons parler dans le paragraphe suivant.

---

§ V. — *Catarrhe.* — *Catarrhe pulmonaire.*

On donne ce nom à toute inflammation aiguë ou chronique des membranes muqueuses : elle occupe principalement les follicules glanduleuses dont est semée la membrane des bronches ; elle a toujours pour résultat une sécrétion plus abondante du *mucus*, qui, dans l'état naturel, lubréfie continuellement ces membranes. Cette affection est fréquemment accompagnée d'un mouvement fébrile.

Les principales causes occasionnelles de ce catarrhe sont les vicissitudes des saisons, les brusques variations de l'atmosphère, particulièrement le passage subit du chaud au froid, de la sécheresse à l'humidité, comme il arrive en automne et au printemps ; l'exposition subite à un air frais lorsqu'on est en sueur, qui occasionne la suppression de la transpiration ; l'ingestion d'une boisson froide quand tout le corps est échauffé ; l'exposition à l'influence d'une constitution catarrhale épidémique ; l'inspiration d'un air vicié ; la suppression d'une affection cutanée, d'un flux périodique. Quelquefois il faut l'attribuer à la rétrocession d'un flux habituel, d'un vieil ulcère, d'une dartre, d'un rhumatisme, de la goutte ; d'autres fois, il coexiste avec certaines maladies. Enfin d'autres causes peuvent encore le produire : telle est la présence d'un corps étranger sur une surface muqueuse ; tels sont encore les piqûres, les contusions, les vers intestinaux, les purgatifs violens, l'inspiration de vapeurs irritantes, ammoniacales, la fumée les substances âcres, vénéneuses, etc.

Parmi les causes prédisposantes de cette affection, on compte ordinairement le tempérament lymphatique, l'enfance, la vieillesse, une constitution corporelle, molle, faible et délicate; une conformation vicieuse du thorax, une grande susceptibilité nerveuse, l'état de convalescence, la facilité de transpirer abondamment, etc.

Le catarrhe pulmonaire est ordinairement précédé d'une lassitude générale, de céphalalgie, d'horripilation, d'agitation, d'éternûmens réitérés. A ces phénomènes succèdent une chaleur plus ou moins vive, et un mouvement fébrile qui se fait sentir spécialement le soir. Bientôt la voix change, devient rauque, enrouée, la respiration difficile; une toux sèche, plus ou moins violente, fatigue le malade qui, en même temps, perd l'appétit et le sommeil, éprouve de la soif, du dégoût, de l'amertume dans la bouche, quelquefois des envies de vomir; se plaint surtout d'anxiété et de plénitude dans la région précordiale, et présente au toucher une peau aride, parfois brûlante, et un pouls plus ou moins accéléré.

La durée commune du catarrhe pulmonaire est d'une à trois semaines. Parfois il se dissipe au bout de trois ou quatre jours; souvent il se prolonge au-delà de deux ou trois septénaires, suit une marche lente et prend un caractère chronique, principalement chez les vieillards et chez les individus dont les poumons ont été affaiblis par plusieurs affections du même genre. Alors il n'est pas rare de voir le mal dégénérer en une phtisie muqueuse. Parfois aussi son extrême violence le rend mortel en peu de jours, surtout lorsqu'il se fixe sur des organes épuisés et incapables d'une réaction énergique. Dans cette circonstance, on lui donne le nom de catarrhe suffoquant. Les personnes âgées y sont le plus exposées.

Il est souvent accompagné de quelque autre affection ; par exemple il peut se compliquer d'un embarras gastrique et intestinal, c'est-à-dire de la présence des matières saburrales dans les premières voies. Alors les symptômes se manifestent avec plus d'intensité et s'associent à d'autres qui paraissent immédiatement. La céphalalgie est plus aiguë, la bouche plus amère, la langue couverte d'un enduit muqueux jaunâtre ; le malade se plaint davantage de dégoûts, de nausées, de douleurs à l'épigastre ; souvent il éprouve des vomissemens spontanés ou provoqués par des quintes de toux.

Le traitement du catarrhe pulmonaire consiste à diminuer l'irritation, à favoriser l'expectoration et les autres excrétions, et à opposer aux complications les moyens que leur caractère indique. En effet, les complications exigent un traitement relatif à leur nature, lorsque le mal prend un caractère asthénique, comme on le remarque assez fréquemment chez les vieillards ; le mode curatif doit subir des modifications particulières et devenir très-actif ; le camphre, le sulfate de quinine seront administrés en potions ; on fera frotter l'épine dorsale avec l'*essence éthérée* ; des vésicatoires, des ventouses seront appliqués sur cette région, ainsi qu'entre les épaules, sur les cuisses, ou sur les jambes, suivant les indications particulières ; on titillera le gros intestin par des lavemens dans lesquels on ajoutera une poignée de sel gris et trois ou quatre cuillerées de *toni-purgatif*.

Du reste, le traitement doit être modifié suivant les circonstances relatives à l'âge, au tempérament, à la saison; à la constitution atmosphérique, à l'intensité de la maladie; ainsi l'on ne fera pas au débile vieillard le même traitement qu'au jeune homme vigoureux; le premier a communément besoin d'excitans qui nuiraient au dernier. Le tempérament susceptible de la femme exige fréquemment l'administration des antispasmodiques, qui n'auraient qu'une faible action sur un homme dans la force de l'âge.

Lorsque le catarrhe pulmonaire tend à devenir chronique, le médecin doit redoubler de vigilance pour empêcher une dégénération, qui finit, tantôt par un asthme humide, tantôt par une phtisie muqueuse que le vulgaire caractérise alors de *rhume négligé*. Dans ce cas, le changement de manière de vivre, l'exercice à pied ou à cheval, une habitation saine, les voyages, l'air de la campagne peuvent être très-utiles. Mais c'est surtout dans cette dernière espèce de catarrhe que le *purgatif* est employé avec succès; car, en débarrassant l'estomac et les voies intestinales, les poumons se débarrassent plus aisément des mucosités dont ils sont imprégnés. Nous avons aussi souvent remarqué dans notre pratique journalière le succès de l'*essence éthérée*, employée par des personnes atteintes de catarrhes rebelles, qui avaient résisté à tous les sirops, aux tisanes adoucissantes et pectorales, à toutes les substances mucilagineuses; ces personnes ont eu recours à cette même essence dont elles ont fait chauffer une quantité suffisante pour s'en frotter les pieds, en les enveloppant avec des morceaux de flanelle ou de laine avant de se mettre au lit. De cette manière la transpiration se rétablit et la suffocation devient moins fréquente ; l'on parvient à chasser une affection qui revenait sans cesse, et l'on triomphe enfin de catarrhes qui semblaient interminables.

Des médecins très-recommandables ont eu l'ingénieuse idée de provoquer à la peau une éruption artificielle pour combattre des affections rebelles aux autres moyens ; des succès ont rempli leur attente. On connaît les expériences tentées par Autenrieth avec la pommade stibiée contre la coqueluche. Ce moyen qui a été recommandé comme rubéfiant et épipastique pourrait être employé avec succès con-le catarrhe pulmonaire ; le docteur Edward Jenner a employé en frictions cette même pommade dans différentes maladies ; il dit avoir guéri des adultes atteints de manie, de catarrhe chronique de la poitrine, d'hypocondrie, d'ophtalmie rebelle intermittente, d'hypertrophie du foie, d'hémiplegie, *et d'une maladie grave de l'estomac.*

Un homme, âgé de cinquante-trois ans, ancien militaire, souffrait depuis long-temps d'un catarrhe, que lui avaient procuré et la vie de soldat et l'usage habituel des boissons alcooliques ; cette affection, devenue plus grave, avait fini par se porter sur le poumon. Ses crachats étaient devenus sanguinolens, et ensuite mêlés d'un pus épais et jaune foncé. Sa respiration était continuellement gênée ; ses forces s'affaiblissaient de jour en jour, et il ne pouvait plus marcher qu'à l'aide d'une canne. Plusieurs médecins lui prescrivirent différens lochs et tisanes, qui calmèrent momentanément les accès du catarrhe, sans pouvoir le guérir. Malgré l'usage journalier de ces remèdes, il ne cessait ni de tousser ni de rendre de temps en temps des crachats purulens; enfin son état paraissait désespéré, et lui-même s'attendait à une fin prochaine. Une femme, qui prenait à ce brave homme le plus grand intérêt, informée du succès de ce médicament dans le traitement du catarrhe chronique, vint implorer notre assistance. Après qu'elle nous eut décrit les causes et les symptômes de la maladie de son ami, nous lui conseillâmes l'emploi du *purgatif*. Notre militaire, dégoûté des médecins et des remèdes, refusa d'abord le moyen de guérison qui lui était offert. Enfin, il se décida à en faire usage; après cinq ou six cuillerées, prises dans l'espace d'une semaine, sa voix devint plus claire, sa respiration plus facile; il recouvra l'appétit et le sommeil; la toux qui l'exténuait, fut moins fréquente; plus d'amertume dans la bouche, plus d'envie de vomir, plus d'anxiété, plus de plénitude dans la région précordiale. Enfin ce catarrhe, qui allait bientôt dégénérer en une phtisie muqueuse, avait disparu au bout de trois semaines de traitement.

---

§. VI. — *Cautère.*

On désigne sous le nom de *cautères*, de petits ulcères dont on entretient à dessein la suppuration. On entend aussi par ce mot les caustiques dont on se sert pour les former. Voici les divers procédés adoptés par les praticiens pour l'établir. Les uns se servent du bistouri ou de la lancette; ils font une petite incision cruciale, introduisent dans la plaie un peu de charpie, et trois ou quatre jours après, lorsque la suppuration commence à s'établir, ils remplacent la charpie par un pois d'Iris, un globule de cire, de petites oranges desséchées, ou même par un pois ordinaire, qu'on a soin de renouveler au moins une fois par jour. D'autres praticiens emploient la potasse caustique ou pierre à cautère. On se sert aussi, mais plus rarement, de la pierre infernale ou nitrate d'argent, de muriate d'antimoine, et même d'une pierre rougie au feu.

On adopte le cautère comme un égoût par lequel doit s'écouler l'humeur qui, dit-on, souille le sang; mais l'expérience a prouvé que ce n'était qu'une théorie ingénieuse dont la pratique ne produisait pas toujours des résultats aussi heureux qu'on se l'était promis. Puisque l'on admet l'âcreté dans la masse sanguine, en adoptant le cautère; ne serait-il pas plus simple de lui ouvrir une voie naturelle par le *purgatif*, au lieu de l'attirer, par artifice, sur un point quelconque? Peut-on assurer que l'humeur dépravée se montrera docile à cette manœuvre; qu'elle obéira à volonté? Le purgatif périodique ne remplira-t-il pas plus sûrement toutes ces vues, en l'atteignant jusque dans les siéges les plus secrets, en l'entraînant, et en épurant ainsi toute la masse?

Ce moyen doit être préféré avec d'autant plus de raison qu'il n'entraîne aucun des inconvéniens et des dégoûts qui accompagnent tous les exutoires de la peau. Nous n'en proscrivons pas cependant entièrement l'usage, et nous ne le condamnons pas sans appel.

La thérapeutique retire de grands avantages de l'emploi du cautère. Souvent il survient des altérations dans le cours du sang renfermé dans les petits vaisseaux; il se forme des concentrations de vitalité dans le vaste réseau que présente le système capillaire. Un point de cet appareil se tuméfie, se gorge de sang : c'est une fluxion qui, se mouvant dans tous les sens, menace toutes les parties du corps, et peut causer de graves accidens. Or c'est dans la partie cautérisée, que cette fluxion errante aboutit et va s'éteindre, puisqu'il existe dans cette partie un centre de vitalité, un afflux constant du sang répandu dans les vaisseaux capillaires. Sans cette espèce de réservoir, elle se serait portée sur la tête, sur la poitrine, elle aurait donné lieu à une apoplexie, à une hémoptisie, etc.; aussi les personnes menacées de ces maladies font quelquefois bien de porter un cautère. L'existence de ces fluxions morbides dans le corps, au danger desquelles remédie le cautère, leur passage soudain d'un lieu à un autre, sont des phénomènes qui n'étonnent point celui qui, ne négligeant aucune partie de son art, a, par des travaux constans, approfondi la physiologie de l'appareil organique des vaisseaux capillaires.

On emploie aussi le cautère contre la céphalie, contre les affections catarrhales invétérées, contre l'asthme humide, contre les névralgies, la sciatique, et contre beaucoup d'autres maladies. On y a aussi recours pour soulager les poumons dans les catharres chroniques, dans la phtisie imminente. On se sert encore de ce moyen thérapeutique pour suppléer à certaines éruptions cutanées, à certains suintemens de la peau, qu'on ne pourrait supprimer, sans une altération dans la santé.

C'est donc dans les autres cas, et surtout lorsque le malade a employé sans succès le moyen du cautère, ou que l'écoulement de l'humeur se ralentit, qu'on doit avoir recours au *toni-purgatif*. Il est encore indispensable lorsqu'on veut se débarrasser des incommodités inhérentes à un pansement journalier.

Nous avons souvent remarqué que le cautère occasionnait de grands inconvéniens, et qu'il était urgent de le supprimer. Mais dans aucun cas, on ne doit s'y résoudre qu'après des indications bien précises, surtout chez les personnes avancées en âge; il serait quelquefois dangereux de leur enlever cette ressource, dont les médecins abusent moins aujourd'hui qu'autrefois.

---

§ VII. — *Éblouissement, évanouissement, étourdissement.*

Ces trois termes, qui paraissent presque synonymes dans la langue française, expriment en médecine une dissemblance qu'il est nécessaire d'établir, en présentant une description des phénomènes qui accompagnent chacune de ces affections. 1°. L'éblouissement est l'effet d'un affaissement momentané et passager de l'organe cérébral. Lorsqu'il est fréquent, on croit vulgairement que c'est le sang qui se refoule vers le cerveau. S'il est accompagné de la constipation, le *purgatif*, en ouvrant les voies de l'évacuation, fait disparaître aussitôt l'un et l'autre. Lorsque les éblouissemens sont fréquens, on peut les considérer comme un symptôme éloigné de l'apoplexie. 2°. L'évanouissement est la suspension momentanée de toutes les fonctions de l'homme, accompagnée de pâleur et de sueur froide. Il est assez fréquent chez les sujets nerveux : c'est une des maladies physiques de la tête; la cause de cette affection, qui, du reste, n'est pas dangereuse, si elle n'est pas fréquemment répétée, réside dans les artères carotides. Les évanouissemens annoncent presque toujours une congestion sanguine vers la tête, et sont très-souvent les symptômes avant-coureurs d'une apoplexie. Si la congestion est accompagnée d'une pléthore, soit générale, soit incomplète, elle demande des moyens de révulsion, appliqués aux membres inférieurs. 3°. L'étourdissement, *capitis gravedo, vertigo*, est un état dans lequel tout-à-coup on sent une pesanteur considérable, surtout dans les parties antérieures de la tête; la vue se trouble, se couvre d'un nuage; les objets environnans paraissent doubles, ils semblent ensuite tourner autour de nous; il se fait un tintement, un bruit étonnant dans les oreilles; la démarche chancelle, les jambes fléchissent, on tombe même si l'on ne trouve aussitôt un appui. Les jeunes gens, surtout les personnes du sexe qui ne sont pas encore bien réglées, les hypocondriaques dont le ventre est serré, qui éprouvent des palpitations, qui ont des flatuosités, les femmes grosses ou hystériques, les personnes qui mènent une vie oisive, qui s'adonnent à la bonne chère, sont très-sujettes aux étourdissemens. Dans tous les âges, et quel que soit le tempérament, l'étourdissement a lieu par une multitude de causes. On sait que c'est un des premiers symptômes de l'ivresse. L'abus des liqueurs fortes, les excès avec les femmes, la fumée du tabac, la vapeur du charbon, les odeurs fortes, le produisent souvent; il accompagne les accès hystériques et épileptiques. Enfin la plénitude de l'estomac, la saburre des premières voies, la présence des vers, la suppression des évacuations, toutes ces causes peuvent produire l'étourdissement, en occasionnant un engorgement momentané dans les vaisseaux du cerveau. Chez les jeunes sujets, cet accident est léger et ne présente aucun danger. Chez les personnes âgées, surtout s'il revient fréquemment, il mérite plus d'attention; lorsqu'il est accompagné du vomissement et de l'abattement des forces, il fait craindre l'apoplexie et la paralysie : dans les autres circonstances, il faut avoir égard pour le pronostic et pour la guérison aux causes diverses qui peuvent le produire.

Nous allons présenter quelques exemples de personnes

qui, pour combattre les incommodités dont nous parlons, ont avec succès employé les moyens que nous leur avons indiqués.

Plusieurs hommes de loi, de cabinet, des gens de lettres, etc., nous ont consultés sur les affections morbifiques dont nous venons d'entretenir nos lecteurs. Les étourdissemens, surtout à l'approche du printemps, étaient si fréquens chez plusieurs avocats, qu'ils éprouvaient l'impuissance de plaider à cette époque de l'année, crainte d'être renversés à l'audience. Chez les uns, les étourdissemens avaient l'apparence de résider dans le système nerveux, chez les autres dans le système sanguin. Une vive irritation résidait-elle dans l'organe intellectuel, et occasionnait-elle une congestion cérébrale? Toutefois, nous avons indiqué deux modes de traitement; nous avons d'abord cédé à l'impulsion donnée et demandée par plusieurs de ces malades, en laissant appliquer des sangsues à l'anus; mais ce moyen ayant produit une perturbation sur l'ensemble de l'économie animale, et les étourdissemens étant revenus avec plus ou moins d'intensité, nous avons eu recours à des moyens de dérivation qui ont été plus efficaces. Nous avons prescrit l'eau émétisée en grand lavage, c'est-à-dire qu'on a fait dissoudre dans la quantité de quatre verres d'eau un seul grain de tartrate antimonié de potasse; ensuite, pour l'usage habituel, on a mis une cuillerée à bouche de cette eau émétisée dans un verre d'eau ou de tisane quelconque; les individus dont il est question se sont assujétis à en boire cinq à six verres par jour, même en dînant, dans de l'eau et du vin. Cette méthode a duré huit jours, après lesquels les malades ont pris quelques *grains de santé* du docteur Franck pendant trois jours, et immédiatement après, quelques doses de *toni-purgatif.*

Nous pouvons certifier qu'aucun éblouissement, évanouissement, étourdissement, n'a résisté à ces moyens curatifs. Nous sommes bien persuadés que chez quelques-uns de ces malades l'apoplexie foudroyante dont ils étaient menacés, a été éloignée pour un grand laps de temps; et afin d'éviter à jamais les atteintes d'un mal aussi fréquent de nos jours, nous leur avons ordonné de faire usage, matin et soir, d'un bain de pieds extrêmement chaud, dans lequel on ajoutait deux poignées de sel gris, et une demi-bouteille d'*essence éthérée balsamique.* Il leur a été recommandé de ne laisser séjourner les pieds dans ce bain que l'espace de cinq à six minutes. A l'approche de chaque printemps, quelques-uns de ces malades ont renouvelé ce mode de traitement, et les étourdissemens ont disparu pour toujours.

§ VIII. — *Céphalalgie, migraine, maux de tête.*

Ces mots, qui sont synonymes, expriment une incommodité, dont le principal caractère est une douleur gravative, lancinante et brûlante, qui quelquefois s'étend d'une tempe à l'autre, mais qui souvent n'occupe qu'un seul côté du front. Constamment dans les deux cas, elle ne se fait sentir au début de l'accès que vers la région des sinus frontaux. Nous ne nous occuperons pas ici des différentes variations d'opinions qui existent dans les auteurs sur ce sujet; dont le plus grand nombre a pris l'effet pour la cause.

Quelle place pourrait-on assigner à la migraine ou aux maux de tête, dans un cadre nosographique? Les classerait-on dans les névroses, dans les névralgies, dans les maladies douloureuses, sans fièvre ni inflammation? Il n'entre pas dans notre sujet de nous occuper de ces inutilités. Il suffit de dire que les débuts des maux de tête sont presque toujours brusques, et qu'ils s'annonçent par un ensemble de malaise indéfinissable, par du froid aux pieds, par une douleur légère et comme contusive. On a de la tendance à porter sa main sur le front; les paupières se ferment involontairement; de fortes pulsations se font sentir dans les artères temporales; ce qui entoure celui qui souffre lui devient insupportable, le moindre bruit, le plus petit éclat de lumière, la plus faible odeur, le plus léger mouvement, tout concourt à augmenter son anxiété; des bâillemens, des nausées suivies quelquefois de vomissemens, le plus souvent sans aucun soulagement : voilà les symptômes que nous avons souvent observés dans les accès. Mais quelles en sont les causes?

Citerons-nous ici l'opinion d'Hoffmann, qui prétend que c'est un défaut de circulation du sang? de Pison, qui l'attribuait à un amas de sérosités (*à colluvie serosâ*)? de Tissot, qui en apercevait les causes dans les lésions de l'estomac? Nous nous bornerons à dire que la plus grande incertitude règne sur les causes déterminantes de cette maladie; pourquoi entamerions-nous une discussion qui ne serait d'aucune utilité pour la guérison de nos lecteurs?

Dans le nombre des céphalalgies, nous distinguons la pituiteuse ou catarrhale, la séreuse et la pléthorique. Il est constant qu'une disposition bilieuse de l'estomac ou des intestins joue ici le principal rôle; on ne doit en attribuer la cause qu'aux saburres des premières voies. Quel sera donc le meilleur traitement à employer? Quelques médecins ont appliqué les remèdes sur le lieu le plus voisin ou sur le lieu même de la douleur. Il est certain que nous avons obtenu du soulagement en prescrivant des frictions avec l'*essence éthérée* sur les tempes et le cou des personnes qui étaient sujettes aux maux de tête : quelques doses de cette essence, inspirées par les narines, ont produit presque une guérison, surtout lorsqu'on a ajouté dans des lavemens fréquens plusieurs cuillerées de *toni-purgatif*. Parlerons-nous, d'après des observations pratiques qui nous sont personnelles, de l'emploi abusif et presque toujours inutile de l'ustion et des cautérisations, des vésicatoires, des sétons, de l'artère temporale ouverte, de l'artéréotomie, pratiquée près des oreilles, faite avec un fer rouge; de la phlébotomie, des ventouses, des bains, etc.? Le docteur Double, dans ses recherches historiques sur l'artéréotomie (*Journ. général de Médecine*, tom. XVIII), dit : *Remarquons aussi que toutes les fois que l'artéréotomie a réussi, les maladies reconnaissaient pour cause un état inflammatoire, soit local, soit général, car les maladies peuvent tenir à des causes autres que la pléthore sanguine.* Tissot, Cœlius-Aurelianus, Alexandre de Tralles, Bianchi, Van-Swieten, ont toujours trouvé les causes de la migraine et des maux de tête fréquens, dans les diverses lésions et dispositions de l'estomac : ils n'ont donc pas manqué de diriger leurs médicamens sur ce viscère. Nous pouvons certifier que défunte l'impératrice Joséphine, étant sujette à des migraines fréquentes, était parvenue à s'en guérir par l'usage des *grains de santé* du docteur Franck; nous avons, depuis cet exemple, prescrit ce médicament avec succès dans les cas analogues. Nous avons vu réussir, dans des congestions cérébrales, que les malades appelaient violens maux de tête, un bain de pied très-chaud avec deux poignées de sel gris, un verre de vinaigre, et le quart d'un flacon d'*essence éthérée et balsamique*. Quelques personnes nous ont certifié avoir prévenu par ce moyen des apoplexies foudroyantes dont elles avaient ressenti quelque atteinte.

Après avoir parlé des prescriptions que nous indiquons, puisées soit dans l'usage du *purgatif*, soit dans celui de *l'essence éthérée*, il est inutile d'énumérer cette série nombreuse de formules qui fait trop apercevoir la variation des opinions sur le siége et les causes de l'affection qui nous occupe, et qui affermit si bien cette parole d'Arétée, *medicatio instabilis*. Cependant l'on apprendra avec plaisir que le célèbre Linnée se guérit d'une migraine qui avait résisté à tous les remèdes, en buvant tous les matins, à jeun, une livre d'eau fraîche, et en faisant de l'exercice avant le dîner? Cette cure simple ne devrait-elle pas fixer l'attention des médecins; mais il n'y a pas d'ordonnance à faire, il n'y a pas grand mérite à se borner à dire à un malade: *Buvez de l'eau et faites de l'exercice.* C'est néanmoins un maréchal ferrant qui pressa Linnée de boire de l'eau en abondance; il le fit et guérit.

Nous ne finirions pas si nous voulions mettre sous les yeux de nos lecteurs toutes les lettres que nous avons reçues des personnes qui nous doivent la guérison de leurs maux. Nous nous contenterons d'en citer une écrite par une dame que nos consultations ont, pour ainsi dire, arrachée à des tourmens qui sont peut-être exagérés par son imagination.

« Monsieur,

» Mille et mille actions de grâces vous soient rendues! Enfin je suis revenue à la vie et au bonheur, et ce sont vos conseils qui ont opéré ce miracle. Vous savez que, depuis plus de dix ans j'étais tourmentée d'une migraine qui, chaque jour, à chaque instant, me faisait désirer la mort. A l'âge de trente-deux ans, plus de jouissance pour moi; nulle saison, nul spectacle, nulle fête, ne pouvaient faire diversion à mon supplice: partout je portais avec moi la souffrance et l'ennui. Oh! si j'avais une ennemie, je ne lui souhaiterais qu'une migraine continue, aussi vive que celle qui m'a privé du bonheur pendant les plus belles années de la vie. Lorsque je vous consultai, vous ne pûtes vous empêcher de m'exprimer toute la peine que vous causait ma triste situation. La part que vous paraissiez y prendre, me fit naître l'espérance que j'en sortirais par l'effet de vos médicamens. J'en ai fait l'usage que votre sagesse m'a prescrit. Je suis guérie, et depuis plus de huit jours, ma tête libre me fait chérir cette existence que je détestais. Mon mari et mes deux filles sont au comble de la joie, de voir, l'un, sa femme, et les autres, leur mère, tranquille, gaie et toujours disposée à partager leurs plaisirs. Que ne puis-je avoir cent voix pour annoncer partout et au loin les bienfaits de votre traitement, et quel redoutable fléau il est pour les migraines les plus invétérées!

» Recevez mes salutations.

» JOSÉPHINE DARETTE, femme MURATORI. »

A Nantes, ce 15 janvier 1821.

Un individu est venu nous consulter il n'y a pas longtemps sur une douleur de tête; les renseignemens que nous lui avons demandés nous ont appris que cette céphalalgie était héréditaire, qu'elle s'était développée après la puberté, que des affections morales, tristes, la masturbation, les études prolongées en avaient agravé la cause; cet individu était fort triste, sa vue et son ouïe étaient souvent troublés; il y avait sensibilité au cuir chevelu; le sommeil n'en était pas troublé; la durée de l'attaque variait et revenait périodiquement. Je lui prescrivis un repos absolu, des pédiluves irritans, des frictions sur la colonne vertébrale avec *l'essence éthérée*, le *toni-purgatif*; mais comme cette douleur avait le type intermittent, le sulfate de quinine fut employé avec succès dans une boisson calmante et antispamodique; il se trouve beaucoup mieux.

§ IX — *Eternuement.*

(Poudre capitale de Saint-Ange.)

L'éternuement est un effort de la nature pour débarrasser la membrane pituitaire de ce qui la tourmente. Il a par lui-même une grande importance, en ce qu'il excite l'action du cœur, et donne plus d'activité à la circulation. Il secoue l'estomac, le foie, la masse intestinale, et réveille l'énergie de tous les organes. Il ébranle le cerveau, en augmente la vitalité actuelle, et quelquefois même il excite les facultés intellectuelles. Souvent il fait cesser des pesanteurs de tête, qui tiennent à une espèce d'inertie de l'appareil cérébral. Il s'est quelquefois montré un secours efficace contre certaines affections morbides de la gorge et de la poitrine.

La *poudre capitale de Saint-Ange* est connue comme un médicament très-utile pour exciter l'éternuement. Appliquée sur la membrane pituitaire, elle y provoque une vive irritation; le sang se porte alors avec force sur les vaisseaux capillaires répandus sur cette partie ; il s'y établit une sorte de fluxion active ; l'exhalation et la sécrétion muqueuse, qui se font habituellement sur cette surface, sont singulièrement augmentées; des éternuemens répétés plus ou moins fréquemment, viennent ajouter à ces effets. Cette poudre a beaucoup de succès dans quelques céphalées; souvent elle éclaircit les idées, rend la vue plus forte, l'ouïe plus fine, etc. On la vante aussi dans les fluxions catarrhales des yeux, des oreilles, et dans les maux de dents.

Au reste, nous ne dissimulerons pas que l'emploi de ce moyen demande beaucoup de réserve et de prudence, à cause des ébranlemens violens qu'il suscite dans la machine vivante. Il en est de ce médicament comme de tous les autres qui, administrés avec peu de réflexion, et à contre-temps, sont plus nuisibles qu'avantageux.

De savans praticiens le vantent dans les douleurs gravatives de la tête, dans la migraine, dans les affections vaporeuses ou soporatives, dans la faiblesse de la mémoire, dans les vertiges qui dépendent d'une langueur de l'action cérébrale, lorsqu'il y a pâleur de la face, disposition à l'engourdissement. Il est d'une grande efficacité quand la membrane pituitaire est dans un état de relâchement, et qu'elle fournit une exubérance de mucosités. Nous avons vu la *poudre capitale de Saint-Ange* arrêter le hoquet.

C'est principalement dans les pays humides et froids, dans les endroits marécageux, dans les habitations situées sur un sol humide, qu'il est utile de faire usage, de temps en temps, de ce sternutatoire.

Les membres de notre bureau des consultations médicales, se sont concertés avec un habile pharmacien, pour perfectionner cette poudre à la manière anglaise; combien de fois n'avons-nous pas conseillé avec le plus grand succès, aux individus qui prennent du tabac, d'ajouter quelques prises de cette poudre ainsi perfectionnée, dans leur tabatière; cette méthode surpasse l'usage du meilleur tabac d'Espagne. Nous indiquerons où l'on peut s'en procurer.

§ X. — *Apoplexie.*

Ce mot dérive d'un verbe grec qui signifie *frapper avec violence.* La maladie se caractérise par la diminution ou la perte de la sensibilité, par la cessation plus ou moins complète des mouvemens volontaires, et par un état soporeux.

On divise l'apoplexie en *séreuse* et *sanguine.* Lorsque l'une ou l'autre est d'un effet extrêmement subit, on l'appelle *foudroyante*; nous ne parlerons pas de celle-ci parce qu'elle laisse peu d'espoir à tous les efforts de l'art. L'apoplexie *séreuse* est reconnue pour être humorale; la seconde est causée par le sang. L'une et l'autre reconnaissent pour causes prédisposantes un tempérament sanguin et pléthorique, une tête volumineuse, un cou peu allongé.

Ses causes occasionnelles sont l'intempérance, la suppression d'un écoulement de sang quelconque, le passage subit du chaud au froid, le chagrin, une colère violente et concentrée, les plaies qui intéressent le cerveau et tout ce qui peut comprimer cet organe. Elle s'annonce souvent par des tintemens d'oreille, des vertiges, la coloration de la face, la salivation, la respiration précipitée.

L'apoplexie attaque beaucoup plus souvent les habitans des villes que ceux des campagnes; et les hommes plutôt que les femmes; elle est plus fréquente vers les solstices et les équinoxes.

Dès qu'une personne sera tombée en apoplexie, on s'occupera à l'instant même à desserrer ses vêtemens; on la placera sur un fauteuil plutôt que sur un lit, ayant soin de faire incliner en arrière sa tête, que l'on tiendra nue; surtout on lui évitera toute espèce de secousse, et l'on ne fera pas de feu dans sa chambre.

L'apoplexie, soit humorale, soit sanguine (celle-ci est beaucoup plus fréquente), doit être traitée avec les mêmes moyens. On doit commencer le traitement par le purgatif, parce que les malades étant ordinairement très-engorgés, il importe d'opérer une dérivation par les voies inférieures. Dans plusieurs cas, la saignée est pernicieuse; dans celui-ci elle est mortelle.

On soutiendra l'action des moyens prescrits, par tous les stimulans externes, par l'inspiration de l'ammoniac, par les frictions avec l'*essence éthérée* le long de la colonne vertébrale, par les pédiluves irritans, tels qu'ils sont indiqués dans notre dissertation relative à l'*essence éthérée*. (Voir la fin de ce volume.) Le traitement peut se compléter par l'usage des eaux minérales salines.

Des convulsions, un ou plusieurs accès de fièvre ont terminé quelquefois heureusement l'apoplexie; la paralysie la précède souvent; elle peut survenir dans son cours, sans être d'aucun avantage pour le malade, elle est aussi quelquefois la terminaison de cette maladie. En général l'apoplexie est rarement suivie du retour à une santé parfaite. Une lésion plus ou moins marquée des fonctions des sens et des facultés intellectuelles, surtout du jugement et de la mémoire; la paralysie, les flatuosités, l'écoulement involontaire des larmes pour les causes les plus légères, l'assoupissement, les vertiges, l'embarras de la langue; l'hémiplegie, surtout celle du côté droit, sont les affections les plus ordinaires qui lui succèdent. Accablé de ces infirmités, le malade traîne une existence malheureuse que terminent ordinairement une ou plusieurs attaques.

Nous ne saurions trop conseiller l'usage du *toni-purgatif* aux personnes d'un tempérament sanguin, dont la tête est enfoncée dans les épaules, qui sont d'une structure large et chez lesquelles de fréquentes suffocations surviennent. En attirant les humeurs vers le canal des alimens, il débarrassera l'organe cérébral, et préviendra les effets d'une attaque.

Une foule de personnes, qui se trouvent menacées de ces accidens, font un usage presque journalier de ce médicament, et nous ont appris qu'elles craignent moins l'apoplexie. Elles respirent librement; elles n'éprouvent plus la lassitude qui suivait ordinairement la plus courte promenade, et leur visage n'est plus enluminé comme auparavant.

M. Lefèvre, propriétaire à Versailles, avait eu une attaque d'apoplexie sanguine, qui lui avait laissé de fâcheux souvenirs. La pesanteur habituelle de la tête, les étourdissemens fréquens et les vertiges, tout lui annonçait q'une seconde attaque n'était pas fort éloignée. Il vint nous consulter assez à temps pour détourner l'orage. Nous lui prescrivîmes d'abord quelques boissons émollientes, de l'eau émétisée, de l'eau de gruau pendant trois jours et une diète rigoureuse; il fit usage des *grains de santé du docteur Franck* pendant trois jours encore, ensuite nous lui administrâmes une assez forte dose de *toni-purgatif*. Les évacuations n'arrivaient point ; cinq quarts d'heure après, autre dose plus forte, et immédiatement après les selles se succédèrent avec abondance : le malade rendit des glaires jaunâtres, striées de noir, et se sentit soulagé. Cependant, la tête n'était pas encore tout-à-fait libre et la même pesanteur continuait à s'y faire sentir. Le régime végétal fut prescrit rigoureusement, et, trois jours après, troisième dose de *purgatif*. On ne saurait se faire une idée de l'abondance et de l'âcreté des matières que M. Lefèvre rendit cette fois. Aussi tous les symptômes disparurent immédiatement, et le visage se dépouilla de ce pourpre qui le couvrait habituellement.

M. Lefèvre, fidèle à nos instructions, s'astreint à continuer son régime végétal, quatre jours de la semaine ; à ne faire aucun excès, surtout dans les boissons alkooliques, et à prendre, tous les deux mois, une ou deux doses de *purgatif*. Voilà déjà six ans que, grâce à ce régime, il jouit de la santé la plus florissante (1).

Le même phénomène a eu lieu, mais avec plus de rapidité, à l'égard d'un homme de lettres de cinquante ans, qui avait déjà subi deux attaques d'apoplexie séreuse. Dès la première dose du *toni-purgatif*, les effets se montrèrent dans toute leur étendue, et depuis ce temps rien n'a interrompu le calme qu'il lui a procuré. Aussi, reconnaissant pour ce médicament précieux, ce littérateur, qui est domicilié à Lyon, en a rendu l'usage commun dans cette ville.

(1) Ce malade a soin de boire deux verres d'eau froide en se levant, auxquels il ajoute deux ou trois gouttes de l'*essence éthérée balsamique*.

Un ancien avoué de soixante-huit ans, qui venait d'avoir une attaque d'apoplexie accompagnée de symptômes légers, n'ayant pas éprouvé les accidens graves qui en sont la suite, eut assez de force pour se transporter dans notre bureau de consultations: c'était un homme assez robuste, et jouissant de toutes les commodités de la vie. Nous avons dû nous appliquer à rechercher la cause de cet accident; il était occasionné par une vie sédentaire, un travail de cabinet trop assidu, les excès de la table, et la suppression d'hémorroïdes. Nous lui avons indiqué avec succès le tartrate antimonié de potasse en grand lavage; nous n'avons pas négligé les stimulans internes et externes; nous lui avons prescrit l'infusion d'arnica montana, l'inspiration fréquente de l'ammoniac, une tasse de café pur le matin, précédé et suivi d'un verre d'eau sucrée dans lequel on devait mettre quelques gouttes d'*essence éthérée*; des frictions fréquentes avec cette essence, sur la colonne vertébrale; des lavemens dans lesquels on ajoutait six cuillerées de *toni-purgatif*; le même médicament à l'intérieur, et des pédiluves irritans. Nous lui avons recommandé, dans le cas où, malgré ces moyens, le retour de symptômes graves aurait lieu, et produirait une seconde attaque, de mettre un vésicatoire à la nuque, et des applications de glace sur la tête. Mais afin d'éloigner la rechute, qui nécessairement serait survenue, nous lui avons prescrit une diète modérée, l'usage des végétaux herbacés, les pédiluves fréquens et des eaux minérales salines. Depuis plus de deux ans, il n'a rien ressenti, et il l'attribue au *toni-purgatif*, dont il use toutes les semaines.

Dans le grand nombre de lettres que nous avons reçues

au sujet des menaces de l'apoplexie foudroyante écartées par le *toni-purgatif*, nous ne mettrons sous les yeux de nos lecteurs que la suivante, parce qu'elle renferme quelques détails qui confirment pleinement l'efficacité de ce remède contre un si dangereux fléau de l'humanité.

« Monsieur,

» C'est avec une indicible joie que je prends la plume pour vous écrire. Le 20 septembre dernier, mon mari, âgé de cinquante-huit ans, et d'un tempérament qui, jusqu'alors, l'avait dispensé d'avoir recours aux médecins, éprouva une violente attaque de cette apoplexie, qu'on nomme séreuse. Il perdit l'usage de la parole et la connaissance. Vingt-quatre heures après, il recouvra l'une et l'autre, mais pour perdre par la paralysie l'usage de tous ses membres. Je fis appeler quelques médecins de notre endroit. Après s'être consultés, ils prescrivirent au pauvre malade plusieurs médicamens qui le laissèrent dans son état; triste avertissement pour moi de la perte cruelle dont j'étais menacée!

J'écrivis aussitôt à Paris à un de nos correspondans pour le prier de me faire passer au plutôt une ou deux bouteilles, avec les indications nécessaires pour en faire usage. C'était, pour ainsi dire, la seule planche qui nous restait après le naufrage. Qu'avais-je à risquer en y plaçant mon mari? Je lui fis prendre le premier jour deux fortes doses de *toni-purgatif*: point de résultat; le lendemain, deux autres doses semblables à celles de la veille: mouvement prononcé dans les entrailles, besoin de *faire*, mais peu de selles; le jour suivant, deux autres doses ; quelques heures après, déluge de déjections, pendant le reste de la journée, provoqué et aidé par force bouillons d'herbes; affaiblissement, mais mouvement des membres, et légère expression de joie sur la figure. Pendant quinze jours j'ai continué les doses et les bouillons, mais à intervalles beaucoup moins rapprochés; et toujours du mieux. Enfin, que vous dirai-je de plus? mon mari est sauvé.

» MORIN, femme JOLY. »

Tours, 30 novembre 1822.

On nous a consulté dernièrement sur une apoplexie qui n'était ni une hémorragie du cerveau, ni du poumon, ni du tissu cellulaire; nous l'avons définie, d'après les symptômes, *apoplexie nerveuse*. Il y avait abolition presque complète du sentiment et du mouvement; l'exercice de la respiration et de la circulation était parfaitement libre. C'était une femme qui en était affectée; des affections vives de l'âme avaient précédé l'attaque, l'invasion avait été brusque, il y avait des mouvemens convulsifs, et une grande mobilité dans les autres symptômes. Nous avons cru devoir transformer le *toni-purgatif* en un léger laxatif, des délayans, un vésicatoire à la nuque, et nous avons fait ajouter une forte dose de camphre à l'*essence éthérée*. La malade se trouve infiniment mieux.

§ XI. — *Paralysie.*

On désigne sous ce nom l'abolition ou l'affaiblissement notable de la sensibilité percevante et du mouvement volontaire dans une partie quelconque du corps. Elle consiste essentiellement dans le défaut ou dans l'absence de l'influence cérébrale sur les organes des sens ou du mouvement volontaire. C'est donc une maladie nerveuse; c'est dans les altérations du cerveau qu'il faut chercher les causes naturelles qui la produisent. Or, ces altérations sont elles-mêmes le produit de la dépravation chronique des humeurs qui amènent la paralysie presque toujours à la suite de l'apoplexie. La paralysie est distinguée en *complète* et *incomplète,* selon qu'elle se manifeste par l'abolition ou par le simple affaiblissement de la sensibilité et de la contractilité animale.

La paralysie peut être produite par un grand nombre de causes variées, physiques, organiques et morales; soit que ces causes agissent directement sur le système nerveux en comprimant, divisant ou excitant d'une manière quelconque le cerveau, et la moëlle épinière à laquelle les nerfs cérébraux sont liés par une étroite sympathie, et dont ils partagent l'affection; soit que leur mode d'action reste inconnu, comme il n'arrive que trop souvent.

L'état pléthorique porté à un haut degré, l'omission d'une purgation habituelle, la suppression de la sueur, d'un ancien ulcère, d'un exutoire quelconque, doivent être regardés comme des sources fréquentes de cette affection, un des plus tristes apanages de l'homme; car lui seul dans la nature y est sujet; mais il faut observer que, presque toujours, elle est l'effet du luxe et de la mollesse, et qu'elle attaque rarement l'artisan robuste et laborieux qui travaille en plein air.

La paralysie paraît être plus commune chez les hommes que chez les femmes; on ne doit l'attribuer qu'aux excès et aux accidens divers auxquels ils sont beaucoup plus exposés qu'elles dans la société. Elle est moins rare dans l'enfance que dans la jeunesse, et beaucoup plus fréquente chez les adultes que chez les vieillards. Le côté gauche en est plus fréquemment atteint que le côté droit, et l'on attribue ce phénomène à la force plus grande qu'acquièrent les parties droites du corps, par un exercice plus habituel dans l'état social. Enfin la paralysie s'observe aussi plus souvent aux membres abdominaux qu'aux membres thoraciques.

La paralysie ne s'arrête pas toujours à l'anéantissement de la partie latérale; elle exerce sur toute l'économie animale une bien plus grande influence : la perte de la parole, de l'ouïe, du goût, de l'odorat, sont encore les terribles conséquences de cette affection. Enfin elle réduit l'homme aux phénomènes bornés d'une obscure végétation; elle le condamne à une vie courte et précaire.

Nous n'offrirons pas un moyen curatif certain; il est au-dessus de l'art de l'indiquer : mais nous pourrons dire aux sujets pléthoriques, à ceux chez qui l'excès des veilles a causé des symptômes de désorganisation totale, que l'usage périodique du *purgatif*, accompagné de bains dans lesquels on ajoute du sel gris, d'un régime doux, de la cessation d'habitudes fâcheuses, non-seulement raffermira l'édifice ébranlé, mais encore le préservera de la chute.

Lorsque la paralysie n'a pas été arrêtée dans sa marche occulte, lorsqu'on est tombé sous sa terrible dépendance, l'usage du *purgatif*, sans donner l'espoir d'une entière guérison, peut atténuer le mal; en brusquant l'évacuation des humeurs dépravées, il entretiendra la liberté du ventre, chose qui est recommandée même par les praticiens les plus opposés à la purgation. Des bains dans lesquels ont fait fondre dix livres de sel gris, du mouvement, la tranquillité d'esprit, seconderont ce médicament dans ses heureux effets. Il n'est pas très-rare que ce régime, suivi avec exactitude et sagesse, n'amène insensiblement une guérison entière; nous pouvons en citer quelques exemples.

Quoique nous ayons avoué, dans le cours de cet article, que rarement on pouvait se promettre d'extirper entièrement les conséquences de l'attaque de paralysie, il est en notre pouvoir de rapporter une foule de traits où le *purgatif* a fourni la preuve la plus complète que ce grand problème pouvait se résoudre avantageusement.

Pendant un long espace de temps, l'envie a voulu nier, ou du moins révoquer en doute, un des résultats les plus étonnans de l'application de nos remèdes à la paralysie.

Lettre de M. Veitre, rentier, rue de la Houssaye, n°. 53.

Paris, le 23 juin 1817.

« Monsieur,

» Je pense que je ne saurais mieux vous prouver ma reconnaissance qu'en vous faisant passer l'attestation la plus authentique d'une guérison que je ne dois qu'à la puissance de vos médicamens. Puissent les ennemis de votre doctrine et de votre désintéressement être enfin réduits au silence en me lisant, et ne plus s'opposer par leurs doutes au bien que vous faites chaque jour!

» Le 15 février 1816, je revenais de faire ma promenade ordinaire au Luxembourg. Il était huit heures du soir; il faisait frais; l'air était chargé d'humidité, mais la température n'était pas trop élevée.

» En mettant la clef dans la serrure, je me sentis frappé comme d'un coup de foudre, et je tombai sans connaissance. Il me serait impossible de parler de ce qui m'arriva après, et des soins que l'on me donna; ma mémoire ne commença à dater que du 20 février, c'est-à-dire cinq jours après mon attaque.

» Mais les personnes qui m'ont assisté, m'ont assuré que pendant ces cinq jours je ne jouissais que de la faculté de respirer, que je remuais fort peu, que mes paupières ne se soulevèrent qu'une fois, et que, si on m'eût piqué avec des épingles, je n'aurais pas senti la piqûre.

» Lorsque j'eus repris mes sens, je ne tardai pas à m'apercevoir que je ne les avais pas tous, et que j'étais privé de l'ouïe, de l'odorat, que le goût était un peu émoussé, que mes membres ne se prêtaient pas tous au mouvement; enfin, que je n'étais plus qu'un être mutilé et inutile.

» Tous les secours de l'art ne manquèrent pas de m'être prodigués, et les pharmaciens n'ont pas à se plaindre de mon accident. Je voudrais bien aussi ne pas me plaindre de leurs drogues.

» Enfin, le mois de mars de l'année suivante, 1817,

j'eus le bonheur de vous recevoir, et cette époque sera toujours pour moi une époque de fète et de reconnaissance.

» Vous vous rappelez, sans doute, que j'avalai devant vous deux fortes doses du *toni-purgatif*, et qu'un quart d'heure après, les selles se manifestèrent par une abondance et un caractère qui vous surprirent vous-même. Cinq quarts d'heure écoulés, je pris de l'eau miellée en quantité, et ensuite un bouillon gras. Le lendemain, même régime. Quatre jours après, *idem*, et le cinquième jour, je commençai à éprouver une démangeaison dans le bras gauche, qui était entièrement paralysé, ainsi que dans la cuisse gauche. Quatre jours après, bouillon aux herbes et une dose de *toni-purgatif* : selles moins abondantes et moins fétides; alors, par un bonheur inconcevable, il me fut possible de soulever mon bras gauche jusqu'à la hauteur du creux de l'estomac. Enfin, tous les huit jours, une dose du médicament, accompagnée infailliblement d'une amélioration sensible dans tout mon système, de sorte qu'aujourd'hui, 23 juin 1817, je me promène comme un jeune homme, et je ne ressens pas la moindre incommodité. Je continue tous les quinze jours le régime libérateur, et les autres moyens que vous m'avez prescrits.

» Voilà ce dont vingt personnes ont été témoins, et ce que j'atteste à qui voudra l'entendre.

» *Signé* VEITRE » (1).

---

(1) Cette lettre, écrite par un homme étranger à l'art de guérir, ne doit pas être un exemple déterminant dans des cas analogues. Sa paralysie était incomplète.

Nous terminerons cet article par une guérison d'autant plus surprenante que nous en avions nous-mêmes désespéré. Un militaire, dont les facultés intellectuelles et affectives avaient été altérées par une atteinte de paralysie, vint l'année dernière nous consulter. Il nous dit que sa mémoire s'était singulièrement affaiblie, et que son imagination s'était évanouie; son caractère était devenu timide et méticuleux, lui qui, dans les champs d'honneur, n'avait jamais manqué de courage; il était devenu très-irritable et très-irascible; son regard était fixe, et sa physionomie avait un caractère inhérent à cette maladie.

C'était donc un accident bien triste et bien déplorable contre lequel il venait invoquer le secours de ce médicament. Ce qui l'affligeait le plus, nous ajouta-t-il, c'était d'être condamné à la triste dépendance de ses domestiques, lui, dont la brillante destinée passée, était aujourd'hui soumise aux phénomènes bornés d'une obscure végétation. Nous n'hésitâmes pas à lui dire que la médecine était encore peu éclairée sur la nature des lésions organiques qui produisent ou accompagnent la paralysie, et que sa maladie était une affection très-grave. Après avoir éclairé notre pronostic sur la nature des causes qui y avaient donné lieu, selon le degré, l'étendue et l'ancienneté de sa maladie, et selon le degré d'importance des organes qui en étaient affectés, nous avons pensé qu'il y avait peu de chances pour sa guérison. Un médecin lui avait déjà conseillé l'électricité : elle avait été vainement employée. Nous lui avons conseillé les bains chauds sulfureux et les douches, en attendant qu'il pût aller prendre les bains de mer; l'application du moxa, une infusion antispamodique à laquelle nous avons fait ajouter douze grains de sulfate de quinine a paru lui être très-utile; surtout des frictions très-fréquentes sur la colonne vertébrale avec l'*essence éthérée* l'ont beaucoup soulagé, et quoiqu'il fût fort et pléthorique, nous n'avons administré le *purgatif* qu'avec réserve. Ces moyens curatifs sont obtenu le plus heureux succès.

N. B. S'il fallait consigner, dans cet ouvrage, toutes les lettres que nous avons reçues relativement à toutes les maladies; si nous relations le nombre des observations journalières que notre pratique nous a mis à portée de faire, et surtout le résultat des consultations orales dont notre cabinet est le sanctuaire, nous aurions été obligés de faire deux ou trois volumes; nous nous sommes donc bornés aux plus importantes.

CHAPITRE VI.

Rhumatisme.—Goutte.—Clous ou furoncles.—Dartres.—Ophtalmie ou mal d'yeux.—De la fièvre.—Fébrifuges.

§ Ier. — *Du Rhumatisme.*

C'est une affection considérée, par les praticiens modernes, comme une phlegmasie qui a son siége ordinaire dans les tissus musculaires et fibreux de l'économie animale. Ses principaux caractères sont : 1°. des douleurs plus ou moins vives, continues ou intermittentes, fixes ou vagues, accompagnées ou non de chaleur, de gonflement, de rougeur, de mouvemens fébriles; 2°. une terminaison qui a lieu ordinairement par résolution, quelquefois par délitescence, rarement par suppuration, plus rarement encore par gangrène; 3°. enfin une grande mobilité et une tendance à la récidive.

Le rhumatisme a reçu différens noms, selon les parties qu'il affecte; à la tête et extérieurement, on l'appelle *gravedo;* lorsqu'il a son siége au cou, on le nomme *torticolis, obstipité;* quand il attaque les muscles de la poitrine, on l'appelle *pleurésie rhumatismale*, *fausse pleurésie*, *rhumatisme des côtes!* Quelques auteurs le désignent sous le nom de *myocolitis*, s'il attaque les muscles du bas-ventre. Si la région lombaire est le siége de cette maladie, on lui donne le nom de *lombago*, de *lombagie rhumatismale*. Attaque-t-il d'autres parties, les auteurs le désignent autrement. On lui donne, assez généralement, le nom de *sciatique*, lorsqu'il affecte l'articulation du fémur avec la hanche.

Presque tous les nosologistes s'accordent à rapprocher le rhumatisme de la goutte, et à en faire deux genres voisins, dont l'un tantôt précède l'autre, et en est tantôt précédé. Quelques-uns séparent, dans leurs classifications, le rhumatisme chronique du rhumatisme aigu, et placent ces deux modes dans des classes assez éloignées.

On distingue les circonstances qui favorisent le développement du rhumatisme, et celles qui le déterminent.

Les premières causes prédisposantes se tirent : 1°. de l'âge ; 2°. du sexe ; 3°. du tempérament ; 4°. de la constitution ; 5°. de l'idiosyncrasie ; 6°. de la disposition héréditaire ; 7°. des habitudes ; 8°. des professions.

1°. L'*âge*. Le rhumatisme, surtout l'aigu, appartient en général à l'âge viril ; et c'est depuis la vingtième année jusqu'à la cinquantième, qu'il se manifeste plus fréquemment et avec plus de violence. Chez des sujets robustes, il n'est pas rare de voir paraître cette maladie jusqu'à soixante ans, et même au-delà. Cependant, selon divers auteurs, si beaucoup de vieillards se plaignent de douleurs rhumatismales, c'est qu'ils ont déjà éprouvé plusieurs atteintes de rhumatisme, et que la maladie a passé chez eux à l'état chronique. Quelques faits infirment néanmoins cette observation générale : une femme de soixante-dix-neuf ans fut atteinte, pour la première fois, à cet âge, d'un rhumatisme, pendant le cours d'une péripneumonie bilieuse ; elle en éprouva ensuite de temps à autre des atteintes assez vives. Ponsart et Pinel rattachent principalement cette maladie aux adultes et aux vieillards. Bichat dit, dans son *Anatomie générale*, que le rhumatisme est rarement l'apanage des enfans du premier âge, et que sur cent rhumatisans, il en est quatre-vingt-dix au-dessus de l'âge de quinze à seize ans.

2°. Le *sexe*. Les femmes sont moins sujettes que l'homme au rhumatisme ; elles s'en trouvent néanmoins fréquemment atteintes par le dérangement ou par la suppression du flux menstruel. On observe, en général, qu'elles en sont surtout affectées entre les quarantième et cinquantième années, époque de leur âge critique. Durant les couches et pendant l'allaitement, comme elles sont alors plus sensibles que dans tout autre temps aux influences qui peuvent occasionner ou développer le rhumatisme, il y a lieu de penser que diverses maladies qui leur arrivent après l'accouchement, et à la suite du sevrage, et auxquelles elles donnent en général le nom de *lait répandu*, ne sont que des affections rhumatismales. Bosquillon, dans ses notes sur Cullen, admet l'existence d'une diathèse inflammatoire chez les nouvelles accouchées, et même chez les femmes qui nourrissent ; c'est à cette diathèse, plutôt qu'à des dépôts laiteux, qu'il attribue sa dixième espèce de rhumatisme symptomatique, où se trouve la sciatique rhumatismale.

3°. Le *tempérament*. D'après les observations de Barthez et d'autres savans médecins, les individus d'un tempérament sanguin sont ceux chez lesquels le rhumatisme se manifeste le plus fréquemment. Les tempéramens bilieux y sont assez sujets aussi. On a remarqué que lorsque les personnes d'un tempérament lymphatico-sanguin étaient atteintes de rhumatisme, le mal avait presque toujours son siége aux articulations.

4°. *Constitution.* En général, les personnes les plus sujettes au rhumatisme, et spécialement au rhumatisme aigu, sont d'une constitution forte et robuste. Cependant, on voit aussi cette maladie attaquer des personnes faibles; mais c'est qu'elles sont irritables et nerveuses. Quoi qu'il en soit, on peut assurer que ceux qu'elle atteint pour la première fois, ont en général une bonne constitution.

5°. *Idiosyncrasie.* Chaque individu, ayant sa manière de se bien porter et celle d'être malade, il en résulte que tel sujet, toutes choses égales d'ailleurs, est plus exposé à telle maladie qu'à telle autre. Ainsi, tel individu, frappé d'un froid humide, contractera toujours un rhumatisme, tandis qu'un autre, dans la même circonstance, sera attaqué d'un catarrhe pulmonaire, et qu'un troisième, soumis à la même action, n'en éprouvera aucune incommodité. Il existe donc chez les différens individus, pour qu'ils soient atteints du rhumatisme comme de toute autre maladie, une aptitude particulière dont la nature nous est inconnue, et qui ne nous est révélée que par les phénomènes morbifiques qui en sont le résultat. C'est à l'intensité plus ou moins grande, et à la durée de cette disposition, qu'il faut attribuer la fréquence du rhumatisme chez certains sujets, et sa récidive chez ceux qu'il a déjà attaqués.

6°. *Disposition héréditaire.* Il est généralement reconnu que le rhumatisme n'est point une maladie héréditaire, surtout si on le compare à la goutte. Cependant, on ne peut guère s'empêcher de convenir, d'après plusieurs analogies, qu'un individu né de parens habituellement affectés de rhumatisme, sera plus exposé à cette maladie que dans le cas contraire. Barthez remarqua, dans une de ses consultations, que le sujet pour lequel il fut consulté, et qui était atteint d'une paralysie incomplète avec rhumatisme, était né de parens rhumatisans. Staal admet la disposition héréditaire rhumatismale.

7°. *Les habitudes.* Une personne qui, par exemple, a l'habitude de se couvrir ou de se vêtir avec beaucoup de soin, sera atteinte du rhumatisme plus facilement qu'une autre, si, étant moins couverte que de coutume, elle s'expose à une température froide et humide.

8°. *Les professions.* Les militaires, les marins, les conducteurs de trains de bois, ceux qui déchirent les bateaux, ceux qui travaillent aux rivières, les pêcheurs, ceux surtout qui passent les nuits, les blanchisseurs, etc., sont sujets aux affections rhumatismales. Il en est de même des boulangers, par la transition de l'air embrasé du four à l'air humide et froid du dehors.

9°. *Les climats.* Les pays où le rhumatisme se manifeste le plus fréquemment, sont ceux où l'air est souvent froid et humide, où la température est sujette à de nombreuses vicissitudes, les contrées maritimes par exemple. C'est à l'époque des grandes variations atmosphériques, au printemps et à l'automne, qu'il se présente dans la capitale, et, comme je l'ai déjà dit dans ma *Topographie médicale de Paris*, les *affections rhumatismales et les phtisies sont les maladies qui y sont les plus nombreuses*, ce qu'on doit at-

tribuer à la constitution atmosphérique de cette ville, qui semble imprimer à toutes les maladies un caractère identique et particulier. Le docteur Villeneuve, dans son *Scientifique* article sur les rhumatismes, page 466 du XLVIIIe. volume des *Sciences médicales*, a cité honorablement mes phrases.

S'il était possible d'établir pour le corps humain une statistique certaine comme pour le corps politique, il résulterait des recherches faites à ce sujet que le total des maladies observées à Paris étant annuellement d'environ 26,992, et le nombre des affections rhumatismales de 1,177, la maladie dont nous parlons serait à l'ensemble des autres, dans le rapport à peu près de 1 à 22.

En général, le rhumatisme est produit par une transition trop brusque d'un lieu où l'air est chaud et sec, dans un autre où il est froid et humide. Une température modérée, qui varie brusquement, en est plus souvent la cause qu'un froid très-vif et long-temps soutenu. Les vents de sud et d'ouest le produisent fréquemment. Un *vent coulis* détermine dans beaucoup de circonstances des douleurs rhumatismales. Le refroidissement des pieds est aussi une des causes fréquentes de cette maladie.

Les saisons pendant lesquelles le rhumatisme se manifeste le plus fréquemment, sont le printemps et l'automne. On voit aussi cette maladie survenir au commencement de l'hiver, lorsque le temps est nébuleux, et à l'époque des dégels; enfin l'été lui donne quelquefois naissance, mais c'est toujours à la suite de transitions du chaud au froid. Barthez avait connu une fille qui éprouvait de violentes attaques de rhumatisme à tous les solstices d'été et d'hiver, et qui n'en souffrait jamais en d'autres temps.

Tous les auteurs modernes, à l'exception d'un petit nombre, reconnaissent que le rhumatisme, au moins celui qui est aigu, est de nature inflammatoire, et comme tel, ils l'ont placé au nombre des phlegmasies; mais Barthez assure que le caractère inflammatoire n'a pas été bien distingué des autres espèces d'inflammations; Bichat confirme en partie cette assertion, et Scudamore dit seulement que cette inflammation est d'une nature particulière, mais sans la définir.

Quant au rhumatisme chronique, que plusieurs nosologistes séparent de l'aigu, comme étant d'une nature différente, on ne trouve de conjectures sur son caractère que dans Barthez. Ce savant médecin le considère comme une inflammation lente, qui lui paraît aussi accompagnée d'un effort de situation fixe des fibres affectées.

D'après les remarques de Baillou, le rhumatisme ne peut être considéré, dans quelques cas, que comme *critique*, c'est-à-dire, comme la solution ou la crise de plusieurs autres affections dont il est le résultat. Ainsi, il n'est pas rare qu'il soit la suite ou la terminaison d'une fièvre bilieuse, d'un catarrhe, de la dyssenterie, etc. Ponsart le regarde, en général, comme une dépuration, comme le résultat d'un levain que la nature n'a pu faire passer par la peau, et qui s'est arrêté aux endroits les plus faibles.

Comme c'est du *rhumatisme chronique* que nous devons principalement nous occuper, nous dirons qu'il peut être la suite d'un rhumatisme aigu, ou survenir spontanément. Les circonstances qui le déterminent dans le premier cas, sont surtout un traitement débilitant porté à l'excès, principalement sous le rapport des émissions sanguines. Cullen a remarqué que si les saignées ne parviennent point à guérir complètement, elles produisent le rhumatisme chronique. Brown, qui a fait la même remarque, ajoute que cette terminaison de l'affection aiguë arrive beaucoup moins, lorsqu'on l'abandonne à la nature, en lui laissant suivre sa marche.

Les causes qui, dans le second cas, le produisent d'une manière spontanée, sont l'âge avancé, le temps critique chez les femmes, un état de faiblesse et de cachexie, des excès vénériens, des veilles prolongées, et, pendant la durée ou la convalescence d'une fièvre intermittente, des affections catarrhales, enfin toute suppression de transpiration, causée par une longue exposition à l'air froid, surtout lorsqu'il est chargé d'humidité.

Le siége du rhumatisme chronique est le même que celui du rhumatisme aigu : ce sont toujours les systèmes fibreux et musculaire qu'il affecte principalement, ensemble ou séparément.

Le rhumatisme chronique, qui survient spontanément, ne présente pas une occasion toujours facile à saisir ou à indiquer. Souvent ce n'est qu'une simple sensation incommode, que l'on croit dissiper avec la main. Cet état peut durer assez long-temps et se dissiper sans retour par une transpiration abondante, ou disparaître tout-à-coup, et se transporter sur une autre partie avec la rapidité de l'éclair. Cette affection est presque toujours exempte de fièvre à son début, et, si un mouvement fébrile a lieu, cet état aigu n'est qu'éphémère. Dans tous les cas, il faut bien remarquer si la fièvre qui survient est un effet de la maladie, ou si elle lui est étrangère.

Les douleurs sont plus sourdes que dans le rhumatisme aigu ; elles augmentent par une pression exercée sur les parties qui en sont le siége, ainsi que par les mouvemens auxquels on oblige ces différentes parties. Ces douleurs prennent ordinairement de l'accroissement par les variations du temps ; le froid les augmente, et, pour l'ordinaire, la chaleur les affaiblit. La nuit, elles sont en général plus vives ; ce qu'il faut attribuer à la chaleur du lit par laquelle le levain a plus d'activité, et aux sécrétions qui sont plus rares que pendant le jour. Dans quelques cas, la douleur peut être portée jusqu'au caractère aigu, soit par l'énergie de son principe, soit par de nouvelles alternatives de chaud et de froid humide.

Après une durée fort indéterminée, et qui varie depuis un petit nombre de jours jusqu'à une période de plusieurs années, le rhumatisme chronique peut se terminer, soit spontanément, par une résolution insensible, précédée seulement d'une diminution dans l'intensité et l'étendue du mal ; soit par une évacuation quelconque des sueurs, des urines ; soit enfin par une des affections, principalement celle des articulations. On peut encore mettre au nombre des terminaisons du rhumatisme chronique, son passage à l'état aigu, lequel peut survenir, soit par un changement de saison ou de manière de vivre, soit par l'effet d'un traitement incendiaire.

Le rhumatisme chronique, comme la plupart des affections de longue durée, est loin d'offrir toujours la même intensité ; il cesse même souvent complètement, pour reparaître avec plus ou moins de violence, soit dans la partie qui en était affectée, soit dans toute autre, ce qui pour l'ordinaire a lieu par les causes qui l'ont d'abord produit.

Le point principal du diagnostic du rhumatisme chronique, consiste à déterminer ou à établir la différence qui existe entre cette affection et le rhumatisme aigu, et dans certains cas à préciser le moment où celui-ci cesse d'être aigu pour devenir chronique. En général, la présence de la fièvre peut être considérée comme le signe caractéristique du rhumatisme aigu. Cependant, comme nous l'avons observé, il faut distinguer avec soin la fièvre qui n'est qu'accidentelle de celle qui appartient essentiellement au rhumatisme. L'intensité de la douleur n'est point un diagnostic certain, parce qu'il arrive souvent que le rhumatisme chronique cause une douleur beaucoup plus intense et plus étendue que l'aigu.

Le rhumatisme chronique est ordinairement une maladie plus incommode que dangereuse. Cependant, soit par la disposition de l'individu, soit par quelque vice dans le traitement, l'atrophie, l'ankilose, la luxation des membranes peuvent en être le résultat immédiat. Chez les sujets faibles, il peut encore, par sa durée et son intensité, entraîner de tels dérangemens dans les fonctions digestives et nutritives, que le marasme et la mort en soient le résultat.

Le rhumatisme étant une affection qui se présente sous deux états fort opposés, l'aigu et le chronique, il en résulte des indications très-différentes. Les seules qui soient communes à tous les états, à toutes les variétés du rhumatisme, sont, indépendamment de l'âge, du sexe, et du tempérament, etc. : 1°. de rechercher la voie de solution que prend la nature, afin de la seconder dans ses efforts; 2°. de rétablir l'évacuation dont la suppression peut avoir occasionné l'affection existante. Il faut pourtant remarquer que le retour d'une évacuation, d'une excrétion, dont la suppression a pu causer la maladie, n'est pas toujours suivi du retour de la santé ; ainsi des sueurs abondantes, dont la suppression est souvent accusée d'être la cause du mal, sont loin, quand elles reparaissent, de faire cesser l'affection rhumatismale.

Le traitement du *rhumatisme aigu* est relatif à ces trois périodes : aux premiers instans de son invasion, à son intensité, et à sa terminaison. Dans la première, on se borne aux boissons anti-phlogistiques, aux lavemens, et à l'administration des *grains de santé* du docteur Franck, comme très-propres à ouvrir la voie aux humeurs dont l'accumulation dans le canal intestinal peut causer une constipation opiniâtre, très-défavorable au rhumatisme. Dans la seconde, pendant l'inflammation, encore des boissons délayantes, des lavemens, un purgatif léger, ou les *grains de santé*. Des bains d'eau légèrement tièdes sont fort convenables, ainsi que des cataplasmes émolliens, et surtout des frictions sur la partie affectée, faites avec *l'essence éthérée balsamique.* Quand l'état inflammatoire général est dissipé, que les phénomènes locaux sont calmés, on a souvent à combattre un embarras gastro-intestinal, qu'il faut attaquer avec le *purgatif.* Dans le troisième, enfin, au déclin de la maladie, lorsqu'il n'existe plus que de légères douleurs avec une faiblesse générale, on peut administrer quelques diaphorétiques, de légers sudorifiques, et encore le même *purgatif*, pour relever les forces de l'estomac, abattues par le long usage des boissons débilitantes. Toujours et toujours les frictions avec l'*essence éthérée.*

Le traitement du *rhumatisme chronique* consiste dans l'emploi de moyens plus ou moins actifs, à l'aide desquels on arrête la marche désordonnée de la nature et on rétablit le jeu des organes. Si le sujet affecté de ce rhumatisme présente des symptômes évidens de pléthore, ou lorsqu'il existe, ou survient un embarras des premières voies, on combat les causes par les *grains de santé* et ensuite par le *purgatif*. Après les évacuations, le premier remède à employer consiste dans l'usage de frictions excitantes sur le siége de la douleur, depuis le simple frottement avec un léger tissu de laine, jusqu'à l'usage de l'*essence éthérée*. Au reste, un habile praticien doit toujours avoir égard, dans l'emploi de nos médicamens, à l'âge, au sexe, au tempérament de l'individu, aux causes et au siége de l'affection rhumatismale, à ses métastases, à ses complications, etc.

En nemides sangsues, nous les rejettons dans cette maladie comme un moyen toujours inutile et souvent dangereux. Dans le rhumatisme aigu, contentons-nous d'aider la nature par des évacuations sagement provoquées. Dans le rhumatisme chronique, soyons plus hardis dans l'emploi des purgatifs; ils produisent un dérivatif extrêmement utile. Scudamore les regarde particulièrement comme propres à détourner la fluxion qui pourrait avoir lieu sur les membranes synoviales.

Quoique l'efficacité de l'*essence éthérée et balsamique* soit généralement connue, surtout pour la guérison des douleurs rhumatismales, voici un nouveau fait bien propre à la constater. Le directeur des postes de Saujon, département de la Charente-Inférienre, vient de nous mander, par sa lettre du 11 juillet 1823, qu'il *a lui-même éprouvé un résultat très-satisfaisant de l'essence éthérée, ayant appliqué une compresse de cette essence chaude sur une douleur rhumatismale qui lui était survenue à l'épaule droite*, *et qui a cessé à la troisième compresse.*

Signé DERNAZ.

M. Saunier était sujet depuis long-temps à des douleurs rhumatismales, qui l'empêchaient de se mouvoir dans son lit, tant il souffrait dans les reins, les cuisses et autres parties du corps; il n'a pas hésité à humecter une portion de flanelle d'Angleterre, qu'il a arrosée une fois dans le jour avec l'*essence éthérée et balsamique*: il a appliqué cette flanelle sur ses reins, et l'a nouée avec un cordon sur le devant de son bas-ventre. Depuis plusieurs jours, il se lève avec facilité de son lit, marche très-bien, et s'applaudit d'avoir eu recours à ce moyen efficace pour guérir ses douleurs.

Voici les propres expressions d'une lettre que nous venons de recevoir de M. Lalanne, directeur de la poste de Dax : *Je parle par expérience de votre admirable essence éthérée; j'en ait fait usage à l'occasion d'une humeur rhumatismale qui s'était fixée au gras du bras gauche*, *et dont je souffrais beaucoup*, *puisque je ne pouvais porter la main sur la tête. A la suite de quelques bains*, *je fis usage des frictions avec cette* essence; *je m'en suis trouvé à merveille.*

Signé LALANNE.

Voici ce que nous a écrit de Bordeaux, le 24 mai 1823, M. Dubourg, rue du Chapeau-Rouge :

« M. Taveault, contrôleur des contributions, homme d'un embonpoint remarquable avait un rhumatisme sur les reins, qui l'empêchait de vaquer aux fonctions de sa place ; de plus, il était exposé à une affection bilieuse qui le fatiguait depuis long-temps ;

» M. Guéneau, avoué, éprouvait des douleurs de tête ; la mélancolie s'était emparée de son caractère. L'un et l'autre, après avoir pris plusieurs remèdes sans efficacité, ont eu recours au *toni-purgatif*, et à l'*essence éthérée* : ils ont été parfaitement guéris.

» M. Chevalier, propriétaire, a employé, pour ses enfans, attaqués d'une maladie vermineuse, le *toni-purgatif*.

» M. Coppin avait une affection dans l'estomac, que les médecins ne pouvaient définir ; la troisième dose du même remède l'a parfaitement délivré des vents et flatuosités qui l'incommodaient beaucoup.

» Plusieurs chirurgiens de la campagne ont fait leur provision de ces deux médicamens qui remplissent presque toutes les indications qui se présentent dans leur pratique journalière. C'est la base de leur officine.

» Signé DUBOURG. »

Un militaire, qui avait servi dans les gardes-d'honneur, avait contracté des douleurs rhumatismales qui, de temps à autre, le tourmentaient au point de lui faire envier le sort de ceux qui avaient péri sur le champ de bataille de Leipsick. C'était surtout pendant les variations de l'atmosphère, qu'elles se faisaient sentir avec le plus de violence. En vain il s'était mis à l'usage des bains, des sudorifiques, des tisanes; en vain il avait fait plusieurs voyages aux endroits fameux par leurs eaux minérales : tous ces moyens n'étaient que des palliatifs, qui lui procuraient un soulagement momentané, et l'affection douloureuse ne tardait pas à revenir. Enfin, sur la réputadu *toni-purgatif* et de l'*essence éthérée*, il se décida pour ces deux médicamens. Comme il existait chez lui des symptômes évidens de pléthore, et qu'il était sujet à des embarras gastriques, nous commençâmes son traitement par les *grains de santé*, et peu après par le *purgatif*, toutefois ayant soin de ne faire usage de ce médicament qu'avant ou après les accès du rhumatisme. Lorsqu'il se fut ainsi soulagé des mucosités qui engorgeaient son système digestif, nous lui ordonnâmes les frictions avec l'*essence éthérée et balsamique* sur les parties de son corps qui étaient le siége de la maladie. Le succès de ce traitement fut si prompt et si complet, qu'au bout de deux mois le rhumatisme avait disparu.

Un négociant d'à peu près soixante ans, après avoir lu dans notre précédente édition notre paragraphe sur le rhumatisme, vint dans notre bureau de consultations pour conférer sur sa maladie, et nous pria de lui indiquer un traitement. Ses douleurs étaient sourdes comme elles le sont ordinairement dans les rhumatismes chroniques, et prenaient de l'accroissement dans le changement de température; la nuit elles étaient plus vives, ce qui dépend de la chaleur du lit, et parce que les malades, n'ayant aucun objet pour les distraire, fixent toute leur attention sur les douleurs qu'ils ressentent. Il y avait chez ce négociant une diminution des facultés digestives, et par suite la maigreur et le dépérissement; les urines étaient troubles et nébuleuses. Ce malade, étant dans un état continuel de souffrances, était triste, morose, mélancolique; j'ai attribué sa maladie à une transition trop brusque d'un lieu où l'air était chaud et sec dans un endroit où il était froid et humide, à la suppression d'une éruption habituelle, et à l'usage du sexe étant debout. L'état de son pouls, qui n'était pas fébrile, nous fit écarter l'idée que son rhumatisme n'avait pas le caractère aigu, puisqu'il n'y avait pas de rougeur sur les articulations douloureuses, qui étaient froides et roides. On ne pouvait facilement y exciter la sueur. Les bains chauds, les sudorifiques et des applications locales avaient été sans succès; on avait employé les émolliens et les opiacés sans que le malade en eût éprouvé le moindre soulagement. L'intensité de cette maladie, ses complications, la concomitance d'affections, nous auraient déterminé à renoncer au moyen du *purgatif*, si un embarras gastrique et intestinal, tout à la fois bilieux et muqueux, ne l'avait éminemment indiqué, puisque d'ailleurs il n'y avait aucune lésion organique des viscères abdominaux. Ce rhumatisme se présentant sous deux états fort opposés, je voyais des indications très-différentes. Je lui prescrivis donc, matin et soir, un lavement dans lequel il devait ajouter dix cuillerées de ce *purgatif*. La déplétion eut lieu, la dérivation soulagea beaucoup le malade, des frictions excitantes sur le lieu douloureux produisirent le meilleur effet; elles furent poussées à un point extrême pour produire un effet vésicant; des vésicatoires volans aidèrent l'action des autres médicamens. Les moyens internes furent les diaphorétiques, les fondans et même les mercuriaux ; le sulfate de quinine produisit de bons effets. Le régime fut excitant et fortifiant.

C'est à l'application successive de ces différens remèdes qu'il dut un retour à la santé qu'il devait d'autant moins espérer, qu'il y avait complication dans sa maladie, et que les facultés digestives étant interrompues, il en résultait un état de maigreur qui le menaçait d'un dépérissement prochain. Ce vieillard reconnaissant se félicite tous les jours de l'efficacité de ces moyens curatifs.

§. II. — *De la Goutte.*

La goutte est une phlegmasie des membranes synoviales articulaires.

On croit que la *goutte* tire son nom de l'afflux d'un liquide que le vulgaire s'imagine être distillé goutte à goutte sur le siége de la maladie.

C'est celui de nos maux qui s'est toujours montré le plus rebelle aux efforts de l'art, et même à ses essais. Il a été l'objet d'une foule de commentaires et d'observations chez les anciens et chez les modernes.

La goutte a été appelée fort ingénieusement *Protée ;* car elle apparaît sous mille formes différentes. Nous allons donc résumer tout ce qui appartient à cette affection, rassembler les caractères distinctifs établis dans les ouvrages des auteurs français et étrangers, tels que Sydenham, Musgrave, Stoll, Macbride, Bosquillon, Barthez, Alphonse Leroy, Pinel, Landré-Beauvais, etc.

Circonstances prédisposantes. Age mûr et vieillesse, sexe masculin, tempérament nerveux, irritable, état d'opulence, disposition innée, ordinairement héréditaire.

Causes déterminantes. Vie sédentaire, transpiration diminuée lentement, nourriture succulente et trop recherchée, abus des liqueurs spiritueuses, du café, énervation par les plaisirs ou les peines de l'âme; le froid ne fait que révéler la maladie qui était latente.

Siége. Les capsules synoviales, ou au moins les autres parties blanches des articulations, sans extension sensible aux organes musculaires; les petites articulations; profond, concentré en un point resserré; n'attaque jamais brusquement toutes les articulations, mais à la longue et successivement; parotides rarement affectées. La première attaque se borne ordinairement à un des gros orteils.

Invasion. Précédée d'une perversion, d'un trouble des fonctions digestives, appétit diminué ou augmenté, dérangement du sommeil, diminution de l'énergie.

Symptômes. Douleurs, principalement aux articulations du gros orteil, dont le retour est régulier ou irrégulier, et dont la non-apparition aux époques fixes, ou la disparition prématurée, est suivie de lésions variées d'organes internes, et surtout de l'estomac; douleur comparable à celle d'un aiguillon, accompagnée d'élancemens, de tiraillemens; tuméfaction succédant à la douleur; rougeur foncée et d'apparence érysipélateuse. La cessation de la douleur annonce une grande amélioration; mobilité extrême dans le siége de l'affection.

Durée. Premier accès ordinairement assez court; il ne dure quelquefois que vingt-quatre heures.

Terminaison de l'accès. D'une manière ordinairement graduée jusqu'à parfaite résolution.

Métastases. Fréquentes et promptes ; la goutte abandonne souvent son siége ordinaire pour se porter sur les viscères, et surtout sur ceux de la digestion.

Récidives. Un second accès revient presque toujours quelques années après le premier ; les accès reviennent spontanément, et augmentent en général de fréquence, de durée et d'intensité ; les accès sont souvent périodiques. La goutte n'est jamais épidémique.

Espèces. Goutte ordinaire ; goutte asthénique, beaucoup plus rare.

Pronostic. Guérison radicale, rare et difficile ; maladie souvent funeste par sa métastase sur les organes intérieurs.

Autopsie. Gonflement des extrémités articulaires ; concrétions dans les articulations.

Traitement. Pendant l'accès de goutte, on n'emploie que des palliatifs ; dans l'intervalle des accès, on combat le principe de la maladie ; saignées générales dangereuses pendant l'accès proprement dit.

Prophilactique. Abstinence de la bonne chère portée à l'excès ; privation des liqueurs spiritueuses.

De la goutte ordinaire. — La première attaque se fait sentir à la fin de l'hiver ; elle est précédée, pendant quelques semaines, d'une sensation désagréable, difficile à définir, et, dans la région de l'estomac, de quelques mouvemens spasmodiques. La sueur des pieds est suspendue, les urines sont abondantes et assez semblables à la limonade. Quelques jours avant l'attaque, les vents et les flatuosités sont incommodes et fréquentes ; la veille même, l'appétit est plus vif que de coutume; la région de l'estomac est débarrassée; le sujet se trouve dans un état de santé tout-à-fait satisfaisant; il se couche, s'endort paisiblement, mais au milieu de la nuit il est réveillé par une douleur subite, presque toujours située au gros doigt du pied; il survient ensuite une fièvre légère. La douleur devient par degrés plus vive, et arrive enfin au plus haut période vers le déclin de la journée qui suit cette nuit; elle est si intense que les parties attaquées ne peuvent supporter aucun poids, aucun frottement, pas même celui du drap. Enfin, au bout de vingt-quatre heures, l'accès finit, et il se forme alors une petite tumeur avec rougeur sur la partie affectée. Après ce premier accès, jusqu'à la terminaison de l'attaque, qui dure ordinairement quinze jours, chaque soir il y a augmentation de douleur et de fièvre; la goutte va aux deux pieds, monte aux genoux, aux coudes et aux mains. La douleur qui accompagne l'attaque n'a point un caractère unique : elle s'exerce sous diverses formes; tantôt ce sont des tiraillemens épouvantables, tantôt des espèces de brûlures concentrées sur un seul point; souvent il semble aussi que les os sont broyés et pilés.

Cette première attaque de goutte terminée, le malade rentre dans un état de santé parfaite. Ces attaques sont périodiques : elles reviennent à des époques constantes; mais il n'est pas impossible d'en prévenir le retour par des précautions bien prises.

Il sera d'autant plus important de prévenir ce retour, que plus les attaques sont répétées, plus elles s'étendent sur les diverses articulations, non-seulement des pieds, mais encore de la jambe, du genou, des bras, etc.

Il y a quelques années que nous avions sous les yeux deux personnes qui nous offrirent à la fois le pronostic le mieux prononcé d'une attaque de goutte. On remarquait chez elles un cou-de-pied charnu et enflé, de gros os, un air pâle, des frissons vagues, et, par un hasard heureux pour notre observation, ces deux individus, sans être parens, se trouvaient fils de goutteux. L'un était âgé de trente-cinq ans, et l'autre de quarante. Nous leur prédîmes également la possibilité, la probabilité même d'une attaque prochaine, et nous nous empressâmes de leur proposer un traitement préservatif. Beaucoup d'exercice, peu d'excès, peu de dérangement dans l'heure des repas, eau rougie, et point de vins spiritueux, tous les quinze jours diète et des purgatifs à une assez forte dose, sans interrompre pourtant le cours de leurs occupations ordinaires.

L'individu âgé de quarante ans s'est soumis à ce régime ; il est arrivé à l'âge de cinquante-cinq ans sans le moindre symptôme précurseur de goutte. Il continue ce traitement préservatif. L'autre individu de trente-cinq ans se moqua de notre pronostic ; mais à l'âge de quarante ans, au milieu de la nuit, un jour de février, il nous fit appeler à son secours. Ce malheureux ressentait les douleurs d'un violent accès dans tout son paroxisme ; son œil était égaré ; il se mit à pleurer : on s'apercevait bien que la fièvre agissait sur ses facultés mentales ; le mal s'était porté aux articulations du genou, mais les douleurs se faisaient ressentir de temps en temps dans différentes autres articulations.

Notre premier soin fut de rassurer l'esprit du malade, de lui donner quelque lueur d'espérance, et de lui promettre de le préserver d'une seconde attaque, dès que le paroxysme de la première aurait disparu. Huit jours après, la fièvre l'avait quitté; des douleurs vagues se manifestaient assez rarement. Nous ne manquâmes pas de saisir cette occasion pour lui administrer le médicament purgatif que nous détaillerons ci-après, pleins de confiance dans l'action cathartique et le baume accessoire de ce remède presque universel. Il ne nous appartient pas peut-être de décrire nous-mêmes l'heureux résultat de ce traitement. Le malade sait bien nous en dispenser; il est le premier à prôner sa guérison. Dix ans se sont écoulés, et, grâce à ce régime, cet individu n'a plus ressenti d'accès.

On voit par là que ce traitement peut agir, non-seulement comme préservatif avant aucun accès, mais encore qu'après un ou deux accès et davantage, il peut dissiper entièrement les causes de la goutte. Il nous serait donc impossible de recommander, avec trop de zèle, aux goutteux, le régime ci-dessus indiqué. Qu'ils se persuadent que la goutte, quelque forme qu'elle prenne, n'a qu'une seule cause, qu'elle ne diffère que par le siége qu'elle attaque, ou par les modifications qu'elle puise dans l'âge, la vie passée, le tempérament, etc.; qu'ainsi, au lieu de suivre les autres méthodes dans les incertitudes, les hésitations, les craintes qui les accompagnent, il est nécessaire de penser qu'un seul remède est à employer, et que ce remède ne doit varier que par les doses et les modifications accessoires que la santé du goutteux lui a déjà indiquées. Par exemple, les doses seront moins fortes au-dessous de trente-six ans et au-dessus de soixante qu'entre ces deux âges; chez les femmes que chez les hommes; chez les personnes maigres que chez les personnes chargées d'embonpoint, etc. A ces modifications près, un seul objet est à envisager; c'est d'entraîner dans le canal alimentaire la sérosité goutteuse, par l'action d'un purgatif : or, l'expérience la plus suivie nous prouve que celui dont nous parlons remplit cette indication au degré le plus éminent.

Comme nos principes thérapeutiques ne sont fondés que sur l'observation, nous nous garderons bien d'en conseiller l'emploi à l'instant de l'accès même, ou pendant sa durée. Il serait sans doute dangereux d'attirer alors dans les voies alimentaires l'humeur des fluxions goutteuses qui se forment dans les articulations. Il faut attendre que l'accès soit passé; alors l'administration du *toni-purgatif* à différentes reprises, et en laissant écouler quelque jours d'intervalle entre chaque dose, préviendra les suites fâcheuses de ces affections, en éloignera les accès, et même les fera disparaître souvent. Un médicament dont le résultat est d'évacuer le canal alimentraire en favorisant l'exercice de la digestion, de purger et de tonifier, ne saurait rester impuissant sur la goutte; et nul purgatif n'a réuni ce double avantage à un aussi haut degré. Aussi nous serait-il facile de produire ici de nombreux témoignages des personnes goutteuses qui en ont éprouvé les heureux effets, si le cadre de cet ouvrage nous le permettait.

De la goutte asthénique. — La goutte chronique diffère de l'aiguë en ce qu'elle est irrégulière dans son cours, dans ses attaques; elle est moins douloureuse, mais elle est plus compliquée, plus longue; elle dure des mois, souvent un an, excepté dans les grandes chaleurs de l'été. Le malade est sujet à d'autres symptômes; il éprouve des souffrances internes variées; il est en proie à des affections tristes. La tumeur qui naît à la suite des accès est moins apparente, mais elle est stationnaire, ou bien elle diminue lentement; le lieu où elle était reste douloureux. Souvent la matière morbifique se jette sur le cou, et empêche alors tous les mouvemens; elle s'étend le long du bras, sur les doigts des mains, les tord et les défigure. Les écoulemens des humeurs plus abondans fournissent des matières épaisses qui, d'abord fluides, durcissent et offrent l'aspect du plâtre ou de la craie.

Laissons à l'empirisme le soin de diviser et de subdiviser les maladies comme les traitemens. Il doit en imposer aux yeux par un appareil scientifique et par des nomenclatures. Pour nous, qui connaissons la marche simple de la nature, nous voulons, autant qu'il est possible, imiter sa simplicité. Cependant, comme il n'y a pas de remède unique anti-goutteux, nous n'avons pas la prétention d'indiquer celui que nous administrons comme un spécifique curatif de cette maladie. On ne saurait, je le répète, agir avec trop de discernement pour employer les moyens auxquels on a prétendu attribuer cette propriété. Un traitement quelconque doit être calculé sur les causes, l'espèce de la goutte, l'âge, le sexe et le tempérament. Pour combattre la périodicité de l'affection goutteuse, nous avons employé avec succès le sulfate de quinine, après avoir diminué la pléthore par des évacuations provoquées par les *purgatifs*, administrés avec réserve pour ne pas provoquer une irritation qui donne trop souvent lieu à des gastrites et des entérites, affections auxquelles les goutteux doivent être regardés comme prédisposés.

Parmi le grand nombre d'individus atteints de la goutte

qui sont venus nous consulter, les uns avaient employé un traitement empirique, les autres un traitement méthodique. Presque tous nous ont dit qu'avant d'être attaqués de la goutte, ils avaient été sujets à des affections soit érysipélateuses, soit dartreuses, à des affections mobiles en général, et où le caractère de phlegmasie était plus ou moins marqué. Il est certain du moins que, pour la goutte, soit à l'extérieur, soit à l'intérieur du corps surtout, nous n'avons vu dans les affections et les douleurs qu'elle produit, qu'un être abstrait, et nous l'avons considérée comme une phlegmasie aiguë ou chronique, intense ou légère, toujours mobile plus ou moins, et cependant susceptible de fixité.

§ III.— *Clous ou Furoncles.*

Le furoncle est une tumeur d'un rouge foncé, circonscrite, dure, élevée en pointe dans son milieu, et accompagnée d'une douleur tensive et pulsative, caractères de l'érysipèle, du phlegmon et de l'antrax. Quoiqu'il attaque toutes les parties du corps, il est plus fréquent dans celles où abonde le tissu cellulaire, savoir à la marge de l'anus, aux fesses, au scrotum, et à la partie interne des cuisses; il semble surtout choisir de préférence le voisinage des piqûres, des sangsues et des vésicatoires; son volume varie singulièrement. Il est des furoncles dont la grosseur excède à peine celle d'une tête d'épingle; mais presque toujours cette tumeur se rapproche plus ou moins d'une cerise par son étendue, et il arrive rarement qu'elle soit plus grosse qu'un œuf de pigeon.

Les furoncles sont vulgairement appelés *clous;* ce nom

leur est venu de leur ressemblance entre la saillie qu'ils forment, et la tête d'un clou.

L'apparition d'un clou atteste un sang surchargé d'humeurs corrompues, par conséquent, l'état de maladie. Pour faire disparaître cette humeur, qui n'est que le symptôme d'une affection morbifique, on ne s'occupe ordinairement que de la traiter extérieurement, surtout par des onguens; c'est une erreur. Si vous n'attaquez pas le mal à sa source, tous ces symptômes reparaîtront ou se multiplieront.

On en compte assez souvent plusieurs à la fois, ou qui se succèdent rapidement. Dans le premier cas, la personne qui en est atteinte, a de la fièvre, de l'insomnie, et du dégoût pour les alimens. Dans le second, il est rare que la douleur, quoique très-vive, soit assez forte pour imprimer au pouls un mouvement fébrile, et cet accident n'arrive que quand la tumeur offre un volume considérable.

Les causes du furoncle ne sont point locales. Assez fréquemment, deux ou trois jours avant son apparition, le malade éprouve des malaises, quelques légers frissons, et autres petites incommodités semblables, qui disparaissent en partie, ou totalement, lorsque le furoncle se manifeste de manière à pouvoir être considéré comme une métastase critique. Cependant il semble n'être en général qu'une affection symptomatique, due au rapport intime qui existe entre l'organe cutané et le système digestif. C'est effectivement le désordre des premières voies qui le provoque le plus communément. Nul âge n'est à l'abri de cette affection. Elle est quelquefois épidémique.

La terminaison s'opère constamment par la suppuration. Le furoncle s'ouvre de lui-même à sa pointe, d'où il sort un pus mêlé de sang, avec une petite masse grisâtre et fibreuse, produite par la portion du tissu cellulaire qui a été frappée de gangrène. Cette masse est appelée *bourbillon*.

Le traitement proprement dit a pour base le *purgatif*, dont l'effet principal est de rétablir les voies digestives. Quelques doses légères de ce médicament suffisent pour prévenir la récidive de la maladie. Quant au traitement local, nous dirons, dans la vue seule d'éclairer nos lecteurs, qu'il se borne à l'application d'une mouche d'*onguent de la mère*, ou d'un petit emplâtre de diachylon gommé, qu'on recouvre quelquefois d'un cataplasme émollient. Il faut employer les maturatifs jusqu'à ce que le *bourbillon* soit sorti. Alors, on entretient un peu de charpie dans l'ouverture, jusqu'à ce que l'engorgement soit dissipé. La suppuration ne le fait disparaître que très-lentement; et s'il tardait trop à se fondre, il faudrait le hâter par de doux irritans.

Nous ne saurions trop répéter que la conception des humeurs en est toujours la cause occasionnelle. Or, notre système est entièrement conforme aux observations journalières que les personnes affectées de clous ou furoncles ont confirmées. Nous avons remarqué qu'en détournant le siége de l'irritation qui se portait à la peau, le moyen que nous indiquons a toujours été couronné du succès. Nous observons néamoins que c'est après avoir laissé calmer l'inflammation locale par les bains et des lotions émollientes, que la réussite du *purgatif*, à petites doses répétées souvent, nous a été si souvent démontrée.

§ IV. — *Des Dartres.*

Les dartres sont des éruptions d'humeurs viciées, dont la présence annonce la crise d'affections intérieures, herpétiques. Ces sortes de maladies attaquent tous les âges et toutes les classes de la société. Le vice dartreux se glisse dans l'économie animale par une multitude de germes, et s'y propage par mille racines. Une foule de causes extérieures contribuent à sa production et à son développement. Une des principales est la température du pays que l'on habite.

La méthode de classification qui a été adoptée dans le grand ouvrage du professeur Alibert, démontre qu'il existe un très-grand nombre d'espèces de dartres; c'est à l'hôpital Saint-Louis qu'il les a observées sous des points de vue si différens; rien n'a échappé à son coup-d'œil observateur. L'analogie frappante de certains caractères physiques; l'influence de l'âge, du sexe, du tempérament, celle des conditions, des métiers, des habitudes; mille assertions enfin énoncées dans les livres de l'art, sur l'hérédité, la propagation, et les métastases des dartres, ont été toutes constatées dans cet établissement jusqu'à l'évidence.

Il existe donc beaucoup d'espèces de dartres; mais il serait trop long de considérer la variété de leurs symptômes, dont quelques-uns, très-effrayans, sont heureusement rares, quoique bien constatés. Nous ne parlerons que des genres de dartres les plus fréquentes : la pustuleuse et la rongeante. L'une a pour caractère spécial de produire des pustules plus ou moins volumineuses ou plus ou moins rapprochées, qui forment une croûte, laquelle se sèche, tombe et se reproduit de nouveau. L'autre apparaît aussi par des pustules et devient un ulcère rongeant. Ces deux espèces de dartres choisissent souvent le visage pour leur siége.

L'acrimonie de la bile, un vice particulier de la sérosité du sang, sont les causes occasionnelles des dartres ; elles sont héréditaires, mais non contagieuses, comme le vulgaire le croit. Leur intensité est plus grande chez les vieillards. L'influence du tempérament sur leur reproduction est d'une évidence frappante. Chez les femmes, l'époque critique du retour de l'âge peut être une des causes productives des dartres. Certaines boissons et certains alimens en rendent la propagation plus active ; une nourriture échauffante fait éprouver aux dartreux de plus vives démangeaisons.

Le traitement interne, employé ordinairement contre les dartres, ne consiste qu'en palliatifs, dont les seuls effets sont de neutraliser pour le moment la violence de l'éruption ; mais bientôt les symptômes reparaissent avec plus d'intensité. Il importe pour obvier au mal de suivre l'unique voie praticable en pareil cas, et de ramener ces éruptions aux vrais principes qui effectuent la guérison des autres maladies. Les *purgatifs* atteindront, sans aucun doute, le but désiré ; il faudra les administrer dans une proportion analogue au degré de la marche de l'affection, en employant un régime doux.

Les douches sulfureuses doivent être défendues dans les éruptions dartreuses qui viennent à la suite des maladies laiteuses, quoiqu'elles aient produit maintes fois des effets salutaires dans certaines espèces de dartres.

Nous avons dit que la cause des maladies n'était point dans le siége des symptômes; qu'il fallait la chercher dans le canal alimentaire, le laboratoire d'où partent toutes les humeurs intègres ou altérées. C'est surtout dans le traitement des dartres que ce principe se montre dans toute sa justesse. Quelques praticiens, opposés aux saines doctrines, attaquent les dartres sur la peau; ils ne font qu'entretenir le mal par des palliatifs plus ou moins heureux, et le mal, ainsi entretenu, ne fait qu'accroître et empirer en silence. Pour nous, sans le secours d'aucun de ces topiques mensongers, nous attaquons le mal dans sa source; nous évacuons les voies digestives; nous purifions les humeurs morbides par le seul moyen qui puisse les purifier toutes à la fois; le centre une fois dépouillé du germe corrupteur, la périphérie doit devenir saine et sans tache, et la peau doit être délivrée du vice dartreux. Les *purgatifs* s'administrent, en ce cas, de trois en trois jours, et le sujet doit s'abstenir rigoureusement de toute espèce d'excès.

Il ne tiendrait qu'à nous de citer ici une foule de témoignages qui tendent à prouver que c'est un des meilleurs traitemens à opposer à ce genre de maladies de la peau. Nous avons pensé qu'il serait trop long de les rapporter ici, parce que l'emploi de ce médicament, en cette circonstance, est d'une simplicité sans égale et d'un résultat souvent heureux. Il suffit d'en prendre régulièrement des doses, plus ou moins fortes; et en trois mois de temps environ, ainsi que nous le démontrent nos expériences, le malade doit être délivré de ses affections dartreuses.

Nous avons été consultés par un homme de cinquante ans, qu'avait traité le célèbre docteur Alibert, médecin du roi, qui pourtant s'est occupé spécialement des maladies cutanées, et qui a consigné des cures honorables dans son ouvrage, dont la réputation est devenue européenne. Le malade dont nous parlons, que ses fonctions forçaient de fréquenter la société, avait la figure couverte d'une dartre farineuse (*herpes furfuraceus*), et il désespérait de son état. Il faut ajouter que l'affection se portait souvent sur l'organe du poumon, et qu'alors le malade était oppressé d'une manière alarmante. Le mal et ses circonstances ont presque cédé à l'influence des *purgatifs*, et la dartre a disparu. Nous osons espérer que nous ne la verrons plus revenir; ce qui arrive souvent dans une maladie dont la curation est si difficile, et qui, semblable à l'hydre, paraît renaître d'elle-même.

Si nous avions pu douter de la vérité de ces assertions, elle nous eût été confirmée par la vue de plusieurs individus qui se sont présentés à notre bureau de consultations; les uns en effet avaient une dartre furfuracée, les autres se plaignaient d'une dartre squammeuse, celui-ci d'une dartre crustacée, celui-là d'une dartre pustuleuse. Je n'ai jamais vu de dartres rongeantes. Tous venaient invoquer un moyen pour la guérison de cette incommodité; mais, hélas! comment établir une méthode générale de traitement pour la curation des affections herpétiques? chaque espèce réclame, pour ainsi dire, des moyens particuliers.

Nous sommes persuadés qu'il y a des dartres dans lesquelles les mouvemens de la nature sont manifestement dépurateurs; dans cette circonstance, lorsque nous avons vu qu'elles étaient le résultat d'une altération particulière du système dermoïde, et que souvent elles semblaient avoir pour but d'extirper du corps une matière étrangère ou nuisible, nous avons dit franchement aux malades : *Abstenez-vous de tout remède et continuez à vous gratter.*

Nous avons toujours observé qu'il fallait souvent varier les médicamens dans les maladies chroniques et particulièrement dans le traitement des maladies cutanées ; car les substances médicamenteuses, auxquelles la nature est habituée, produisent rarement un effet salutaire. Les malades éprouvent du soulagement par l'emploi d'un remède nouveau. Les lois physiologiques expliquent aisément ce phénomène. Nous avons l'habitude de demander aux personnes qui viennent nous consulter, quels sont les remèdes qu'ils ont employés ; ceux-ci avaient fait usage de la douce-amère, ceux-là de la scabieuse ; les uns de la bardane, de la fumeterre, les autres du trèfle d'eau et du suc de pensée sauvage, que nous avions indiqué nous-même, étendu dans du petit-lait clarifié. Eh bien ! les malades attaqués de maladies dartreuses n'ont pas guéri malgré l'emploi de ces plantes, que les livres de matière médicale indiquent presque comme des spécifiques.

La saine expérience a-t-elle toujours justifié les grands éloges que l'on a donnés au soufre et à l'usage des eaux minérales sulfureuses ? Ce médicament a paru être celui qui exerce l'action la plus énergique sur ce genre d'affections. Nous ne chercherons pas à exposer comment il agit sur le système dermoïde ; mais plusieurs dartreux sont encore dartreux après en avoir fait usage.

Devons-nous donc enfin, dans cette maladie rebelle, indiquer comme spécifique l'emploi des purgatifs ? Pour résoudre la question, ne suffit-il pas de citer le professeur Alibert qu'on trouve toujours dans sa mémoire et sous sa plume lorsqu'il s'agit de diathèse herpétique. Voici comment il s'exprime : « Indépendamment des moyens » particuliers qu'on peut désigner aux praticiens, comme » spécialement appropriés à la curation des dartres, il est » des moyens généraux, dont il importe de déterminer » l'emploi : tels sont, par exemple, les purgatifs qui peu- » vent être d'un secours très-avantageux, et qui, dans cer- » tains cas, sont d'une nécessité indispensable. On observe » que l'espèce de perturbation produite dans l'économie » animale par l'action du soufre et autres préparations » médicales, donne constamment lieu à une accumulation » de matière saburrale dans l'estomac et dans le conduit » intestinal. C'est alors une indication pressante d'éliminer » le foyer impur de l'intérieur des premières voies ; si les » purgatifs sont négligés, la guérison reste incomplète ou » peu durable; au surplus ces sortes de remèdes sont plus » ou moins sagement employés, selon les âges, les indivi- » dus, les phénomènes concomitans, etc.; ils conviennent » aux enfans, aux tempéramens bilieux, dans certaines » saisons plutôt que dans d'autres. »

Nous avons employé souvent, chez les individus qui sont venus nous consulter, le traitement consigné dans les ouvrages de matière médicale. Nous avons échoué, en voulant calmer l'irritation par des applications émollientes, par des bains tièdes, par des boissons délayantes, adoucissantes, même par un régime doux et végétal; nous avons vu des malades, qui avaient l'estomac épuisé par la grande quantité des tisanes faites avec la douce-amère, la fumeterre, le trèfle d'eau, la scabieuse, la pensée sauvage, la patience, la saponnaire, l'écorce d'orme pyramidal, etc.; nous avons employé quelquefois, comme auxiliaires, les extraits de ciguë, de belladone, les anti-scorbutiques, les antimoniaux, les mercuriaux et les sulfureux.

Nous connaissons un cas, dans lequel le docteur Alibert, en circonscrivant la dartre dans une sphère donnée, et en cautérisant la circonférence, est parvenu à ralentir les progrès de l'extension, qui menaçait toute la portion du scrotum.

---

§ V. — *De l'Ophtalmie* ou *mal d'yeux*.

L'ophtalmie peut se définir une phlegmasie de la conjonctive ; nous n'entrerons pas dans le détail des causes qui peuvent produire cette affection.

L'organe de la vue, si compliqué dans sa structure, si délicat dans toutes ses parties, est l'objet d'une négligence coupable et presque générale ; je ne puis donc qu'applaudir au zèle de M. Reveillé-Parise lorsqu'il la signale dans son *Hygiène oculaire*. « On évite avec soin, dit-il, un son » qui blesse l'oreille ; l'odorat n'est flatté que par des » odeurs suaves, le goût ne veut que des saveurs douces, » d'un piquant agréable, jamais âcres et brûlantes ; le » toucher même ne cherche que les corps polis, les » formes rondes, les surfaces adoucies ; par quelle fa- » talité faut-il donc que la vue, d'une sensibilité bien » autre que celle des autres sens, soit continuellement » blessée par des excès de tout genre dans le régime ; » par des lumières trop vives ou peu ménagées, souvent » artificielles ; par une application sans relâche ; par des » contrastes de couleurs toujours éclatantes et tranchées ; » par cet amas d'objets brillans qui nous entourent, et » dont les reflets lumineux frappent les yeux en tout temps, » en tous lieux, et dans toutes les directions ? »

Cet organe est exposé à une foule innombrable d'affections pathologiques, sans qu'on puisse leur assigner aucune cause externe, aucune lésion venue du dehors.

Les engorgemens de la conjonctive, les épanchemens sanguins et lymphatiques, des excroissances cancéreuses, l'accroissement des humeurs viciées et aqueuses, enfin une foule d'autres lésions organiques se manifestent spontanément, et quelquefois avec des caractères effrayans.

Il serait sans doute plus que dangereux d'attaquer le mal dans l'organe même qui semble en être le siége, et le remède alors serait quelquefois un inconvénient.

Les bains de pied sont en général fort utiles dans tous les cas où le sang se porte en grande abondance vers la tête. Ils ont l'avantage de pouvoir être administrés autant qu'on le juge à propos, et répétés tous les jours, ou même deux fois par jour, ils n'affaiblissent point comme font les bains entiers. Ils offrent donc, dans l'ophtalmie, une ressource précieuse qu'on ne doit pas négliger. On aura soin que l'eau soit aussi chaude que le malade pourra le supporter. Dans presque tous les cas d'ophtalmie, on pourra verser dans ce bain une poignée de sel gris et un quart ou la moitié d'une bouteille d'*essence éthérée*, qui communiquera à l'eau des propriétés stimulantes.

Très-souvent l'ophtalmie est purement symptomatique, et dépend d'une irritation fixée sur l'appareil gastro-intestinal. En effet, c'est principalement à la conjonctive et aux paupières que la tuméfaction et la douleur s'établissent et persistent le plus long-temps dans les érysipèles de la face, parce qu'elles sont entretenues par l'état maladif des premières voies. Ce cas présente quelques indications particulières à remplir : d'abord la plénitude, la dureté et la fréquence du pouls, la violence de l'inflammation, la céphalalgie surorbitaire, la teinte jaunâtre du visage, l'amertume de la bouche, l'enduit épais et limoneux de la langue, la perte de l'appétit, les nausées, en un mot tous les symptômes de l'affection du système gastrique se réunissent pour éclairer sur la nature de l'affection. Alors les saignées seraient nuisibles et exaspéreraient la phlegmasie : il faut mettre le malade à l'usage des boissons laxatives ; le petit-lait ou le bouillon aux herbes, auxquels on ajoute quelques cuillerées de *purgatif*, ont obtenu un fréquent succès ; on a souvent aussi retiré beaucoup d'avantage des lavemens mêlés avec trois ou quatre cuillerées de ce médicament.

Parlerons-nous ici des moyens externes ou topiques, connus généralement sous le nom de collyres? Ces derniers sont émolliens, anodins, astringens ou résolutifs. Lorsque l'œil est très-irrité et très-douloureux, les collyres émolliens réussissent, tels que l'eau tiède, une décoction de guimauve ou de graine de lin dissoute dans une quantité d'eau suffisante dont on lave les yeux. Le lait chaud sera utile; mais il ne faut pas abuser de ces moyens, et aussitôt que les douleurs ne seront plus aiguës, on doit associer les résolutifs aux émolliens, parce que l'usage trop long-temps continué de ces derniers relâcherait les vaisseaux de la conjonctive, et ferait dégénérer en ophtalmie chronique, celle qui d'abord était aiguë. Lorsque les ophtalmies sont dues à une cause externe, le sulfate de zinc et l'acétate de plomb ont été singulièrement vantés, dissous simplement dans l'eau, ou mêlés avec une décoction de sureau, de mélilot ou de camomille, à la dose de quelques gouttes. On imbibera aussi une compresse qui sert à couvrir l'œil pendant la nuit.

Nous connaissons un individu atteint d'une inflammation à la conjonctive, qui durait depuis long-temps, à laquelle on avait d'abord vainement opposé les saignées et les antiphlogistiques. Dans la consultation que nous lui avons transmise, j'avais pensé qu'en établissant un point d'irritation à la nuque, je déplacerais peu à peu la cause de l'ophtalmie, et que je parviendrais à guérir cette maladie ; cependant un vésicatoire appliqué sur cette partie manqua son effet : cela était subordonné à certaines particularités individuelles ; je crois donc que ce remède n'est couronné de succès que chez les personnes nerveuses et très-sensibles, chez lesquelles la douleur prédomine sur tous les autres élémens de l'inflammation. Au contraire, chez les individus bilieux et sanguins, et en général chez les personnes d'une constitution robuste, loin d'opérer une dérivation salutaire, le vésicatoire stimule et nuit en pareil cas plus souvent qu'il ne soulage.

Tout sert donc à démontrer que les purgatifs peuvent offrir un moyen de curation entière et qui ne présente aucun inconvénient. Les autres médicamens ne sont que des palliatifs toujours insuffisans, et souvent dangereux.

Si l'on réfléchit sur la pensée fondamentale de cet ouvrage, que nous avons démontrée jusqu'à l'évidence, si l'on est bien convaincu des rapports plus que sympathiques des fonctions digestives avec l'universalité de nos organes et de nos appareils, on devra, dans une ophtalmie, de quelque nature qu'elle soit, se hâter de recourir à l'emploi des purgatifs. Cette diversion, que notre remède produira, ne tardera pas à soulager l'organe de la vue, et les humeurs, purifiées dans les voies digestives, n'arrivant plus aux yeux avec les qualités délétères qui avaient déterminé l'affection, le malade se sentira soulagé, et sera guéri en peu de temps.

Il nous faudrait un volume entier pour transcrire les lettres qu'on nous adresse de toutes parts, pour nous féliciter sur le succès de notre méthode dans plusieurs cas pathologiques.

Nous avons sous les yeux une femme attaquée de l'*amaurosis*, qui était chez elle le produit d'une métastase laiteuse, et dont le mal a totalement cédé à l'usage réitéré de ce médicament.

Nous avons reçu la lettre suivante d'un professeur de belles-lettres, qui fut complètement guéri d'une ophtalmie par le même remède.

« Monsieur,

» Une application constante à l'étude, même pendant les heures de la nuit, m'avait singulièrement affaibli la vue. Une inflammation de cet organe me permettait à peine de soutenir quelques instans de lecture. Conformément à l'avis d'un médecin, je m'abstins pendant quelques semaines de tout exercice relatif à mes fonctions. Ce repos ne rendit pas à mes yeux la vigueur qu'ils avaient perdue. J'usai alors de plusieurs remèdes extérieurs, tout aussi inutilement. Une humeur séreuse finit par se répandre sur l'organe qu'avait abandonné l'inflammation; je ne voyais plus qu'à travers mille nuages détachés qui le parcouraient en tout sens, et le matin, en me réveillant, mes paupières, collées l'une à l'antre, ne pouvaient se séparer qu'après avoir été bassinées avec de l'eau de plantain; mais alors ce n'était qu'avec beaucoup de peine que je supportais l'éclat du jour. Un de mes amis, arrivé de la capitale, à qui je parlai de ce mauvais état de mes yeux, me dit : *Eh! mon ami, tout ce que tu fais pour te guérir est absolument inutile; il faut attaquer le mal dans sa source; il faut tarir cet écoulement de sérosité qui s'est dirigé vers ton organe visuel. C'est un bon purgatif qu'il te faut prendre. On parle beaucoup de celui dont l'effet ne manque point pour la guérison de l'ophtalmie.*

» J'ai suivi ce conseil de mon ami ; j'ai fait prendre chez votre pharmacien, en notre ville, une bouteille de ce médicament ; j'en ai fait l'usage indiqué. Le traitement a duré un mois, et depuis huit jours ma vue se trouve parfaitement rétablie.

» Je vous salue,

» M**, professeur
» et bachelier ès-lettres. »

Strasbourg, ce 25 avril 1820.

Un jeune homme, s'étant présenté à notre bureau de consultations, nous exposa qu'il était atteint par une ophtalmie que nous plaçâmes dans le genre chronique après son inspection, et surtout d'après la narration du consultant; cette ophtalmie qu'il attribuait à des excès de travail, à des lectures assidues, n'avait été provoquée que par un vice particulier de sa constitution, qui réclamait l'usage des moyens propres à combattre ce vice. L'imagination du malade se reportait sur une répercussion rhumatismale ou dartreuse, mais il se trompait sur ce genre de métastase fort rare vers l'orbite des yeux. C'était plutôt une diathèse scrofuleuse qui, généralement, est la plus fréquente de toutes les ophtalmies chroniques, particulièrement chez les enfans qui y sont plus sujets que les adultes. Nous nous déterminâmes à lui conseiller un exutoire vers la région du col, en lui prescrivant d'entretenir soigneusement cette dépuration. Les moyens internes appropriés aux scrofules, tels que les antiscorbutiques, les amers, les mercuriaux, et surtout un sirop dans lequel la ciguë fut ajoutée, lui furent ordonnés. Une grande amélioration suivit ce traitement, qu'il termina par quelques doses de *toni-purgatif*, qu'il s'était procuré à Rouen, et sa cure fut complète. Nous avons eu occasion de revoir ce jeune homme depuis quelques jours; c'était pour nous remercier de nos bons avis, et pour nous demander l'adresse du pharmacien chargé de vendre à Paris ce médicament, afin qu'il pût se procurer encore un flacon de ce même *purgatif*, auquel il attribuait seul le succès de son entière guérison.

Mgr. l'évêque de Namur, vieillard vénérable de quatre-vingts ans, avait la vue tellement affaiblie, qu'à peine pouvait-il voir avec le secours des lunettes. Il fit acheter, il y a peu de temps, chez M. Hustin, employé de la poste, quelques flacons d'*essence éthérée*. Le 16 juillet de cette année 1823, nous apprîmes, avec une bien douce satisfaction, par une lettre de cet employé, en date du 11 du même mois, que ce respectable prélat avait parfaitement recouvré, grâces à cette précieuse *essence*, la vue qu'il était sur le point de perdre entièrement, et qu'il avait retrouvé, comme il l'a dit lui-même, *ses yeux de quinze ans*.

Un individu de cinquante ans environ, est venu nous consulter sur une opthalmie chronique qui affectait la conjonctive palpébrale, laquelle avait succédé à une ophtalmie aiguë; elle n'était caractérisée que par une douleur qui n'avait lieu que par momens, par la rougeur et le gonflement des paupières, par la faiblesse de la vue, et un larmoiement continuel; il attribuait cette espèce spécifique à un virus syphilitique; nous eûmes de la peine à le détromper sur ce point, puisque les organes sexuels étaient exempts d'infection, et qu'aucun autre symptôme concomitant n'avait apparu. Il avait en vain employé les collyres d'abord émolliens et ensuite répercussifs. Nous avons cru devoir lui indiquer un régime nouveau dans ces alimens et ses boissons; nous n'avons pas négligé de lui prescrire les pédiluves irritans dans lesquels l'*essence éthérée* était employée; les lavemens fréquemmens administrés, dans lesquels on ajoutait une très-forte dose de *toni-purgatif*, qui avaient été précédée d'un seton à la nuque. Ce malade va infiniment mieux, et s'applaudit du traitement que nous lui avons ordonné.

---

§ VI. — *De la Fièvre et des Fébrifuges.*

Lorsque l'on considère l'immensité d'écrits sur les fièvres, les théories versatiles, la variété des opinions, les savantes divagations, les commentaires sur des faits contestés, l'on se trouve condamné à la plus pénible hésitation ; on ne sait quel système on doit adopter.

Si le plan de ce paragraphe nous permettait de faire l'exposition et de tracer l'histoire des fièvres, quel serait notre guide ? Des milliers de volumes ont été écrits sur ces maladies. Partout nous trouvons de beaux modèles isolés de description ; nous admirons des classifications plus ou moins ingénieuses ; mais nous sommes réduits à errer dans le vague, dès que nous cherchons dans les livres, des moyens d'acquérir des connaissances positives sur la nature, sur les causes prochaines des fièvres, et sur leur curation.

Les pathologistes, prenant souvent les effets pour les causes, confondant les symptômes avec les lésions qui les produisent, ont placé dans leurs cadres, comme fièvres essentielles, des maladies qui, selon nous, ne doivent point en porter le nom.

L'illustre auteur de la nosographie philosophique, le professeur Pinel, guidé par l'analyse, a répandu de vives lumières dans ce cahos. Dans certains ordres de fièvres, comme il le remarque dans son ouvrage, la série successive des symptômes se développe avec une sorte de régularité et d'harmonie, quels que soient d'ailleurs l'agitation et l'état souffrant du malade, ce qui annonce une réaction favorable et fait présager une terminaison heureuse. Dans d'autres ordres, des symptômes nerveux et spasmodiques n'offrent qu'irrégularité ou désordre, des alternatives d'irritation ou d'affaissement, enfin, des signes sinistres qu'on a notés dès la plus haute antiquité, et qui ont été reconnus et confirmés par l'observation des médecins les plus habiles de tous les siècles.

Les fièvres sont les maladies les plus familières à l'espèce humaine; ce sont aussi celles sur lesquelles des esprits faux et superficiels se sont exercés avec le plus de liberté, ou plutôt avec le plus de désavantage pour les progrès de la science. Comment se reconnaître dans le dédale informe où nous jette une érudition vaste et sans choix? Comment espérer d'en sortir heureusement?

Ces maladies ont été observées et décrites dans tous les climats et pendant les saisons les plus variées. On connaît tous les écueils dans lesquels on peut tomber. Hippocrate les avait observées et tracées en homme de génie, dès le berceau de la médecine. Il a pourtant laissé une foule d'objets incomplets, si l'on en excepte les signes fondamentaux du pronostic. En devons-nous être surpris? ne fallait-il pas le concours de plusieurs siècles d'observations, pour tracer en particulier les caractères génériques des fièvres continues, soit bénignes, soit délétères, et pour les considérer, soit dans leur état de complication, soit dans d'autres variétés accessoires propres à modifier leur marche? Le père de la médecine a-t-il pu, à une époque aussi reculée, exposer les formes si singulières et si disparates que prennent quelquefois les fièvres gastriques ou bilieuses, distinguer et approfondir les fièvres muqueuses, considérées dans leurs divers types, déterminer le caractère dangereux des fièvres intermittentes pernicieuses, et les moyens presque sûrs d'en suspendre le cours?

Discuter ces différents systèmes, leur assigner la place qu'ils méritent, résoudre enfin un problême qui me paraît d'une difficile solution, n'est point dans le cadre de mon ouvrage. Mon but est d'éclairer le lecteur et non de l'éblouir par des mots. Comme ces divisions et les subdivisions de ces divisions, qui s'étendent à l'infini, n'ont à mon avis porté que sur des fondemens frivoles, et obtenu qu'une vogue passagère, je n'envisagerai ici que les fièvres intermittentes, desquelles notre médicament, employé comme fébrifuge, a souvent triomphé. La dénomination de fébrifuge n'est peut-être pas exacte, ni précise, puisqu'aucun médicament n'agit sur la fièvre elle-même, par une propriété spécifique qui neutralise cette maladie comme un alkali neutralise un acide; il serait donc plus exact, dans le langage de la matière médicale, de dire qu'il n'existe pas de fébrifuges, proprement dits. Néanmoins comme on observe beaucoup de médicamens qui par leur manière d'agir sur les propriétés vitales, s'opposent à la récidive des affections morbides périodiques, et particulièrement à celle des fièvres d'accès; comme les médicamens auxquels nous avons eu recours pour la guérison des fièvres intermittentes sont de ce genre, je leur ai conservé le nom de fébrifuges, tout vague qu'il puisse être, parce qu'il est consacré depuis long-temps par l'usage.

Ce serait peut-être faire la satire la plus amère de la médecine que de rapporter ici les principes fondamentaux du traitement des fièvres, et d'indiquer toutes les substances végétales ou minérales, qu'on a tour à tour mises en usage pour les guérir.

Les substances qui agissent d'une manière évidente contre les fièvres intermittentes, sont très-nombreuses, et paraissent, à la première inspection, appartenir à des classes différentes de médicamens; cependant elles peuvent toutes, d'après leurs effets immédiats sur l'économie animale, se ranger dans deux divisions principales, celle des excitans et celle des toniques.

Notre plan n'est pas de citer ici les substances minérales, ou végétales, ou alkalines, les toniques végétaux simplement astringens, les toniques végétaux astringens et amers. Lorsque le praticien cherche à produire une médication antifébrile, proprement dite, il tend toujours à déterminer primitivement une excitation ou une sorte d'astriction, plus ou moins étendue, sur le canal intestinal.

Le médecin qui désire produire un effet prompt pour prévenir le retour des accès, détermine une excitation momentanée sur le canal intestinal et quelques évacuations alvines. Quoi de plus utile alors qu'un médicament, dont l'effet immédiat est de tonifier en même temps que d'évacuer? Il est bon cependant dans plusieurs cas d'associer ce médicament avec les amers; alors les propriétés vitales, troublées par l'effet du paroxisme fébrile, reviennent à leur rithme naturel, les mouvemens s'exercent d'une manière plus régulière, le frisson diminue, et la fièvre disparaît par degrés, tandis qu'en même temps les organes digestifs, qui sont, ordinairement, principalement affectés, reprennent peu à peu leur énergie ordinaire, ainsi que les organes des sens et de la locomotion.

Mais en quoi consiste réellement la propriété antifébrile? C'est ce que nos connaissances chimiques ne nous permettent pas encore d'apprécier, et ce que nous ignorerons peut-être toujours : comment se rendre compte des effets de tel ou tel médicament sur l'économie animale?

Ce n'est point pendant l'accès de la fièvre intermittente que le *purgatif* doit être administré; un tel mode serait plus que dangereux : c'est dans l'intervalle des accès, dans le moment de l'*apyrexie*. La nature, plus calme, se montre alors moins rebelle à l'effet de ce médicament. En conséquence, on en prépare l'administration par quelques boissons délayantes, par de l'oximel ou eau miellée. Si, après sept quarts d'heure, les selles ne survenaient pas, il faudrait en faire reprendre au malade une seconde dose, et ainsi de suite.

Que l'on se méfie des vomitifs que les médecins vulgaires et routiniers administrent en pareille circonstance. Les commotions qu'ils occasionnent doivent être infiniment nuisibles à des corps déjà épuisés par des accès, et l'expérience journalière en démontre évidemment le danger. Il nous faudrait un volume pour énumérer tous les cas, parvenus à notre connaissance, sur les suites graves des vomitifs administrés pendant la fièvre.

Parmi les consultations que nous avons données verbalement ou par écrit, relativement aux fièvres intermittentes, nous avons remarqué que les symptômes suivans ont presque toujours eu lieu : des lassitudes spontanées dans les membres, des bâillemens, la durée de l'accès était plus ou moins longue, il était presque toujours accompagné de frisson et de claquement de dents, la peau sèche, pâle, livide ou marbrée ; la bouche sèche, la respiration gênée, le pouls fréquent, serré et inégal, l'urine pâle ; ensuite un développement de chaleur, la peau rouge, le pouls développé et fréquent ; enfin une sueur plus ou moins abondante de la tête, du tronc et des membres. Après l'accès, du malaise, de la fatigue et de la faiblesse.

Lorsque le malade qui nous consultait était atteint d'une de ces fièvres dans le printemps, nous l'avons laissé parcourir toutes les périodes de l'accès, et nous n'avons administré nos médicamens que vers la terminaison de la maladie, qui ordinairement se termine plns promptement qu'en automne. Nous avons toujours fait attention dans l'une et l'autre circonstance à l'embarras gastrique et intestinal, et ce n'est en général qu'après que les symptômes d'irritation étaient calmés que nous avons indiqué les remèdes dont nous parlons si souvent dans cet ouvrage.

CHAPITRE VII.

Maladies des femmes. — De la menstruation ou âge nubile. — Fleurs blanches ou leucorrhée. — Allaitement, maladies laiteuses. — Age critique des femmes.

§ Ier. — *Maladies des Femmes.*

La femme, privilégiée par la nature sous tant de rapports, semble avoir été condamnée à la douleur par cette nature même. Celle qui fait les délices de la société, ne reçoit, pour ainsi dire, que des tourmens en échange; et sa beauté même tire son principe de sa faiblessse.

Le Créateur, qui veille avec tant de soin à la conservation de son ouvrage, a voulu réunir l'homme et la femme par des liens indissolubles, je veux dire par le besoin. Il a donné à l'homme la force pour défendre la beauté impuissante, et à la femme, la beauté pour enchaîner et dominer la force qui doit la protéger.

Aussi les règles changent-elles dans le traitement à suivre à l'égard de la femme, et dans les précautions à prendre pour conserver sa santé, ou pour réparer ses malheurs et ses pertes.

Moins élevée dans sa stature, chez elle le système des

os est plus grêle et moins fourni; les articulations moins saillantes ajoutent à la légèreté de ses mouvemens, mais elles en diminuent l'énergie; le cœur moins volumineux occasionne une circulation moins rapide; le cerveau est moins étendu que chez l'homme; il faut en dire autant des deux lobes du poumon, ce qui contribue à ralentir l'activité de la respiration. Son tempérament est en général muqueux et lymphatique. Le tissu cellulaire est très-abondant sur toute la surface de son corps; c'est à son abondance qu'elle est redevable de la blancheur de son teint, ainsi que de l'exubérance de ces sucs blancs qui l'exposent à de si grandes altérations.

Plus faible en général, et plus susceptible d'impressions que l'homme, elle doit s'observer davantage. Environnée d'écueils, qu'elle n'a pas la force de franchir, elle ne saurait marcher avec trop de prudence. Tous les excès lui doivent être interdits; elle ne peut impunément abuser de rien. Nous ne cesserons donc pas de lui recommander la tempérance, la sobriété, l'usage des alimens de facile digestion, l'abstinence des vins trop généreux ou des liqueurs fortes, un exercice modéré, un sommeil pas trop prolongé, surtout une manière de se vêtir qui l'expose moins aux intempéries des climats et saisons. Mais comment la persuader sur ce dernier article? la mode parle, et parle toujours impérieusement pour ce sexe. N'aimera-t-il pas mieux payer de sa santé, de sa vie même, une obéissance passive à ce despotisme, que d'écouter les conseils de la raison? Nous ne parviendrons peut-être pas à nous faire entendre, mais nous serions coupables de ne l'avoir pas essayé.

Depuis sa naissance jusqu'à l'âge de puberté, la femme ne présente que les maladies communes à l'autre sexe, la dentition, le carreau, la petite-vérole, la rougeole, la coqueluche, les convulsions, les maladies vermineuses, etc., Il n'en est pas de même à l'âge de puberté. C'est alors qu'une grande révolution s'opère dans son système, qu'un ordre de phénomènes nouveaux à ses yeux vient déranger ses idées, et lui présenter un nouvel être au milieu d'elle-même. La nature se prépare à un grand sacrifice; elle y prélude par de grandes commotions. Les organes de la génération, abandonnant leur nullité première, prennent une sorte de turgescence qui les rend le centre de la vie même, et qui fournit la solution de tous leurs écarts et de toutes leurs douleurs.

C'est à cette époque que la fièvre *ménorrhagique*, les pâles couleurs, les accès d'hystérisme, déclarent à la femme une guerre si acharnée. C'est alors que l'œil de la mère est indispensable pour arrêter les excès et pour consoler la douleur de sa fille. C'est à cet âge que le corps a besoin d'être évacué, d'être livré quelquefois à une faiblesse artificielle, pour dompter l'énergie des passions et le délire de l'imagination. Point de spectacles voluptueux, point de lectures lascives, beaucoup d'amusemens, et de la frugalité.

Le corps de la vierge est un foyer d'acides qui produisent tous ces goûts dépravés qui la portent à prendre pour absorbans des substances désagréables au goût. Or, il faut paralyser ces acides par des évacuations. Chez les jeunes filles que nous avons dirigées jusqu'à ce jour, nous avons suivi les indications d'après notre système.

La femme, à l'âge que nous décrivons, n'a fait encore que le premier pas dans la carrière qu'elle est condamnée à parcourir. Les soins du ménage, les peines domestiques, la conception, les neuf mois de la gestation, les douleurs violentes de l'accouchement, plus cruelles peut-être que les neuf mois de souffrances qui l'ont précédé, les suites de couches, l'assiduité de l'allaitement, les précautions qu'il exige, l'assiégent successivement. Chaque jour enfin de son existence matrimoniale doit ajouter une épine à sa couronne, et multiplier les altérations de sa santé. Le lait surtout, ce liquide dont la présence ajoute au titre heureux de mère le titre méritoire de nourrice, le lait, par les altérations et les déviations qu'il peut subir, est pour elle la cause ou l'occasion d'une foule de maladies.

Si la mère a la barbarie de ne point allaiter son enfant malgré l'abondance et la pureté de son lait, elle en est bien punie par les conséquences inévitables de la suppression forcée de ce lait. La femme qui allaite, quoique moins exposée, ne laisse pas que d'être placée dans une foule de circonstances qui favorisent des altérations et des maladies. Le tissu cellulaire étant plus distendu chez elle, une sécrétion d'un nouveean genre venant à s'établir, elle doit nécessairement se trouver dans un nouvel ordre de chances morbifiques, et c'est ce que l'expérience journalière nous démontre. Nous allons nous occuper un instant de ces différens cas, et de leur traitement.

On voit des femmes qui, outre le lait qu'elles fournissent à leur nourrisson, en rendent encore une quantité considérable; cette sécrétion superflue doit à la longue les fatiguer et épuiser leur santé; l'excès d'abondance dans le corps humain, finit presque toujours par produire l'excès de privation. Les femmes, ainsi affectées, doivent éviter les mets liquides et chauds. Les viandes rôties leur conviennent. Les excitans de la peau, tels que les frictions, pour lesquelles nous avons toujours employé avec succès l'*essence éthérée*, enfin les bains de mer sont très-bien indiqués dans ce genre d'affection.

Il existe une affection contraire : c'est la suppression entière du lait.

Le symptôme de la suppression du lait, c'est l'affaissement des mamelles dans le temps de l'allaitement. Une impression vive de l'âme, l'influence d'un froid subit, peuvent en être les causes. Dans le premier cas, il faut ramener le calme dans l'âme de la malade, lui prodiguer les consolations, dissiper ses frayeurs. Dans le second cas, la succion répétée du nourrisson, des applications chaudes sur le sein, parviennent souvent à ramener la sécrétion laiteuse. Il faut avouer pourtant que cette suppression est sans danger chez la plupart des femmes. Cependant, comme la prévoyance, en médecine ainsi qu'ailleurs, est mère de la sûreté, une femme chez laquelle la suppression du lait n'aura produit aucun résultat fâcheux, ne doit pas s'endormir avec sécurité; elle doit entraîner par les évacuations dans le canal alimentaire un liquide qui, n'existant plus dans les mamelles, son séjour naturel, devient nuisible partout ailleurs. Les *purgatifs* lui sont sagement indiqués; par là elle se met à l'abri de tout malheur. La métastase laiteuse peut avoir lieu; par ce mot nous entendons le déplacement du lait qui survient lorsqu'il ne coule plus dans les mamelles. Ces métastases sont ou causes de maladie, ou concomitantes d'une maladie, et, dans ce dernier cas, la circonstance accessoire doit nécessairement agraver les maladies principales. Le lait refoulé vers les organes étrangers à sa sécrétion, y porte un désordre quelquefois funeste. De là les inflammations à la matrice, la phthisie pulmonaire, les aliénations mentales, la perte de la mémoire, etc.; terribles leçons qui, plus efficaces que celles de la sagesse, devraient apprendre aux femmes, aux mères, aux nourrices, à se surveiller sans cesse, et à éviter tous ces dangers, autant dans l'intérêt de leurs nourrissons que dans celui de leur santé!

Quelquefois ces maladies sont chroniques. Nous renvoyons à ce sujet aux différens articles de notre ouvrage qui traitent en particulier des maladies chroniques : les maladies aiguës sont moins de notre ressort. Mais après l'expiration de ces maladies, que la femme n'oublie pas nos préceptes, et qu'elle évacue dès que les forces de la convalescence le lui permettront. C'est le moyen de prévenir une foule de maladies, conséquences tardives de celle à laquelle elle vient d'échapper.

La femme, sauvée de toutes ces révolutions, ne doit jamais perdre de vue que la modération en tout est l'unique préservatif de son sexe. Qu'elle fuie les excès des plaisirs bruyans, des nuits prolongées dans le tumulte des réunions; qu'elle évacue souvent, si elle veut non-seulement déraciner le principe du mal que le lait occasionne, mais encore se ménager des jours moins exposés, moins tourmentés, dans un âge que la nature semble frapper d'une espèce de réprobation : je veux parler de ce qu'on appelle vulgairement l'*âge critique*.

Ce moment est marqué par la cessation de la menstruation, moment orageux et souvent décisif, grande convulsion de la fécondité qui expire, et souvent de la vitalité qui s'éteint! Quand une femme traverse sans danger cette époque, on la voit se raffermir, reprendre des forces, de l'éclat, et souvent pousser sa carrière fort loin. Le plus grand nombre doit cette heureuse chance à la manière dont elles ont soigné leur santé le reste de leur vie. Pour plusieurs d'entre elles, c'est le plus souvent le grand jour des vengeances, destiné à punir une longue série d'écarts.

En résumé, la femme abondante en mucosités, la femme dont le tempérament est essentiellement lymphatique, est exposée dans tous les temps à une exubérance dangereuse d'humeurs. La plupart d'entre elles, pour se guérir, prennent force lavemens; ce moyen d'évacuation n'agit que sur les dernières voies, et devient presque toujours à la longue une habitude qui n'opère plus rien. Le seul moyen d'évacuer complètement, c'est le *purgatif*, dont l'action s'étendant sur toute la surface du canal alimentaire, opère la délivrance entière des glaires qui sont leur véritable fléau. C'est à elles principalement que ce médicament est spécialement recommandé : il flattera leur palais en soulageant leur système. Un journal l'a appelé le *Purgatif des dames et du jeune âge;* puisque les papilles nerveuses de la bouche ressentent une impression de liqueur à la rose. Cette manière de se purger est donc bien préférable à toutes les médecines employées jusqu'à ce jour.

§. II. — *De la Menstruation.*

On entend par ce mot une évacuation sanguine qui a lieu par la vulve chez les filles en état de puberté, et chez les femmes, à des époques périodiques, le plus souvent de vingt-huit à trente jours. Elle commence dans nos climats à l'âge de douze à quatorze ans, et finit à celui de quarante-cinq ou cinquante.

On ne peut se dissimuler que lorsque cette évacuation commence à se déclarer pour la première fois, elle ne soit accompagnée de symptômes plus ou moins fâcheux, selon le plus ou moins de facilité qu'elle éprouve à se manifester. En effet, à cette époque, la matrice recevant un grand accroissement, devient le centre vers lequel la nature dirige toutes les forces de la vie. De passive qu'elle était, elle acquiert une sensibilité et une irritabilité qui, portées tout-à-coup au plus haut degré, exercent l'influence la plus active sur tout le reste de l'économie. Alors, de toutes les parties du corps, une très-grande quantité de fluides y vient abonder; il en résulte un état de gonflement, d'engorgement, de pléthore même, qui donne lieu à la plupart des phénomènes qu'on remarque dans cette circonstance.

Au moment où la menstruation va s'établir, il se manifeste assez généralement, chez les jeunes filles, un écoulement d'une matière fluide, blanchâtre, presque toujours le prélude de l'évacuation menstruelle; elle s'annonce le plus généralement par des agitations générales, des douleurs vagues, des pesanteurs dans les lombes et les cuisses, des engourdissemens dans les membres; les mamelles se gonflent et se durcissent; les parties sexuelles se tuméfient; les yeux sont tristes, abattus, douloureux; la tête est attaquée de vertiges, de pesanteurs; il y a des anxiétés précordiales; une chaleur vive se concentre vers l'épigastre (partie supérieure de l'abdomen); des bâillemens, des pandiculations se succèdent tour à tour; enfin, cet état dure jusqu'au moment ou l'évacuation sanguine se manifeste au dehors.

Dès que la menstruation aura pris le cours que lui indique la nature, il faudra veiller avec soin à ce que rien ne gêne ou n'empêche son retour périodique. La seconde époque doit être surtout l'objet d'une attention particulière. Dans les climats froids, dans les saisons rigoureuses, les jeunes filles en cet état doivent éviter les intempéries de l'air, l'usage de l'eau froide, les impressions trop vives, de quelque nature qu'elles soient, et surtout la contrariété; l'extrême susceptibilité qui les affecte alors, fait à ceux qui les approchent un devoir de ne point irriter chez elles le système nerveux. La troisième, la quatrième époque ne demandent pas moins de précautions. Je dirai plus : les femmes soigneuses de leur santé, celles même chez qui la menstruation se succède le plus régulièrement, devraient s'astreindre toute leur vie à ce régime hygiénique. C'est le moyen infaillible d'éviter une suppression, source intarissable de maladies.

Cette première éruption n'a pas moins d'influence sur le moral que sur le physique de la jeune fille. A cette époque remarquable de sa vie, elle devient triste et mélancolique; elle s'abandonne à de douces rêveries, et des larmes involontaires s'échappent de ses yeux.

Il n'est point rare qu'à la première apparition du flux menstruel, les jeunes filles n'éprouvent de très-grands désordres. Ils arrivent principalement lorsque la menstruation est remplacée par quelque autre évacuation qui répond à la périodicité des règles, sans qu'elles en soient incommodées, ou bien lorsque les règles n'ont pas lieu du tout, ce qui cause aux femmes beaucoup de dérangement dans la santé.

Les évacuations qui peuvent remplacer les règles, sont, d'une part, des fleurs blanches ou un dévoiement; et de l'autre, des suppurations plus ou moins abondantes, provoquées par un vésicatoire, un cautère, un ulcère quelconque. Dans ce cas, il serait imprudent d'abandonner la jeune fille ou la femme à de pareilles évacuations; elles finiraient par la jetter dans un état irrémédiable de faiblesse et de langueur. (Voir ci-après notre article des *Fleurs blanches*).

Quand la menstruation ne peut avoir lieu, et qu'elle se trouve suspendue par l'effet d'un vice organique quelconque des parties de la génération, sans être remplacée par aucune évacuation étrangère, c'est une grave circonstance, toujours accompagnée d'accidens; elle demande beaucoup de précautions, et la connaissance certaine des véritables moyens de guérison.

La grossesse et l'allaitement sont des causes ordinaires de la suppression des règles, sans que la santé de la femme en soit dérangée en aucune manière. Pendant la grossesse, le sang menstruel paraît évidemment destiné à fournir au produit de la conception les sucs nécessaires à son accroissement. Il en est de même pendant l'allaitement. Quant à la disparition des règles pendant l'*âge critique*, nous renvoyons nos lecteurs au paragraphe suivant.

La thérapeutique relative à la menstruation a deux objets principaux : 1°. les signes précurseurs de sa première manifestation ; 2°. sa suppression et les désordres qui en sont la suite. Dans ces deux circonstances, le *toni-purgatif* est de la plus grande utilité. Le flux menstruel étant une excrétion comme toutes les autres, il est indispensable d'en provoquer la sortie, en dégageant les viscères des matières qui les obstruent.

Parmi le grand nombre d'observations que nous pourrions citer ici, de jeunes personnes chez lesquelles l'apparition des règles occasionnait des maladies, ou de femmes mal réglées, qui nous ont témoigné leur satisfaction, nous nous bornons aux observations suivantes.

Une jeune dame infiniment recommandable, madame la comtesse de L***, sur la réputation du *toni-purgatif*, vint, il y a quelque temps, nous consulter sur l'emploi de ce médicament, et sur son influence sur le flux menstruel. Tantôt ses règles se supprimaient, tantôt elles reparaissaient à de longs intervalles, et en petite quantité : de là, constipation, défaut d'appétit, douleurs, pesanteur de tête, vertige, malaise presque général et continuel. Elle s'était adressée à plusieurs médecins ; elle avait, mais en vain, exécuté leurs ordonnances, et mis à contribution les officines de plusieurs pharmaciens. Deux bouteilles de *purgatif* et un flacon d'*essence éthérée* lui rendirent la santé.

Trois mois après, cette dame nous écrivit qu'elle *voyait périodiquement, et que tous ses maux avaient disparu.*

Une mère de famille amena dans notre bureau de consultations sa demoiselle, qui nous parut d'une constitution forte et d'un tempérament sanguin; cependant l'apparition de ses règles éprouvait des difficultés; les symptômes suivans s'étaient manifestés : cette demoiselle avait de fréquens maux de tête, des bouffées de chaleur, des tintemens d'oreille, des étourdissemens; son sommeil était interrompu, elle éprouvait quelquefois des mouvemens convulsifs, elle pleurait, soupirait sans motif; la pulsation de son pouls était vive et fréquente; elle était oppressée, tourmentée de coliques, fatiguée du moindre exercice, elle se plaignait surtout de pesanteur vers les reins, et de douleurs au bas-ventre. Ces derniers phénomènes, en nous révélant le travail de la nature, nous indiquèrent les moyens curatifs. Dans ces circonstances, le *toni-purgatif* ne nous parut pas d'une indication précise et absolue. Malgré notre répugnance pour les sangsues, et dans la persuasion qu'une main sage peut quelquefois, pour le bien de l'humanité, tirer parti des poisons même, nous avons consenti à l'application des sangsues à la vulve, en prenant toutefois les précautions nécessaires pour que le remède ne fût pas pire que le mal, et n'exposât pas la malade aux dangers décrits dans un de nos paragraphes précédens. Nous avons en outre prescrit des médicamens révulsifs, des bains de pieds sinapisés et aiguisés avec une quantité proportionnée d'*essence éthérée*; nous avons conseillé un régime alimentaire modéré et rafraîchissant, des bains de siége, un exercice très-fréquent, enfin des distractions de toute espèce. Nous avons appris la réussite de ce traitement.

L'année dernière, une jeune fille, accompagnée par son père, se trouvait dans le même cas que la précédente; elle éprouvait quelque symptômes de congestion vers la tête, mais sa figure était sans couleur, ses yeux sans éclat, son pouls sans vigueur; elle ressentait de faibles palpitations, les artères temporales battaient avec peu de force; elle digérait avec peine, elle désirait des alimens indigestes, ou même totalement indigestibles; elle se plaignait de pesanteur à la partie supérieure de l'abdomen, de leucorrhée. Dans ce cas, nous avons interdit absolument toute émission sanguine; elle eût retardé, empêché même l'accomplissement des vœux de la nature; mais le *toni-purgatif* a été administré avec le plus grand succès; nous le lui avons conseillé en boisson et dans des lavemens; quelques pédiluves irritans avaient précédé. Nous avons prescrit une alimentation nourrissante et réparatrice, l'usage du bon vin, du thé, du café pur presque sans sucre, des bains de siége fort chauds, un exercice fréquent et peu fatigant. Ces moyens curatifs et ce régime ont obtenu le plus heureux succès. L'apparition du flux menstruel a fait disparaître tous les symptômes dont nous avons parlé.

Mlle. Berg**, âgée de dix-huit ans, avait eu, dès l'âge de dix ans, les glandes engorgées. A l'époque où la menstruation parut, il lui survint sur l'épaule et sur la partie supérieure des bras un grand nombre de petits boutons rouges à leur base et blancs à leur sommet, et d'où découlait une matière ichoreuse. De tous ces boutons il se forma une immense dartre humide, contre laquelle furent employés sans succès, pendant quatre ans, les bains et toutes sortes de tisanes. La mère de cette jeune et intéressante personne, après tant de dépenses inutiles, ne savait plus, comme l'on dit, à quel saint se vouer, lorsqu'en 1822, elle entendit parler des guérisons opérées par le *toni-purgatif*, dans des cas semblables à celui où se trouvait sa fille. Elle se rendit avec la malade à notre bureau de consultations. Nous prescrivîmes d'abord l'usage de quelques *grains de santé*, ensuite des doses successives du *toni-purgatif*, accompagnées d'un régime approprié à la nature de la maladie. Trois mois après, la dartre avait diminué, sans laisser aucun accident après elle. La jeune personne recouvra la gaîté avec la santé, et la régularité du flux menstruel mit le dernier sceau à sa parfaite guérison.

---

§ III. — *Fleurs blanches* ou *leucorrhée.*

C'est une affection active ou passive de la membrane muqueuse de l'utérus et du vagin, accompagnée d'un écoulement humoral, qui, loin d'être toujours blanc, comme l'indique son nom, est singulièrement variable par sa couleur. Cet écoulement dépend tantôt d'une phlegmasie aiguë ou chronique, tantôt d'une asthénie profonde de l'organisme, quelquefois de l'introduction d'un virus dans l'économie animale.

Notre plan, dans ce paragraphe, n'est pas d'entretenir nos lecteurs des écoulemens leucorrhéiques les plus violens, qui ont rapport avec le virus vénérien dont nous parlerons à l'article *Maladies syphilitiques*. L'affection morbifique dont il est question, en est très-souvent indépendante. D'ailleurs, nous devons élaguer ce vain et faux système d'érudition dont les auteurs ont obscurci cette matière, et nous ne pouvons en général nous livrer à des détails que semblent repousser la simplicité, la briéveté et le but même de cet ouvrage. Nous ne parlerons donc ni des formes diverses que peut affecter la leucorrhée, ni même de ses variétés.

Dans une maladie produite par des causes si multipliées, et susceptible de se montrer sous tant d'aspects différens, il est utile d'appeler l'attention des malades sur les symptômes les plus apparens, afin d'offrir, pour ainsi dire, certains points de ralliement propres à lui servir de guide dans les indications thérapeutiques. Mais il n'est point indifférent de prendre telle ou telle base pour cette distribution secondaire, qui doit être essentiellement pratique, c'est-à-dire, fondée sur des phénomènes constans, pris surtout parmi des causes réunies d'après leur analogie d'action. Pourquoi donc diviser le catarrhe utérin en dix espèces entièrement déterminées d'après la couleur de l'écoulement? Le célèbre professeur Pinel, ayant senti le vice inhérent à toutes les divisions admises avant lui, prit, dans ses leçons, pour base d'une nouvelle distribution, les causes du catarrhe utérin: il en admit cinq variétés sous les titres: 1°. de *constitutionnelle*, 2°. *de métastatique*, 3°. de *syphilitique*, 4°. par *irritation locale*, 5°. par *suite de couches*.

1°. La leucorrhée *constitutionnelle* est un écoulement muqueux, atonique, de la membrane utéro-vaginale, qui paroît tenir à une disposition particulière de l'organisation. Elle peut être transmise aux malades par leurs parens, ou être le résultat de causes qui ont agi insensiblement et d'une manière permanente sur la constitution de l'individu depuis sa naissance. Cette espèce est très-fréquente.

La leucorrhée *accidentelle*, qui n'en diffère que par la cause, est la plus commune de toutes. Suivant nous, elle résulte de causes accidentelles connues, différentes de celles qui sont désignées dans les autres variétés. Dans leur nombre peuvent être placées la suppression des exutoires, d'une hémorrhagie, l'introduction des substances nuisibles dans l'économie, des affections morales, des irritations accidentelles.

2°. Leucorrhée *métastatique*. On peut appeler ainsi les catarrhes utérins qui remplacent les sécrétions ou excrétions établies par la nature, en suivant leur marche et en prenant souvent leur caractère et leur force. Quoique cette variété ait plusieurs rapports avec la précédente, elle en diffère cependant en ce qu'elle est le supplément d'une évacuation naturelle, ce qui est un caractère essentiel et un point capital dans le traitement de cette affection, puisqu'on ne doit y voir, la plupart du temps, qu'une évacuation supplémentaire que la nature emploie pour se débarrasser d'un liquide, qui, se trouvant en excès dans l'organisation, en trouble manifestement l'harmonie.

3°. Leucorrhée *syphilitique*. Cette variété reconnaît pour cause unique l'introduction du virus vénérien dans l'économie animale. C'est toujours par le contact des parties malades qu'on contracte la leucorrhée syphilitique accidentelle, qui ne diffère en rien quelquefois de la syphilis elle-même, ou du moins qui nous offre une des formes sous lesquelles cette maladie se présente. (*Voir notre paragraphe relatif aux* maladies syphilitiques.)

4°. Leucorrhée *par irritation locale*. Sous ce titre on peut comprendre un flux muqueux qui s'établit tout-à-coup pendant le cours et le plus souvent vers la fin d'une maladie aiguë, dont il est ordinairement une heureuse solution. Ce n'est que sous le rapport de la différence du traitement que nous envisageons cette variété.

5°. Il en est de même de l'espèce qui survient à la suite des couches.

Si nous voulons avoir des idées positives sur le mode d'action des causes de la leucorrhée, renonçons aux explications immédiates et ne nous occupons que des propriétés vitales, des fonctions organiques et de leur dérangement.

Nous voyons, par exemple, qu'il existe des sympathies ou rapports manifestes entre la peau et les membranes muqueuses; que, dans plusieurs circonstances, l'un de ces organes supplée à l'autre; que, d'un autre côté, la suppression de la sueur est la cause la plus ordinaire des catarrhes, tandis que la cessation des sécrétions muqueuses, par une cause inflammatoire, rend la peau sèche et non perspirable; c'est donc dans les lésions sympathiques et autres analogues, qu'il faut rechercher en observateur attentif les causes prochaines du catarrhe utérin. Ce sont elles qui sont la source de ces fluxions, de ces irritations mobiles ou métastatiques, qui affectent tel ou tel organe, suivant qu'il est plus ou moins disposé à devenir le siége d'une maladie. Le produit de toutes ces causes existantes, quelles qu'elles soient, est une irritation et une sécrétion ou excrétion muqueuse, plus ou moins abondante, de la membrane qui tapisse l'intérieur de la matrice et du vagin.

La leucorrhée est ordinairement très-irrégulière; l'écoulement continu varie beaucoup dans sa quantité, sa couleur, sa densité; il y a absence absolue, ou retour irrégulier d'inflammation; nulle tendance vers la guérison, et durée illimitée. Cet état est accompagné le plus souvent d'une langueur et d'une pâleur générales; les malades éprouvent un sentiment de tiraillement dans l'estomac; il y a lenteur dans les mouvemens; la face devient bouffie et blafarde; quelquefois le ventre se gonfle; le tissu cellulaire des membres inférieurs s'infiltre, et laisse l'impression du doigt qui le comprime; l'estomac très-affaibli ne digère qu'incomplètement; il survient même des vomissemens observés par Hippocrate. Cette affection a d'ailleurs presque toujours une si fâcheuse influence sur la santé, qu'il est impossible d'indiquer toutes les altérations maladives qu'elle entraîne; souvent elle affecte profondément le moral et plonge le malade dans une sorte de mélancolie.

Quel est le traitement prophilactique de la leucorrhée? quel en est le traitement curatif? Le *traitement prophilactique* est intimement lié à la stricte obrervance des principes de la morale, de l'éducation et de l'hygiène publique, qui ont pour l'ordinaire une grande influence sur la vie et la santé des hommes. Pour se convaincre de cette vérité, il suffit de jeter un coup d'œil rapide sur la population de ces campagnes, salubres par leur exposition et par leur sol, où les habitans font beaucoup d'exercice et se livrent aux travaux rustiques. On n'y voit point, ou presque point de femmes sujettes aux fleurs blanches. Cette fâcheuse infirmité est, au contraire, le plus souvent reléguée dans les villes populeuses, spécialement chez les habitans des quartiers humides et presque toujours dérobés aux rayons du soleil. Là, une foule de femmes naissent leucorrhéiques, ou le deviennent sous l'influence des lieux et de beaucoup d'autres circonstances, parmi lesquelles il faut noter les maladies vénériennes, l'usage abusif des chaufferettes, la mauvaise nourriture, l'abus des liqueurs spiritueuses.

Quoi de plus important que de fortifier l'organisation, soit pour prévenir la maladie, quand on a de justes motifs de la craindre, soit pour repousser ses atteintes? Pour arriver à ce résultat, il convient de soustraire les jeunes filles aux influences débilitantes de l'humidité et de la chaleur par une vie active et des exercices convenables à leur âge. Nous avons vu bien souvent réussir l'administration des frictions sur la colonne vertébrale, avec l'*essence éthérée et balsamique*, et quelques verres d'eau sucrée dans lesquels on ajoutait quelques gouttes de cette même essence.

Le *traitement curatif*, lorsque la leucorrhée est récente et simple, consiste à préserver l'organe malade de toutes les causes capables d'accroître son état d'irritation. Ainsi, le repos, des boissons délayantes, quelques bains, suffisent pour aider une heureuse solution. Si, au contraire, la leucorrhée était devenue chronique, un traitement délayant ou antiphlogistique ne ferait que prolonger l'écoulement, en relâchant encore davantage le tissu membraneux dont le système exhalant se laisse pénétrer passivement. C'est donc une médication tonique et dérivative qu'il faut employer; or, l'*essence éthérée et balsamique* d'une part et le *toni-purgatif* de l'autre, remplissent merveilleusement ces indications.

Nous avons demandé à plusieurs femmes qui sont venues nous consulter, quel avait été leur traitement? les unes nous ont dit avoir employé le quinquina, les préparations martiales sous diverses formes, d'après des ordonnances de plusieurs médecins; d'autres avaient fait usage des infusions amères; d'autres, enfin, avaient eu recours aux eaux de Vichy; enfin, une autre, dans une intensité profonde, avait employé l'extrait de cigüe, des bains de siége, de vapeur, des injections, des fomentations variées et reitérées. Nous leur avons indiqué le *toni-purgatif*, comme un dérivatif, d'après l'expérience d'une foule de personnes du sexe, qui avaient obtenu des succès non équivoques dans le catarrhe utérin, ancien et rebelle.

Quelques personnes nous ont dit qu'après avoir employé une tisane purgative pendant un mois, elles avaient été guéries d'une leucorrhée ancienne, pour laquelle tous les remèdes avaient été infructueux; quelquefois nous avons indiqué l'infusion de rhubarbe. On pourrait citer, en faveur des purgatifs, des faits tirés des ouvrages d'Hoffmann; on a souvent parlé de la guérison de la femme de Bœthus, obtenue par Galien : ce fut au moyen des purgatifs hydragogues que cet illustre médecin fit cesser une leucorrhée que ses confrères n'avaient pu guérir.

Dans beaucoup de leucorrhées n'associe-t-on pas avec avantage les toniques aux purgatifs? La vertu fortifiante des uns favorise l'action dérivative des autres. Combien les *grains de santé du docteur Franck*, qui jouissent d'une propriété purgative et tonique, ne sont-ils pas éminemment indiqués! il serait inutile de relater ici les succès que nous avons obtenus par ces trois moyens réunis, *l'essence éthérée et balsamique*, *les grains de santé* et le *toni-purgatif*.

Dans le nombre des personnes qui nous sont redevables de leur guérison, il en est une dont nons mentionnerons l'observation suivante :

Une jeune personne récemment mariée, d'une complexion phlegmatique, qui n'avait eu jusqu'à l'époque de son mariage que quelques atteintes de fleurs blanches, éprouva des symptômes d'une augmentation imprévue. Dès ce moment, elle digéra mal, éprouva des dégoûts et un malaise jusqu'alors inconnu; la maigreur remplaçait déjà une sorte d'embonpoint dont elle jouissait. Elle n'avait pas osé, par une pudeur mal entendue, avouer à son médecin qu'elle avait des fleurs blanches. Un jour son mari se présenta à notre bureau de consultations, pour nous demander quel serait le meilleur traitement à employer. Nous lui fîmes l'observation que nous adressons souvent, lorsque le malade ne se présente pas lui-même, que les médecins ne sont pas sorciers, que nous devions connaître ce qui avait précédé, accompagné et suivi la maladie de son épouse, et que nous désirions en conférer avec elle. Elle vint en effet nous transmettre les détails nécessaires; après les avoir analysés et comparés les uns avec les autres, indépendamment de quelques circonstances inhérentes à l'organisation de la jeune mariée comme une affection morale (c'était d'ailleurs à une époque de l'année où la saison est pluvieuse), nous lui observâmes que ses vêtemens étaient trop étroits et trop découverts; elle éprouvait une grande faiblesse d'estomac, une perversion dans l'appétit journalier, de la répugnance pour des jouissances dont elle avait peut-être abusé; déjà quelques médicamens bannaux, que le commérage indique trop souvent, n'avaient produit aucun succès. Cette dame était assez heureuse pour pouvoir aller à la campagne; je lui donnai le pronostic satisfaisant que le retour de la belle saison, l'air pur qu'elle allait respirer, l'exercice très-fréquent et poussé jusqu'à la fatigue, beaucoup de distractions, une nourriture tonique, des viandes rôties, un vin généreux pris en petite quantité, des frictions journalières sur la colonne vertébrale avec l'*essence éthérée et balsamique*, quelques doses de *toni-purgatif*, et ensuite quelques bains de siége presque froids, dans lesquels on ajouterait quelques cuillerées de cette même essence, lui rendraient bientôt la santé. Elle partit, suivit exactement ces conseils, et nous venons d'apprendre que sa guérison était complète.

En général, dans nos consultations relatives aux fleurs blanches, nous avons remarqué les causes suivantes : les affections tristes, les erreurs de régime, de perversion ou de perte de l'appétit ; des digestions laborieuses. Nous avons toujours avec succès conseillé l'habitation à la campagne, lorsqu'il y a possibilité ; des vêtemens de laine sur la peau, les frictions sèches et aromatiques avec l'*essence éthérée* ; beaucoup d'exercice, une nourriture tonique, souvent et dans plusieurs cas des bains dans lesquels le sel marin était employé à très-haute dose, et quelquefois la gomme ammoniaque.

Nous avons observé une de ces affections qui était *constitutionnelle ;* mais nous n'avons pas cherché à la guérir, crainte des métastases qui auraient pu en être la suite.

§ 4. — *Des maladies laiteuses.*

Les maladies laiteuses sont celles qui affectent particulièrement l'organe mammaire, et qui tiennent essentiellement à la sécrétion du lait. Cet organe est, en effet, le seul où se sécrète le lait, où ce fluide se retrouve avec les caractères qui le distinguent. Les maladies laiteuses, proprement dites, sont donc nécessairement d'abord purement locales; lorsqu'elles se lient à des phénomènes morbides, généraux et de certaine durée, c'est qu'il survient une maladie dépendante de l'affection locale, ou qui coïncide avec elle. Il ne faut pas confondre avec les maladies laiteuses, toutes celles qui peuvent dépendre de la lactation, et même certaines affections locales de la mamelle, qui arrivent si fréquemment pendant l'époque de l'allaitement, mais qui sont étrangères au lait. Nous ne considérons comme maladies essentiellement laiteuses, que la fièvre de lait, les altérations physiques de ce fluide, son excessive excrétion, sa suppression, et la métastase laiteuse.

La fièvre de lait est commune à presque toutes les nouvelles accouchées; quelques-unes cependant ne l'éprouvent jamais; elles est plus légère chez celles qui allaitent que chez celles qui n'allaitent pas, et son intensité paraît être en raison de la pléthore générale et de l'intensité des humeurs qui affluent vers les mamelles. Cette maladie, si toutefois c'en est une, est le résultat nécessaire de la révolution qui s'opère naturellement vers l'organe mammaire, et des changemens qui ont lieu dans l'excrétion lochiale. Cette révolution fluxionnaire et fébrile se manifeste au plus tôt quarante heures après l'accouchement, et au plus tard le quatrième jour: le plus souvent, c'est le deuxième et le troisième jour, trois fois vingt-quatre heures après l'accouchement.

Les altérations physiques du lait sont, sans doute, assez nombreuses; mais cette partie de l'histoire des maladies laiteuses nous est encore inconnue; tout ce que l'on a dit à ce sujet n'est qu'hypothétique, ou ne repose encore que sur un très-petit nombre d'expériences et de faits. Peut-être cette partie sera-t-elle, un jour, éclairée par une bonne analyse chimique.

L'excrétion excessive du lait n'altère point d'abord d'une manière sensible la santé des femmes qui fournissent une quantité considérable de ce fluide. Deyeux et Parmentier rapportent, dans leur *Analyse sur le lait*, qu'une femme, âgée de vingt-trois ans, et accouchée depuis quatre mois, nourrissait son enfant, et lui fournissait deux livres de son lait en vingt-quatre heures. Cependant, d'après des observations certaines, on ne peut révoquer en doute qu'un écoulement laiteux trop abondant ne remplace toutes les autres excrétions, et ne précipite la malade dans un état de phthisie, et quelquefois dans une sorte de cachexie. Les toniques et le régime animal sont les moyens les plus efficaces de combattre cette *diathèse* laiteuse. La personne qui en est affectée doit s'interdire tous les alimens liquides et chauds, et ne vivre que de viandes rôties et froides. Les bains sulfureux, les bains de mer et tous les excitans de la peau sont, en général, très-recommandables. Plusieurs femmes, attaquées de ce diabète mammaire, n'ont eu qu'à se féliciter de l'*essence éthérée*, administrée en forme de frictions.

La suppression du lait se manifeste, plus ou moins promptement, par la délitescence de la mamelle, sans aucun autre symptôme qui puisse faire présumer le développement d'une affection morbide quelconque. Elle peut être déterminée soit par une vive émotion de l'âme, soit par l'action d'un froid subit sur le corps en général, ou sur les mamelles en particulier. Lorsque cette suppression n'est liée à aucune autre maladie, c'est une affection simplement locale, qui cesse avec la cause qui l'a produite. Des applications très-chaudes sur le sein, des boissons chaudes, toniques et excitantes, la succion répétée des nourrissons, suffisent ordinairement pour ramener les fluides qui gonflaient d'abord les mamelles, et ranimer la sécrétion laiteuse. Si une grande frayeur ou un chagrin profond est cause de la suppression, il faut, pour seconder les moyens physiques, ramener le calme dans l'esprit de la malade, lui donner des consolations, des distractions, sans quoi il serait à craindre que le lait ne se tarît sans retour, et qu'il ne survînt ensuite quelques maladies secondaires, par le refoulement des humeurs qui distendaient d'abord les mamelles.

Les mêmes causes de la suppression complète du lait, peuvent agir, en diminuant seulement, dans une proportion plus ou moins grande, la quantité de cette humeur, sans la tarir complètement. Les moyens, convenables dans la suppression complète, doivent alors être mis en usage.

La diminution plus ou moins prompte de la quantité

du lait n'est pas toujours un effet morbide, et ne peut être constamment considérée comme le résultat d'une véritable suppression : il est des femmes, très-bien constituées d'ailleurs, chez lesquels l'organe mammaire n'est pas cependant assez développé pour fournir à la sécrétion de cette humeur. La mamelle se gonfle d'abord, mais le lait se tarit bientôt, malgré la succion répétée de l'enfant, sans qu'il en résulte aucun accident.

La métastase laiteuse est un déplacement, une rétrocession du lait, accompagnées d'autres symptômes morbides. Tantôt elle se manifeste au début d'une maladie, et fait partie des signes qu'on observe au moment de l'invasion ; tantôt elle est le premier symptôme morbide qui se présente ; alors elle précède tous les autres et peut être considérée comme une des causes des accidens qui surviennent ensuite. Dans certains cas, elle n'arrive que plus ou moins long-temps après le développement de la maladie, et peut être regardée comme un de ses effets.

Lorsque cette métastase coïncide avec les premiers symptômes d'une maladie qui survient pendant l'allaitement, elle ne peut être considérée ni comme cause, ni comme effet ; elle complique seulement la maladie principale et ajoute à sa gravité. Il peut arriver toutefois qu'elle ne soit qu'un symptôme secondaire, si la maladie, par exemple, commence par un frisson, car il est vraisemblable que ce frisson agira aussitôt sur les mamelles ; mais dans beaucoup de cas où il n'y a pas de frisson, la suppression du lait se déclare en même temps que les autres symptômes, de sorte qu'on ne peut admettre aucune antériorité dans la série de ces symptômes.

Les métastases laiteuses sont souvent consécutives à des symptômes de maladies aiguës ou chroniques préexistantes. Une femme qui allaite est atteinte d'une maladie aiguë: la sécrétion de son lait n'est pas d'abord troublée, et, pendant plusieurs jours, elle continue de nourrir son enfant; mais, tout-à-coup, le lait se tarit, et les symptômes de la maladie s'aggravent; il est impossible de ne pas admettre ici les effets d'une répercussion ou d'une métastase consécutive. Cette métastase est comparable à ces répercussions des phlegmasies cutanées, qu'on rencontre particulièrement chez les enfans. Une rougeole est répercutée sans cause connue : il survient une pneumonie qu'on attribue d'abord à la répercussion de la rougeole, et l'on trouve à l'ouverture du cadavre une pneumonie latente, et une affection tuberculeuse des poumons déjà ancienne. L'allaitement, en épuisant les forces, agit, chez une femme attaquée de phthisie pulmonaire, d'une manière analogue à une maladie : il accélère la marche des tubercules, qui deviennent souvent, à leur tour, un principe d'irritation, et un dérivatif des humeurs laiteuses d'autant plus puissant qu'il est placé près de l'organe mammaire.

Gardons-nous de confondre la métastase consécutive des humeurs laiteuses, qui a toujours lieu plus ou moins promptement, avec la diminution lente et progressive du lait, qui finit même par se tarir complètement dans les maladies aiguës et chroniques, par suite de la diminution des forces et de la débilité extrême de la malade : il est évident que, dans ce cas, il n'y a point de métastase.

Il y a des maladies qui surviennent pendant l'allaitement, et qu'on nomme improprement *laiteuses*. Les femmes qui nourrissent, quoique beaucoup moins exposées aux maladies que celles qui se dispensent de remplir ce devoir de la maternité, n'en sont pas moins placées dans une situation très-propre à favoriser le développement d'une foule de maladies. Celles auxquelles la lactation prédispose particulièrement, indépendamment des *laiteuses* proprement dites, sont des phlegmasies aiguës et chroniques des tissus blancs; des membranes séreuses, des glandes, et spécialement de la glande mammaire. Les nourrices sont surtout très-exposées à contracter des fluxions et des rhumatismes chroniques. La lactation tend aussi à aggraver les maladies chroniques en général, et à leur faire faire des progrès.

Dans l'état actuel de nos connaissances, doit-on admettre des abcès ou des dépôts formés par le lait? Les amas purulens qui se manifestent pendant la durée des couches ou de l'allaitement, sont-ils analogues à tous ceux qu'on observe dans les différentes phlegmasies qui ont lieu à tout âge et dans les deux sexes? Les affections qu'on a appelé apoplexie laiteuse, pleurésie laiteuse, diarrhée laiteuse, fièvre putride laiteuse, ne sont-elles pas des apoplexies, des pleurésies, des diarrhées, des fièvres putrides, comme toutes celles qui se rencontrent hors le temps des couches et de l'allaitement, avec suppression ou métastase des lochies ou du lait, ou sans suppression ni métastase?

On a donné le nom de *lait répandu* à des maladies très-différentes les unes des autres; mais plus particulièrement à de simples rhumatismes chroniques, très-fréquens chez les femmes qui ont eu des enfans; à des névralgies; à des maladies du tissu des organes, compliquées de douleurs rhumatismales ou nerveuses. Comme les sudorifiques et les purgatifs réussissent assez souvent dans ces maladies, les médicamens antilaiteux, qui sont ordinairement des sudorifiques ou des purgatifs, ont été employés avec succès; ils ont contribué à perpétuer les opinions populaires sur les *maladies laiteuses*. Nos observations journalières confirment l'efficacité du *toni-purgatif* pour les maladies dans lesquelles il nous a été positivement démontré une véritable répercussion du lait. Il y a des symptômes pathognomoniques, sur lesquels nous avons basé l'administration de notre médicament, qui a obtenu un succès complet dans ces maladies.

Une femme de campagne des environs de Paris, âgée de trente ans, et mère de plusieurs enfans, avait, comme plusieurs femmes de sa classe, négligé les précautions nécessitées par les suites des couches. Elle fut bien punie de sa négligence. Son téton droit fut crevassé en plusieurs endroits, et le coude du bras du même côté fut attaqué d'une tumeur blanche, qui se développait sur la partie spongieuse de l'os. Quelques médicamens qu'elle eût employés contre ces crevasses et cette tumeur qui s'était tournée en abcès, elle était loin d'être guérie, et l'Esculape ordinaire qui la soignait, ne pouvait s'empêcher de prévenir un cancer au sein, et une carie de l'os spongieux du coude. Ce médecin, sur une indication de la mère de la jeune femme, vint à soupçonner, avec raison, qu'une métastase laiteuse, combinée avec des glaires du canal digestif, était cause de ces ravages. Il eut le bon esprit de prescrire à la malade l'usage du *toni-purgatif*, dont il connaissait l'efficacité dans les affections, suites de l'accouchement. Il était assez instruit pour en prescrire les doses convenables à sa malade. Lorsqu'elle fut guérie, il n'hésita point de rendre hommage à la vertn du médicament, de la santé recouvrée par son intéressante *pratique.* (Ce mot existe dans la lettre qu'il nous a écrite au sujet de cette guérison.)

Une dame est venue nous consulter; elle attribuait toutes les incommodités dont elle nous a fait la narration, à un *dépôt laiteux*: c'est ainsi qu'elle s'exprimait. Malgré notre prévention contre ce système, il nous fut presque démontré que la métastase laiteuse était consécutive à des symptômes d'une maladie chroniqne déjà préexistente, le lait s'était tari par un accident imprévn pendant qu'elle nourrissait son dernier enfant; cette circonstance avait aggravé les douleurs dont la malade se plaignait; il nous fut donc impossible de ne pas admettre ici les effets d'une répercussion qui devait avoir beaucoup contribué au développement de la maladie, si même ils ne l'avaient pas fait naître. Cette probabilité acquit chez moi une espèce de certitude. Je conseillai donc un traitement presque analogue à une suppression des menstrues et des lochies. Il y avait complication saburrale, ce qui nous détermina pour l'usage des *grains de santé* suivis du *toni-purgatif*. Cette dame s'applaudit de nos conseils, et se trouve infiniment mieux portante.

§ V. *De l'âge critique des Femmes.*

L'âge critique! ce nom seul inspire la crainte et commande la défiance. Essayons cependant d'apprendre à ses victimes à vaincre les dangers dont il les menace. C'est aux deux extrêmes de la vie, l'enfance et la vieillesse, que la femme n'éprouve que les incommodités communes à l'autre sexe. Le milieu de sa carrière, comme nous l'avons démontré, est rempli de maux qui lui sont particuliers, et qui empoisonnent ses plus douces jouissances. Tant qu'elle est un objet de culte, enivrée d'encens; la main rigoureuse de sa destinée la frappe jusque sur ses autels, au milieu des hommages qu'on lui rend. Ce n'est point impunément qu'elle devient nubile, épouse et mère. Chacun de ses titres les plus chers est pour elle un brevet de douleurs. Elle ne peut faire un pas sans crainte, un mouvement sans danger; elle ne peut espérer quelques instans de calme qu'en voyant s'évanouir tous les prestiges de l'illusion; encore doit-elle acheter ce repos par les plus rudes épreuves, par les plus pénibles sacrifices.

Ce passage difficile est ce qu'on appelle l'*âge critique*; c'est une espèce de compte de sa vie passée que la femme vient rendre au tribunal de la nature. Malheur à celle qui ne peut présenter à son juge que des travers ou des erreurs! cette époque est souvent pour elle un arrêt de mort. Cette crise, dans nos climats, s'opère de quarante-cinq à cinquante ans, lorsque le printemps n'est plus pour elle qu'en perspective, et l'automne bien près de son déclin. Pour la supporter sans accident, elle doit avoir le courage de se soumettre à toutes les règles de l'hygiène. Ses alimens, ses boissons, ses vêtemens, ses plaisirs, ses habitudes, enfin tous les agens physiques et moraux qui peuvent faire impression sur elle doivent être réglés avec la plus stricte sévérité.

La femme assez heureuse pour échapper aux périls de cette époque, voit s'ouvrir pour elle une nouvelle carrière, moins brillante à la vérité, mais plus tranquille, privée de plaisirs illusoires, mais presque exempte d'infirmités; juste compensation de ses souffrances précédentes. Elle peut même espérer de la pousser assez loin, et d'atteindre presque la barrière que la nature semble avoir prescrite à l'espèce humaine, et contre laquelle viennent se briser tous les efforts de notre vitalité : cette digue fatale est un siècle. La femme reste presque toujours en-deçà; l'homme seul a quelquefois la force de la franchir. On voit peu de femmes centenaires, on en voit beaucoup d'avancées en âge.

A cette époque, la femme frappée de stérilité, mais débarrassée d'une évacuation incommode, ressemble à ces arbres antiques, l'honneur de nos vergers; moins riches de sève, ils ne produisent plus de fruits; les parasites s'en éloignent, mais les bonnes gens aiment à se rafraîchir sous leur ombre. Privée d'un culte extérieur et souvent mensonger, c'est en elle-même qu'elle doit chercher ses jouissances, et puiser ses ressources.

Il en est de la disparition des règles, comme de leur première éruption; ainsi que cette dernière, elle a ses anomalies, ses variétés, qui ne sont ni moins nombreuses, ni moins intéressantes. On voit des femmes qui *perdent* de très-bonne heure; ce sont ordinairement celles chez qui la première apparition a été très-précoce ; il en est d'autres, au contraire, qui jouissent de la faculté d'être réglées jusque dans un âge très-avancé. Tous les auteurs, Haller, entre autres, citent des exemples de femmes qui étaient réglées à quatre-vingts ans et au-delà ; quelques-unes également qui sont devenues grosses bien au-delà du terme ordinaire. Les exemples de longévité chez les femmes ne sont pas rares, et chez la plupart on observe (c'est une remarque à faire) qu'outre les avantages de pousser leur carrière fort loin, elles avaient également joui de la faculté d'être réglées très-tard ; mais en général on doit se défier des écoulemens qui outrepassent la cinquantaine ; le plus souvent ces menstruations ne sont qu'un véritable état de maladie, dont on doit chercher à déterminer la cause et le siége, afin d'en combattre plus efficacement les fâcheux effets.

Le plus ordinairement, la cessation des règles ne se fait pas d'une manière subite, à moins qu'elle n'ait lieu par suite d'un accident, comme une peur, une chute, une grande maladie, un événement malheureux, etc., etc. ; mais la nature, long-temps auparavant, avertit la femme du changement qui va s'opérer chez elle, par une diminution toujours plus marquée de l'évacuation menstruelle. Du moment où les règles se dérangent chez une femme qui a passé la quarantaine, il est rare qu'elles reparaissent ensuite avec régularité ; au contraire elles diminuent toujours de plus en plus jusqu'au moment où elles cessent sans retour. Lorsque la cessation se fait d'une manière régulière, la femme n'est exposée à aucun danger ; mais, pour profiter de cet avantage, il faut qu'elle ait constamment joui d'une bonne santé, que ses règles aient toujours marché d'une manière conforme au vœu de la nature, qu'elle n'ait point mené une vie intempérante, et qu'elle n'ait point vécu dans les plaisirs des sens et la débauche; celles, au contraire, qui ont donné dans des écarts de toute espèce, et chez lesquelles les règles ont éprouvé toutes sortes de dérangemens, doivent s'attendre à être les victimes des maux les plus cruels au moment de l'âge du retour.

Cependant, avant de traiter de quelques maladies auxquelles les femmes sont sujettes au moment de la disparition des règles, voyons comment, dans l'ordre le plus naturel, la cessation a lieu.

Un des premiers événemens, qui surviennent lorsque les règles sont sur le point de disparaître, c'est une irrégularité dans leur apparition, soit pour le temps, soit pour la durée, soit pour la quantité surtout, sans que la femme en soit sensiblement incommodée. Quelquefois elles reviennent tous les quinze jours, d'autres fois elles sont plusieurs mois sans paraître; souvent, après une ou deux menstruations peu abondantes, il survient un flux immodéré, qui est assez fréquemment suivi d'un écoulement blanc, qui, même dans quelques cas, remplace le sang menstruel, et qu'il faut respecter. Ces changemens ne peuvent arriver sans que la femme n'en éprouve quelques inquiétudes, certaine qu'elle est alors d'arriver à une époque fatale; il faut la rassurer et l'instruire d'avance des événemens qui se succéderont, de peur qu'elle n'en soit effrayée. Les femmes doivent être d'autant plus attentives à observer les règles de conduite qu'il faut leur tracer à cette époque, que le bonheur du reste de leur vie dépend souvent du soin qu'elles prennent alors de leur santé. Si la cessation a lieu sans trouble, les femmes semblent renaître, et poussent leur carrière au-delà de celle de la plupart des hommes. Mais pour quelques femmes qui jouissent en effet de ce bonheur, combien ne s'en trouve-t-il pas qui périssent victimes des maladies qui les assiégent à cette époque orageuse de la vie, ou dont la santé reçoit des atteintes plus ou moins profondes!

Les maladies les plus ordinaires de cet âge résultent, d'une part, de l'état de relâchement et du défaut d'action des organes de la génération; et, de l'autre, de la tendance, et, pour ainsi dire, de l'habitude que le sang conserve de se porter vers ces parties. Sans doute, il faut aussi mettre au rang des causes de ces maladies les changemens remarquables qui s'opèrent dans l'organisation générale de la femme, tels que la sécheresse et la rigidité de ses parties solides, la diminution et l'épaississement de ses fluides : elle éprouve alors des engourdissemens dans les membres ; des bâillemens involontaires annoncent la surcharge des poumons; de la plénitude de ces organes résulte la difficulté de respirer, des tintemens d'oreilles, la dureté de l'ouïe, les douleurs de tête, le gonflement et la pesanteur des yeux, l'affaiblissement de la vue, des étourdissemens, le gonflement des veines, la rougeur de la peau, des congestions internes, l'engourdissement des doigts, des bras; des rêves, des songes affreux, l'hystérie, la mélancolie, la fureur utérine, etc.

Souvent, à la suite de quelques-unes de ces indispositions graves, la femme tombe dans la langueur, le marasme, et meurt misérablement; souvent aussi elle n'arrive au tombeau qu'après avoir éprouvé les douleurs les plus intolérables, suite nécessaire des maladies cruelles auxquelles elle finit par succomber : ces maladies sont les inflammations du bas-ventre, les ulcérations de la matrice, le cancer, soit de la matrice, soit des mamelles, etc.

Quel est le meilleur traitement à l'époque de l'âge critique? Il est sans doute plus facile de bâtir des systèmes, d'imaginer des hypothèses plus ou moins brillantes que d'indiquer un véritable traitement approprié à cet état, qui, sans être morbifique, est néanmoins sujet à des inconvéniens dont la gravité est digne de notre attention. Les principes du traitement seront généraux ou particuliers ; et souvent il faudra varier, combiner, modifier les mêmes moyens.

Voici le résultat de nos observations pratiques et journalières : nous avons conseillé, avec un grand succès, une demi-cuillerée à café de l'*essence éthérée et balsamique*, dans un verre d'eau sucrée. Cette boisson, à petite dose, a été extrêmement utile, en la faisant alterner avec une demi-cuillerée de *toni-purgatif* prise de temps en temps. Cette essence, respirée par les narines, a été très-salutaire; il convient aussi d'en frotter la région des tempes. Nous nous contenterons d'un seul exemple pour en démontrer l'efficacité.

Madame Gran**, âgée de quarante-sept ans, et d'un embonpoint plus que médiocre, éprouvait, de temps en temps, depuis la cessation du flux menstruel, des étourdissemens accompagnés de vertiges, surtout lorsqu'elle se trouvait dans un état de constipation. Un jour qu'elle en avait eu une attaque fort alarmante, un officier de santé crut la soulager par une saignée abondante. Lorsqu'elle eut recouvré l'usage de ses sens, son mari, qui faisait usage pour lui-même de l'*essence éthérée*, lui en fit prendre quelques gouttes dans un simple verre d'eau. Il ne s'en tint pas à ce médicament dont il avait éprouvé les meilleurs effets; il procura une bouteille de *purgatif*, et le lendemain, il en administra à la malade une dose, que suivit une évacuation peu satisfaisante; le lendemain, une dose un peu plus forte, fut accompagnée de plusieurs selles. Enfin, d'autres doses, en rétablissant la liberté du ventre, délivrèrent cette dame des étourdissemens, tristes avant-coureurs de l'apoplexie, qui eût pu devenir foudroyante, car de nos jours ces accidens semblent se renouveler plus souvent qu'autrefois.

CHAPITRE VIII.

Maladies des enfans.—De la dentition.—Vers, maladies vermineuses, vermifuges.—Indigestions des enfans.—Coqueluche.—Écrouelles ou scrophules.—Maladies cutanées des enfans.

§ Ier. — *Des maladies des Enfans.*

L'enfance comprend deux époques : la première commence à la naissance et se termine à l'âge de sept ans, où commence la seconde, pour finir à l'âge de puberté. Chacune de ces époques s'annonce par des symptômes qui lui sont propres, et que déterminent les divers organes que la nature s'efforce de développer. Des mouvemens intérieurs qui sont alors suscités, résulte assez souvent dans les fonctions une altération qui donne lieu à de graves maladies.

Le père de la médecine a classé les maladies de la première enfance sous trois époques : la première s'étend depuis la naissance jusqu'à la dentition; la seconde est formée du travail de la première dentition, et dure quelquefois depuis le sixième ou septième mois jusqu'à deux ans ou vingt-huit mois ; la troisième époque comprend les maladies auxquelles l'enfant est le plus sujet, depuis la fin de la première dentition jusqu'à la seconde, qui commence quelquefois à la cinquième année, pour ne finir qu'à la neuvième.

L'enfant est peu sujet aux maladies dans la première époque, et celles qui lui surviennent alors, sont presque toujours l'effet des obstacles que rencontre la marche de la nature dans la nutrition, soit par le défaut ou la mauvaise qualité du lait de sa nourrice, soit par une altération particulière du système digestif. Comme l'accroissement est alors, pour ainsi dire, le but exclusif de la nature, ce sont presque toujours des toniques qu'il faut donner à l'enfant, pour augmenter l'action des glandes et vaisseaux lymphatiques, organes de la nutrition.

Quant aux autres affections auxquelles l'enfance est exposée, telles que *la dentition*, *les maladies vermineuses*, *cutanées*, etc., elles seront chacune l'objet d'un paragraphe. Mais outre les incommodités qui s'attaquent spécialement à chaque époque, il en est qui appartiennent indifféremment aux trois époques dont nous venons de parler. Elles constituent une classe particulière, et sont très-dangereuses lorsqu'elles coïncident avec la dentition. Si quelques-unes dépendent de l'organisation des enfans, il faut aussi convenir qu'il en est d'autres qui proviennent des fautes des parens dans leur éducation. Combien est déplorable l'aveuglement des père et mère qui, au lieu de s'en rapporter aux praticiens versés dans la connaissance des maladies de l'enfance, ne consultent que des personnes étrangères à l'art de guérir, et n'écoutent que des *commères !*

Cependant le médecin courrait risque de s'égarer lui-même, en traitant un âge auquel on ne peut surprendre, en l'interrogeant, la véritable cause de sa maladie, s'il n'était guidé par la séméiologie pathognomonique, dont M. Jadelot a fait de si heureuses applications. Voici les signes auxquels on peut reconnaître le siége de leurs affections. Ce qu'on va lire est extrait d'un ouvrage anglais sur les maladies des enfans, par Michael Underwood, refondu par Eusèbe de la Salle, avec des notes de M. Jadelot.

« Trois traits se remarquent sur la figure des enfans ; » ils sont à peu près parallèles, et vont uniquement de la » partie moyenne vers la partie latérale et inférieure de » la face. Le premier commençant par le haut, part du » grand angle de l'œil, et va se perdre un peu au-dessous » de la saillie de l'os de la pommette. Le second com- » mence à la partie supérieure de l'aile du nez, et em- » brasse dans un demi-cercle plus ou moins complet la » ligne externe de l'orbiculaire des lèvres : il n'est pas » rare de rencontrer vers le milieu de la joue et formant » une espèce de tangente au trait que nous venons de dé- » crire, un autre trait, qui, sur certaines figures, con- » stitue la fossette des joues. Enfin, le dernier commence » à l'angle des lèvres et se perd vers le bas du visage. On » peut nommer l'un nasal, l'autre génal, et le dernier » labial. Le premier trait est l'indicateur des affections » du système cérébro-nerveux ; le second et son accessoire » signalent celles des voies digestives et des viscères du bas- » ventre ; le troisième accompagne les maladies du cœur » et des voies aériennes. Pour parler d'une manière plus

» générale, chacun d'eux est le signe extérieur des lésions » d'une grande cavité splanchnique. »

Dans le traitement des maladies des enfans, il faut observer assidûment leur constitution particulière. Cette constitution est caractérisée par une très-grande proportion de fluides blancs, par la mobilité du système musculaire, par une susceptibilité excessive dans le genre nerveux, et par le rôle que joue l'appareil digestif. L'estomac, qui travaille autant pour l'accroissement du corps que pour sa conservation, doit jouir de beaucoup d'énergie. Le système lymphatique devient le siége de maladies de la peau, qui se manifestent le plus souvent sur celle de la tète et sur le visage. Il se fait aussi des suintemens derrière les oreilles. Il ne faut point chercher à arrêter ces excrétions par des lotions astringentes, imprudence qui donnerait lieu aux accidens les plus graves; mais les exciter par des sudorifiques, ou en déterminer l'écoulement vers les voies inférieures, par quelques légères doses de *purgatif*, après l'emploi de ce moyen, pour terminer le traitement.

Le grand développement des vaisseaux lymphatiques et des glandes chez les enfans, est une conséquence de leur atonie, et il n'a lieu que lorsqu'il y a un trouble notable dans la nutrition. Effectivement, l'intumescence de l'abdomen, l'induration des glandes du mésentère et autres parties ne s'observent que chez les enfans dont les organes digestifs manquent d'action : ce qui prouve que le volume des glandes doit être attribué à ce défaut de contractilité. La sensibilité des glandes lymphatiques est une autre circonstance qui les dispose à s'engorger.

Lorsque les glandes du mésentère ou de quelques autres parties sont engorgées, l'expérience prouve que, pour les ramener à leur volume naturel, il faut avoir recours aux médicamens et à un régime légèrement stimulant. N'est-ce pas ici le triomphe du *purgatif* ?

Le médecin qui traite les maladies des enfans, doit porter une attention particulière sur les organes destinés à la nutrition et à l'accroissement. Ces deux fonctions sont, avant la dentition, l'acte exclusif de la nature. Mais il faut se garder de suspendre ou d'arrêter sa marche. Un lait pur surtout, le lait maternel est la nourriture qui convient le mieux à la faiblesse de leurs organes gastriques ; il est d'une facile digestion, il lubréfie le canal alimentaire et facilite l'expulsion du méconium. On doit aussi leur épargner la torture du maillot, les entraves des langes, le supplice des coiffures trop chaudes ; les uns nuisent au développement de leurs facultés physiques et intellectuelles ; les autres produisent des congestions vers l'encéphale et toutes les éruptions qui se manifestent sur le cuir chevelu. Cette première époque de l'existence, que l'on pourrait appeler le complément de la génération, nous commande une surveillance non interrompue. Les organes digestifs et l'estomac, dont l'influence est si puissante sur tout notre système, doivent jouir sans cesse du plus haut degré d'énergie.

Aussi le sentiment de la faim se fait-il sentir plus souvent chez les enfans que chez les adultes. Mais il arrive quelquefois que les forces digestives languissent, et n'ont plus assez de cette énergie que demandent la nutrition et l'accroissement. Alors que faut-il faire ? Il faut les mettre à un régime tonique et stimulant; leur donner une nourriture qui ranime l'organe digestif, et surtout ne pas oublier le *purgatif*, qui rétablit la contractilité des viscères de l'abdomen, en faisant disparaître l'intumescence du bas-ventre, les indurations des glandes, etc.

Nous mettrions sous les yeux de nos lecteurs plus de cinquante lettres ou billets de mères de famille, de toutes conditions, qui nous ont appris les bons effets de notre médicament dans celles des maladies de leurs enfans dont nous venons de parler. Dans ce nombre, nous prenons au hasard le suivante pour la mettre sous les yeux de nos lecteurs.

Paris, ce 19 janvier 1822.

« Monsieur,

» Recevez, je vous prie, les félicitations d'une mère, sur le succès de votre *purgatif*. Mon fils, âgé de trois ans, souffrait dans ce que vous appelez, vous autres médecins, vaisseaux lymphatiques et glandes du mésentère, d'un engorgement d'humeurs qui lui ôtait l'appétit, et me donnait des inquiétudes d'autant plus vives, qu'il avait auparavant une faim que j'avais sans cesse besoin de calmer. Entre tous les médicamens qui me furent conseillés pour débarrasser ces organes, je préférai le *toni-purgatif*, et j'en administrai de temps en temps quelques légères doses à mon cher enfant, en le soumettant à un régime fortifiant, proportionné à un âge si tendre. S'il lui survenait quelque autre maladie, je m'empresserais de vous aller consulter moi-même, et de profiter de vos avis.

» Je vous salue.

» Sophie MICHALET, femme RIVOIRE,

» *Rue Saint-Antoine.* »

§ II. — *De la Dentition.*

La dentition n'est point une maladie des enfans; mais elle peut être, et ordinairement elle est accompagnée d'un notable dérangement de leur santé. C'est une des grandes et périlleuses époques de l'homme; mais comme son arrivée est à peu près fixée, on peut remédier à ses terribles conséquences, en préparant le sujet à cette dangereuse attaque.

Elle s'annonce par la chaleur des gencives, par une salivation légère, par une titillation peu douloureuse, qui engage l'enfant à porter à sa bouche les doigts et tout ce qu'il peut saisir. Il est aussi attaqué d'un cours de ventre modéré, ou d'une constipation, et quelquefois d'ophtalmie. Souvent tous ces symptômes augmentent d'intensité et forment une affection générale qui fait de si grands ravages, que l'on compte le sixième des enfans enlevés par la mort à l'époque de la dentition.

L'expérience nous a prouvé qu'on pouvait arracher ces faibles rejetons aux dangers qui les menacent, en les soumettant seulement à un régime précautionnel. Le *toni-pur-*

gatif, appliqué dans de justes proportions, vers l'âge de quatre mois, époque de la dentition, préviendra l'accident redoutable de la constipation, en tenant le ventre libre. Par ce moyen le cours de l'acrimonie humorale sera établi; la sérosité brûlante du sang s'éloignera de la bouche et des gencives où elle tend à se concentrer; on préviendra enfin toutes les maladies qui s'opposent ordinairement aux progrès de la dentition.

Ce médicament sera accompagné de quelques lavemens émolliens.

Ainsi préparé, l'enfant arrivera à l'époque des dents sans orage et en sortira sans catastrophe. Les dents pourront même percer sans aucun signe précurseur alarmant, comme il arrive souvent lorsque la nature fait, dans sa bienveillance, ce que peuvent faire, à son défaut, l'art ou même la simple prévoyance.

Nous nous empressons de mettre sous les yeux de nos lecteurs, une lettre que nous a adressée une dame non moins recommandable par ses vertus que par son esprit. Bien au-dessus des préjugés et des faiblesses de son sexe, elle ne voulut point se montrer marâtre alors que la nature venait de la rendre mère : elle osa nourrir son enfant. Cependant des événemens désastreux l'obligèrent à partir subitement avec ce fruit de sa tendresse conjugale. Il faut avouer que la fortune ne pouvait mieux choisir la circonstance, si elle avait voulu la punir de ses vertus. La dentition faisait éprouver à son enfant des convulsions violentes: quels secours trouver dans la rapidité du départ et du voyage? quel espoir, en se confiant à des mains étrangères, à des nourrices mercenaires? Nous nous efforçâmes de dissiper ses alarmes en lui offrant le *toni-purgatif*. Elle accepta ce médicament, comme par politesse, paraissant le confondre avec tant d'autres. Son erreur ne tarda pas à se dissiper. On en va juger par le contenu de sa lettre.

« Monsieur,

» Je vous écris ivre de joie et de reconnaissance. Mon Émile ne souffre plus, et cependant la dentition commence à s'opérer. La santé de l'enfant et le bonheur de la mère sont votre ouvrage. J'ai été fidèle à votre ordonnance, et la bouteille est presque achevée. Dès le premier jour, Émile fut à l'abri des convulsions, et son visage se colora d'une manière plus naturelle. Tout a été de mieux en mieux. Pardonnez la froideur avec laquelle j'acceptai d'abord l'offre de ce médicament. Une feuille de rose est quelquefois un épouvantail pour une mère, et son cœur ne se rassure qu'après coup. Chaque fois que j'humectais les gencives de mon enfant avec ce médicament, il était soulagé comme par enchantement.

» Agréez l'expression de ma reconnaissance.

» JULIE S***. »

---

§ III. — *Vers*, *Maladies vermineuses*, *Vermifuges*.

Quoique les maladies vermineuses attaquent indifféremment tous les âges, comme elles sont plus communes dans l'enfance, nous avons cru devoir les placer dans ce paragraphe. Cependant nous ne nous occuperons que des vers intestinaux de l'homme, c'est-à-dire de ceux qui se développent dans notre canal digestif, ou qui se rencontrent dans l'épaisseur de nos organes.

On pense que le germe de ces insectes, existant dans l'air environnant, vient, au moyen des alimens et des boissons, se déposer dans le corps humain, comme dans un lieu favorable à son développement. Une fois éclos, ces vers retirent avec leurs organes de succion, de nos humeurs ou de nos solides, des sucs propres à leur nutrition. Ils grossissent, prennent leur accroissement complet, sans toucher aux substances alimentaires qui se trouvent dans l'intestin, où ils se reproduisent par leurs organes générateurs.

C'est dans les classes pauvres, malpropres, mal nourries, qu'on observe une plus grande quantité de vers, surtout dans les individus de ces mêmes classes qui habitent les lieux aquatiques. Ils peuvent être assez nombreux pour faire périr les personnes dont ils ont envahi les intestins. Les enfans, dont l'organisme n'est, pour ainsi dire, que mucosité, les individus d'un tempérament lymphatique, ceux qui ne boivent que de l'eau, les blonds, et enfin ceux qui mènent une vie trop sédentaire, y sont plus sujets.

De graves dérangemens dans le système accompagnent,

tôt ou tard, la présence dès vers, surtout s'ils sont trop nombreux : anxiété dans le moral, irritation dans les organes, convulsions produites par leurs piqûres, des fièvres adynamiques ou ataxiques, des accès d'épilepsie ou de manie, des vertiges, le tétanos, une cécité, une surdité passagère, l'épuisement, le marasme, et enfin la mort. Sauvage a vu un *volvulus*, produit par ces animaux, qui bouchait entièrement l'intestin où il s'était logé. (*Nosogr.*, clas. 7, gen. 20).

On ne saurait assez se persuader que le plus grand nombre de nos maladies sont causées par la présence des vers. On a vu des lombricoïdes (vers intestinaux qui ressemblent aux vers de terre) remonter dans les narines, dans les sinus frontaux, et pénétrer dans le cerveau même ou dans la trachée ; s'insinuer dans l'abdomen, après avoir percé la membrane des intestins, et dans les canaux hépatiques (Baumes, *Bull. de la Société de la faculté de médecine*, an XIII, n° 5). Nous avons vu nous-mêmes un *tœnia*, sorti par le nombril, après avoir percé les parois abdominales, et qui causa ainsi la mort de l'individu dont les intestins se trouvaient perforés.

Voici à peu près les symptômes auxquels on peut reconnaître la présence des vers dans le corps humain : le malade éprouve des dégoûts, des aigreurs d'estomac, des nausées, des vomissemens, des borborygmes, des coliques, de fréquens bourdonnemens, quelquefois la diarrhée. Ces symptômes sont quelquefois séparés, quelquefois réunis. Mais un signe certain et infaillible, c'est la dilatation de la pupille de l'œil, et un affaiblissement dans cet organe, qu'accompagne la démangeaison du nez (signe qu'on ne doit jamais négliger dans les enfans en bas-âge, qui portent les mains aux narines dans l'intention de les frictionner); enfin., l'odeur aigre de l'haleine et la pâleur du teint.

Toutes les fois que ces symptômes apparaissent, la prudence veut que la maladie soit attaquée, et que les vers soient expulsés avant qu'ils aient commencé leurs ravages.

Les vermifuges, ou médicamens qui ont la propriété de détruire les vers intestinaux, agissent tous localement : il faut qu'il y ait contact entre les médicamens et ces vers; mais ce contact peut n'être pas toujours immédiat, et peut avoir lieu par absorption, comme lorsqu'on les emploie à l'extérieur, en frictions. Le moyen qui n'agirait que sur les tissus généraux, ne saurait être un vermifuge très-efficace.

Les vers qui séjournent dans le canal intestinal sont les seuls qui peuvent être chassés par de véritables vermifuges, parce que les seuls médicamens locaux exercent leur puissance contre eux. Ainsi on doit se méfier de l'efficacité de ceux qui n'ont ni saveur, ni odeur, ou du moins point de principe actif. Ceux qu'il faut employer directement sont les amers, qui paraissent être un véritable poison pour ces insectes. On y range, en végétaux indigènes, l'absynthe, l'armoise, la tanaisie, la camomille; la rue, la fumeterre, le brou de noix; en plantes exotiques, le simarouba, le *semen contra*, l'aloës, le quassia, le quinquina; et parmi les matières animales, le fiel de bœuf.

Plusieurs substances minérales, acides et salines, tuent les vers par leur activité: les métalliques, comme l'étain, le fer, le mercure, qui agissent à l'état de sels; les acides, commme les jus de citron, d'oseille, le vinaigre, l'acide tartareux; les salines, comme les sels marin et ammoniac, le muriate de baryte, le mercure doux. Les eaux salines et sulfureuses doivent être comprises dans les vermifuges.

Il est à remarquer que quelques-uns de ces médicamens possèdent plusieurs propriétés. Il en est qui sont en même temps huileux et purgatifs, comme l'huile de Ricin; amers et purgatifs, comme le séné, le sel marin, l'aloës, etc., de sorte qu'ils ont l'avantage d'agir par leur double propriété. On parvient au même but en combinant ensemble plusieurs espèces douces de propriétés diverses.

Nous ne craignons pas d'avancer que le *toni-purgatif* réunit à ses propriétés cathartiques toutes celles des vermifuges employés jusqu'à ce jour : l'amertume des uns, la qualité oléagineuse des autres; que toutes ces propriétés ne manquent pas de se remplacer les unes les autres, et qu'elles sont complétées par la qualité purgative, qui entraîne tous les amas de ces vers délétères vers le *rectum*, et les expulse par l'*anus*.

Nous pourrions citer plus de vingt exemples d'enfans en bas âge, dont les convulsions ont provoqué divers traitemens, selon que les médecins avaient cru y reconnaître des résultats de la dentition, ou de toute autre maladie de l'enfance. Ces traitemens n'ont eu aucun succès, et les convulsions ont cédé sans effort à l'effet cathartique et vermifuge de notre médicament. L'ignorance a été confondue par les déjections considérables de vers de différentes espèces, qui ont suivi les deux ou trois premières doses de ce médicament.

Madame de B*** éprouvait depuis long-temps, dans le

bas-ventre, des coliques qu'on avait traitées comme des suites d'un accouchement pénible, et qui avaient résisté à tous les moyens de guérison. Appelés auprès d'elle, nous reconnûmes, dans divers symptômes, et entre autres dans l'abondance de la salivation, la présence délétère et irritante des vers. Le *toni-purgatif*, employé à deux fortes doses, acheva de nous convaincre, en entraînant, dans la première selle, un peloton de vers lombricoïdes très-longs et très-actifs. Un bien-être général suivit immédiatement ce phénomène.

« Monsieur,

» Ma belle-sœur, que ses occupations continuelles et son peu d'habitude d'écrire, empêchent de vous remercier elle-même, m'a chargé de vous faire part de la guérison de ses deux enfans par le moyen du *toni-purgatif* et de l'*essence éthérée*. Vous savez que son Émile et son Adolphe, tous deux en bas-âge, étaient attaqués d'une maladie vermineuse qui les réduisait à une maigreur extrême, et alarmait vivement sur leur existence cette tendre mère. D'après le conseil d'un médecin, elle leur avait fait avaler, tantôt de l'huile d'olive, tantôt des poudres délayées dans du vin blanc; tantôt elle leur avait appliqué sur le bas-ventre des emplâtres où l'amertume se combinait avec la douceur, et tous ces médicamens n'avaient produit aucun résultat avantageux. De détestables vers remplaçaient toujours ceux qui étaient sortis avec les selles; de sorte que la guérison de ces pauvres enfans paraissait désespérée, ou du moins ajournée indéfiniment. Vous

vous rappelez, sans doute, que c'est moi qui, sur la réputation du *toni-purgatif*, allai vous faire le tableau de leur situation, et vous prier de m'indiquer les moyens de me procurer deux bouteilles de cette utile liqueur, avec un flacon de l'*essence éthérée et balsamique*. De retour à Anvers, j'engageai ma belle-sœur d'administrer à légères doses, et à intervalles peu éloignés, le précieux *toni*, en lui recommandant le secret à l'égard de son médecin. Dès les deux premières cuillerées, mes neveux se soulagèrent de plusieurs vers dont les uns étaient morts et les autres vivans. Pendant trois autres jours, les doses leur furent continuées avec un égal succès; et de temps en temps, pour rendre à leur estomac la tonicité qu'il avait perdue, ma belle-sœur leur fit prendre un verre d'eau mêlée de quelques gouttes de votre *essence*. Ils vont bien aujourd'hui : plus de vers, plus de douleurs, bon sommeil et bon appétit.

» Je vous salue,

» Frédéric MILON, avocat. »

Ce 15 mars 1823.

« *P. S.* J'oubliais de vous dire qu'elle a fait dissoudre en poudre trente *grains de santé*, qu'elle a étendus sur du coton, pour les appliquer sur le bas-ventre. »

Plusieurs mères de famille ont amené leurs enfans dans notre cabinet de consultations, en nous disant qu'ils étaient tourmentés par les vers. Avant de leur indiquer un traitement convenable, nous avons désiré connaître les divers symptômes, les causes et l'espèce de vers qu'il fallait expulser. Nous avons donc remarqué chez eux des dégoûts instantanés pour certains alimens, quelquefois une faim vorace revenant par accès, des nausées, les yeux cernés, une toux sèche, des borborygmes, une face livide, la pupille dilatée, une irrégularité dans le pouls, défaillance, une douleur pongitive dans les intestins et particulièrement vers l'ombilic.

Nous avons vu dernièrement un enfant qui avait rendu beaucoup de vers ascarides, dont le corps était long de deux à trois lignes, fusiformes, et dont la queue était terminée en pointe très-fine et transparente; il se plaignait d'une irritation sourde dans l'anus, accompagnée de douleurs lancinantes et d'un point incommode surtout aux approches de la nuit. Nous avons remarqué que le traitement que nous lui avons indiqué lui avait parfaitement réussi.

---

§ IV. — *Indigestions des Enfans.*

« Le premier âge, dit un célèbre médecin, est celui où les indigestions sont les plus fréquentes, par la grande activité du système gastrique, qui porte les enfans à se gorger de matières succulentes. » Plus ils sont rapprochés du moment de la naissance, plus leur faculté digestive est considérable, comme le prouvent leur accroissement rapide et le sentiment de la faim, si souvent renouvelé. Mais les sucs, trop abondans à cet âge, peuvent prendre des directions vicieuses, et plusieurs parties du corps sont sujettes à s'engorger, principalement si les forces digestives, venant à languir par l'effet même de leur trop grande activité, manquent de l'énergie nécessaire pour opérer la nutrition et l'accroissement. Que d'enfans à la mamelle, dont la santé se montrait florissante, sont tombés peu à peu dans la maigreur, ou ont été atteints d'une bouffissure non moins funeste par l'abondance des glaires qu'ont produites de mauvaises digestions!

Une des sources les plus fécondes de ces mauvaises digestions est la qualité vicieuse du lait dont on les alimente. Lorsque la mère n'a point le courage ou la force de remplir le premier devoir de la maternité, elle est forcée de recourir à des soins mercenaires. Dans ce cas, si le lait de la nourrice est trop vieux, il a trop de consistance, et la faiblesse des viscères du nourrisson ne peut le supporter; il produit de continuelles indigestions, et l'enfant, au lieu de profiter, dépérit. Une autre erreur, aussi grave et non moins commune, c'est de croire que le cri de l'enfant est toujours l'expression du besoin. Dès qu'il se plaint, on l'étouffe pour le faire taire, et lorsque ses gémissemens ne sont que le résultat du malaise que lui cause un estomac trop rempli, on aggrave le mal par de nouveaux alimens; on s'applaudit enfin de son silence, lorsqu'on n'a fait que le réduire à l'impuissance de donner de nouveaux signes de douleur. Je pourrais étendre ces réflexions à l'infini, mais il vaut mieux enseigner aux parens les moyens curatifs et leur apprendre à sauver d'une mort prochaine les innocentes victimes de leur imprudence.

Lorsque les organes digestifs des enfans manquent du degré d'action suffisant, on doit s'efforcer de leur donner plus d'activité par l'emploi des fortifians. Pour sauver ces tendres fleurs, il faut beaucoup de soin de la part des personnes à qui elles sont confiées. On parvient à ranimer leur système gastrique, autant par une nourriture propre à le réconforter, que par les médicamens. Ces derniers doivent être tirés de la classe des toniques, parmi lesquels se distingue éminemment le *toni-purgatif* par sa double qualité qui consiste à faire évacuer les glaires, qui fatiguent l'estomac des enfans, et à donner du ressort à cet organe. Combien d'enfans auraient été arrachés au trépas et rendus aux embrassemens maternels, si leurs mères leur avaient administré quelques gouttes de ce médicament!

§ V. — *Coqueluche.*

La coqueluche est une maladie des enfans difficile à préciser. On peut cependant la définir : toux redoublée et convulsive, ayant lieu par quinte et menaçant de suffocation. Les uns la regardent comme contagieuse ; d'autres ne lui attribuent pas même le caractère épidémique, et la rangent tout simplement dans la classe des toux spasmodiques, opiniâtres. Nous ne partageons pleinement le système ni des uns ni des autres, et nous la croyons une affection particulière, qui a même des périodes. Sa durée est quelquefois de plus de trois mois.

Quoique bien des médecins doutent de la contagion de cette maladie, je juge à propos de faire observer à toute mère, vraiment mère, de ne point laisser son enfant en contact avec un autre enfant attaqué de la coqueluche, de ne point le faire cohabiter avec lui.

Nous n'assurons pas que la maladie soit contagieuse ; mais nous avons vu tant d'exemples d'enfans, habitant ensemble la même maison, et se trouvant successivement attaqués de la coqueluche, tandis que d'autres qui, sous le même toit, mais n'ayant aucun rapport avec eux, n'en étaient pas atteints, que la prudence doit faire un devoir de tout sacrifier en pareil cas, pour fuir de semblables voisinages.

Le même doute n'existe pas à l'égard de l'influence de l'air atmosphérique et du rôle qu'il joue par rapport à la coqueluche. Tous les auteurs s'accordent à reconnaître des épidémies de coqueluches, et l'existence de miasmes qui produisent cette contagion, dans l'air où règne l'épidémie. Il importe donc bien davantage encore à la mère qui veille en tremblant sur les jours de son fils, de transporter le fruit de ses amours loin du foyer d'une telle épidémie. Aucun obstacle ne doit l'arrêter, parce qu'il est de son devoir d'arracher à trois mois de souffrances aiguës, et quelquefois à des suites plus durables, un âge si faible et si susceptible d'impressions.

Les causes occasionnelles de la coqueluche sont la transition subite du chaud au froid, l'habitation dans les lieux humides et marécageux, une mauvaise nourriture, un lait malsain, la répercussion d'un exanthême, et surtout la plénitude humorale et l'encombrement des premières voies et des organes de la respiration.

La toux peut indiquer un rhume ordinaire, qui provient en général des changemens brusques de la température, dont l'influence attaque presque toujours l'organe pulmonaire et principalement les bronches.

La coqueluche, dans le commencement, semble se confondre avec cette maladie. Mais bientôt les symptômes en deviennent tout-à-fait alarmans, et en décèlent l'existence de la manière la moins équivoque. Toux convulsive, gonflement des yeux qui sont larmoyans, vomissemens périodiques : ces derniers signes prouvent que l'affection n'est pas un simple catarrhe. Un des caractères les plus saillans de la coqueluche, lisons-nous dans le *Dictionnaire des sciences médicales,* consiste dans les mouvemens d'expiration souvent interrompus, qui se répètent plusieurs fois, lorsque la maladie est interne, et auxquels succède une longue inspiration qui produit un son aigre et comme sifflant. Tout le monde a observé ce symptôme, et nous le notons ici parce qu'il ne varie jamais.

La coqueluche ne se manifeste d'abord que par une toux sèche qu'on prendrait pour un rhume ordinaire, et qui dure environ quinze jours. Cette toux est accompagnée de lourdeur de tète et d'éternuemens fréquens.

L'enfant pressent l'arrivée de l'accès par un léger chatouillement qui se fait sentir dans le gosier et qui l'irrite. On voit, pendant la durée de la seconde période, des enfans qui n'éprouvent pas beaucoup de fatigues de toutes ces attaques si réitérées, et qui ne renoncent à leurs jeux qu'après la cessation de l'accès; d'autres qui n'en sont fatigués que pendant une quinzaine de jours, et qui se familiarisent ensuite avec cette maladie. Quoi qu'il en soit de toutes les variétés, dans les circonstances de la maladie, on remarque à l'instant où l'attaque commence, que le visage se boursouffle, que les yeux s'enflamment et paraissent humides, que l'orbite se gonfle et que le cercle des yeux devient livide, que le cou s'enfle, et enfin que l'enfant semble menacé d'être étouffé par la violence du mal.

La troisième période du mal commence lorsque la toux ne produit plus cet état d'angoisse qui caractérisait la seconde période, et qu'elle ne fait plus entendre le son aigre et sifflant. Elle cesse chez les uns en un petit nombre de jours; et chez les autres, la toux persiste encore plusieurs mois.

Telle est la description de la maladie : quant au traitement à employer, il nous suffirait d'énumérer tous ceux que les praticiens indiquent pour démontrer qu'aucun ne peut être efficace. Si un seul suffisait, ils n'en hasarderaient pas un si grand nombre. Mais ce serait perdre un temps trop précieux, que de transcrire ici les observations contradictoires de tant d'éditeurs de thérapeutique, et de remarquer que M. A., docteur en médecine à Paris, prescrit cette formule; que M. B., docteur à Montpellier, la réprouve et en prescrit une autre, etc., et que tous finissent par avouer que leur remède est souvent en défaut. Il est arrivé à ces messieurs ce qui arrive à quiconque cherche à mettre ses idées à la place de l'observation, et le système à la place de la nature.

Cependant les enfans meurent, les parens se voient séparés de l'objet de leur tendre sollicitude, et l'homme tâche d'excuser son opiniâtre négligence en calomniant l'impuissance de son art.

Eh quoi! ce sentiment de strangulation qu'éprouve le malade, ces vomissemens et ces expectorations glaireuses, n'indiquaient-ils pas assez suffisamment la manière d'attaquer le principe morbifique? Ne faut-il pas se couvrir les yeux d'un bandeau volontaire, pour méconnaître la vérité de cette assertion?

Nous ne l'avons pas méconnue, nous, qu'une foule d'observations sont venues éclairer sur la nature de cette maladie désastreuse; nous, qui avons vu périr tant de jeunes enfans, parce qu'on nous a appelés à leur agonie; nous, qui avons vu, au contraire, revenir de la mort à la vie ceux que nous avons eu le bonheur de soigner à la seconde, et même à la troisième période : c'est le fruit de ces observations avec les détails que comporte la nature de cet ouvrage.

Il faudrait être plus que de mauvaise foi pour ne pas convenir qu'une maladie produite par l'âcreté des humeurs et la plénitude des canaux digestifs, ne saurait être victorieusement combattue que par l'administration des purgatifs. Si l'on admet cette vérité, en est-il pour le traitement de la coqueluche de plus efficace que celui que nous administrons. Il prévient l'engorgement des poumons, en détruisant la constipation, un des symptômes les plus ordinaires de la maladie, et en ouvrant une voie aux fluides, qui menacent de remplir l'estomac; mais il faut avoir soin de ne l'administrer qu'après avoir fait prendre à l'enfant des boissons émollientes, mêlées à une infusion de miel émétisée, ou l'eau de gruau émétisée. On peut mettre, entre chaque dose du *purgatif*, un intervalle de deux jours. Lorsque la coqueluche a disparu, les enfans restent souvent dans un état de marasme, qui pourrait d'autant plus faire croire que la maladie continue, qu'il persévère; mais on s'assurera du contraire en observant que les enfans reprennent insensiblement leurs forces.

Mais au lieu de recourir aux bienfaits de ces médicamens, les partisans de la saignée se hâtent de la prescrire. Les praticiens à la mode, les zélateurs des nouvelles méthodes attaquent la coqueluche par l'application des sangsues. Funeste erreur! Enlever du sang à des enfans au berceau, à des rudimens de l'humanité, si je puis m'exprimer ainsi! En ont-ils de reste pour grandir et se fortifier? Hélas! il faudrait plutôt leur en donner s'il était possible. Nous avons vu périr un enfant par l'effet des sangsues. Le médecin en ordonne l'application, et il sort. Les sangsues parviennent quelquefois à percer le tissu d'une artère ou d'une veine; on laisse couler le sang; on veut l'arrêter, cela devient impossible. Tout le monde ne sait pas cautériser; le médecin n'est pas là, et pendant qu'on court l'appeler, le fleuve de la vie s'épuise, et les secours de l'art ne servent plus de rien.

Nous avons eu le bonheur d'arrêter un jour cet attentat dans son principe. On venait d'appliquer les sangsues à un enfant de trois mois, attaqué d'une violente coqueluche. Nous prîmes sur nous toute la responsabilité. Nous cautérisâmes, et notre premier soin, le lendemain, fut d'administrer à l'enfant une légère dose de *purgatif*. Les symptômes devinrent moins violens; le lendemain une seconde dose, trois jours après autant, et l'enfant fut guéri.

Quelle est la jeune mère dont la tendre sollicitude ne s'empressera pas de lire cet article? Pourrait-elle regarder comme indifférente une matière qui traite des dangers de ce qu'elle a de plus cher au monde, d'un enfant qui lui a coûté neuf mois de souffrances, et dont la mort lui coûterait des années de pleurs?

Amis de l'humanité, mus par un sentiment conservateur, nous ne cesserons de nous écrier : Ce n'est point en épuisant la nature, c'est en faisant disparaître les obstacles qui gêneraient sa marche, qu'on peut prolonger l'existence de l'homme. Malgré l'expérience, malgré des preuves trop chèrement acquises, nos assertions ne manqueront pas de contradicteurs; il faut de la persévérance, du temps et du caractère pour les faire triompher. L'enseignement mutuel, la vaccine et le gaz comptent de nombreux opposans; l'esprit routinier est le plus commun parce qu'il est le plus facile; il ne faut donc pas s'étonner si une si grande quantité de jeunes médecins ont adopté le système Broussais; ce système est défendu avec d'autant plus de zèle qu'ils ne le comprennent pas. *Homines, servum pecus!*

Quoi qu'il en soit, on ne me persuadera jamais que, pour obtenir des arbres vivans et bien portans, il faille leur ravir la sève qui les nourrit. Les purgatifs doivent donc être préférés, mais leur administration demande une attention particulière.

Le tempérament de l'enfant doit être soigneusement étudié, et le régime qu'on lui prescrit, doit être basé sur ces considérations. Si l'enfant est d'un tempérament sanguin, on ne lui donnera qu'une nourriture légère; le régime sera en partie animal, et en partie végétal. On aura soin de lui refuser toutes les substances de haut goût, café, liqueurs, etc.; ses habillemens ne doivent être ni trop légers, ni trop épais; mais surtout qu'il dorme paisiblement, qu'on évite d'effrayer son imagination par tous ces contes absurdes qui se reproduiraient sans contredit à son esprit, par des rêves plus ou moins prolongés. Si l'enfant, au contraire, est d'un tempérament lymphatique, il faut suivre un régime tout-à-fait opposé; substances animales, fort peu de fruits, quelquefois du vin pur, des frictions aromatisées, pour lesquelles on ne saurait se servir plus à propos de l'*essence éthérée et balsamique*, que nous prescrivons tous les jours avec le plus grand succès, à tous les malades dont la situation indique des frictions. On peut même, de temps en temps, lui administrer à l'intérieur une cuillerée à café, dans un verre d'eau, de cette *essence* précieuse. Ce verre d'eau sucrée, mixtionnée avec quelques gouttes de cette essence, sera pris par intervalles et dans une cuillère à bouche.

Mais l'objet le plus important des précautions qu'une mère doive prendre, c'est de débarrasser l'enfant de cette affluence de glaires dont la présence est toujours dangereuse, et dont la fermentation est peut-être la cause immédiate de la coqueluche, ainsi que de toutes les indispositions qui affligent le jeune âge. Elle ne doit jamais manquer de faire avaler à son enfant une légère dose de *toni-purgatif*, toutes les fois que l'enfant est menacé de coqueluche le même jour.

Ceux qui auront bien médité nos principes n'auront pas de peine à concevoir l'utilité de cette pratique; ils se souviendront que les rapports du canal alimentaire avec les organes pulmonaires sont si intimes, qu'il est impossible de dégager l'estomac sans soulager la poitrine; et que les purgatifs (cela soit dit en dépit de l'ignorance) sont les meilleurs expectorans que l'on puisse administrer.

Pour nous, nous attachons à cette pratique une si haute importance, que nous ne craignons pas d'assurer que de tous les enfans qui l'ont suivie, aucun n'a été atteint de la coqueluche. Il nous serait facile d'en citer des exemples nombreux et frappans.

Les avis que nous avons donnés à toutes les mères en général, s'adressent bien plus impérieusement aux familles parisiennes qui, reléguées dans des rues étroites et humides, dans des appartemens obscurs et peu aérés, adonnées à des professions qui réclament de l'espace et de l'air, et qu'elles exercent sans air et sans espace, ayant souvent chambre à coucher pour atelier et pour cuisine, doivent nécessairement exposer leurs enfans à toutes les chances qui favorisent l'invasion de la coqueluche, et à tous les dangers qui en altèrent le traitement.

Que si enfin, par suite de la négligence de ces principes, ou même en dépit de toutes ces précautions, la coqueluche venait à se manifester dans un sujet, malheur à la mère qui attendrait, pour procéder à un traitement, la troisième et même la seconde période! Qu'importe que le mal que l'on observe ne soit qu'une simple toux, un catarrhe ou la coqueluche elle-même : supposez toujours que c'est la coqueluche, et supposez-le à la moindre toux. Si ce n'est qu'une toux, notre remède délivrera le malade de la toux; nous en serons quittes pour n'avoir remporté qu'un succès vulgaire.

Ainsi, commencez par faire atténuer les glaires par des boissons chaudes, telles que nous les prescrivons presque toujours en pareil cas; eau de gruau, eau émétisée, miellée, infusion de bourrache, gomme arabique, etc.; administrez ensuite à l'enfant des doses légères de *toni-purgatif*, tous les jours, si la toux est trop opiniâtre, et cela jusqu'à ce que les symptômes aient disparu.

Pères et mères, gardez-vous de négliger ce baume conservateur de la santé de vos enfans. Laissez là tous les remèdes ambitieux et mensongers que l'artifice de l'homme enfante; le nôtre, c'est la nature qui en indique la nécessité; c'est l'observation la plus raisonnée et l'expérience la mieux suivie qui en ont combiné les substances.

Remède de tous les âges, il est principalement le palladium de l'enfance, parce que seul il peut en même temps dissoudre les glaires, rétablir l'équilibre des humeurs, donner de la tonicité aux voies digestives, sans effaroucher ni le goût, ni l'odorat, et que l'enfant qui l'aura pris une fois, le réclamera même par friandise.

Dans nos consultations relatives à cette affection, nous avons presque toujours observé un sentiment de gène et de constriction dans le larynx et la trachée-artère, une toux périodique suivie d'expectoration ou de vomissement de mucosités, accompagnées de hoquet, de rougeur du visage, de gonflement des veines de la tête et du cou, de difficulté de respirer. Les quintes revenaient irrégulièrement.

Nous avons vu un enfant chez lequel la coqueluche a duré près de deux mois. Nous avons cru devoir nous écarter de notre système relativement aux vomitifs, en administrant un grain de tartrate antimoniée de potasse, mêlé avec douze grains d'ipécacuanha, et en établissant un vésicatoire sur un des côtés de la poitrine. Ici, comme nous l'avons déjà indiqué dans notre paragraphe sur le catarrhe pulmonaire, nous avons employé avec succès les frictions sur l'épigastre avec la pommade stibiée.

Les livres de matière médicale préconisent, dans cette affection, le musc, l'assa-fœtida, la ciguë, l'extrait de belladona. Nous les avons quelquefois employés dans les indications particulières où nous les avons crus utiles, sans cependant nous applaudir d'un succès complet.

§ VI. — *Ecrouelles ou scrofules.*

Nous ne prendrons point part à la querelle d'hérédité élevée, dans le monde médical, au sujet des écrouelles. En repoussant l'opinion vulgaire qui les croit contagieuses, nous adopterons celle des savants, qui attribuent leur origine, souvent à un mauvais lait étranger, à la disposition lymphatique dont on n'a pas arrêté la dégénération dès le principe, à l'habitation dans des lieux bas et humides, à des affections tristes, à une vie indolente. Cette maladie est particulière à l'enfance, et se manifeste assez ordinairement depuis l'âge de trois ans jusqu'à sept et quelquefois plus tard. Les principaux symptômes d'une constitution scrofuleuse, sont le gonflement de la lèvre supérieure, la rougeur du nez, la faiblesse de la vue, le suintement des oreilles, la pâleur et la mollesse de la peau.

Les écrouelles sont des tumeurs situées sous la peau; les glandes en sont ordinairement le siége, ou plutôt ce sont les glandes elles-mêmes, grossies et enflées par le séjour de la lymphe, qui est l'humeur qui s'y prépare et s'y conserve. Les glandes des aisselles et du cou en sont les premières affectées; mais quelque part qu'elles se manifestent, si vous n'y remédiez promptement, elles envahissent bientôt tout le tissu cellulaire environnant.

La malignité du virus s'accroît avec d'autant plus de force que la marche en est lente et presque occulte. Elle éclate enfin, et fait son éruption qu'il est toujours fort difficile de réprimer. La marche de la malignité n'est pas cependant tellement secrète qu'elle puisse se dérober aux observations d'un œil exercé. Le sujet, qui a des dispositions à cette affection, devient d'une faiblesse extrême, sans avoir l'air d'être malade ; sa peau blanchit d'une manière éclatante ; l'organisme est languissant ; la tête devient le siége de vives douleurs. Quelques aphtes apparaissent dans la bouche : c'est alors que le virus qui, jusqu'alors sommeillait, menace de faire son éruption ; c'est lorsque la sollicitude de la mère a bien compris l'approche de ces symptômes, qu'il importe de prévenir l'explosion par des moyens curatifs. Les hommes les moins partisans de notre médicament, le prescrivent dans cette circonstance, et ce seul hommage suffirait pour le justifier aux yeux de tous ; car le *toni-purgatif*, étant reconnu efficace dans une maladie qui tient éminemment à la dépravation des humeurs, doit l'être pareillement dans presque toutes les affections qui affligent l'espèce humaine, puisque leur origine bien reconnue est cette même dépravation.

Les anciens, et presque tous les modernes, ont attribué aux purgatifs, dans les maladies scrofuleuses, des propriétés étonnantes, parce qu'ils ont considéré les évacuations stercorales comme éminemment favorables. Ils s'accordent tous, dans la nécessité de les répéter, non-seulement jusqu'à l'entière disparition des humeurs, mais de plus jusqu'à ce que l'accroissement de l'enfant ait fait disparaître cette débilité que nous avons signalée, chose qui arrivera si l'on met en usage les moyens que nous venons de prescrire.

Parmi les nombreuses guérisons opérées par notre méthode curative, je n'en citerai qu'une seule.

Le tuteur d'un enfant de famille amena dans notre cabinet de consultations son pupille, âgé de sept ans, et affecté de cette maladie. Les traitemens que divers médecins avaient employés pour la combattre, les ferrugineux, les sulfureux, les vomitifs, les anti-scorbutiques n'en avaient pas triomphé. Le mal semblait se jouer de leurs efforts et se reproduire avec plus d'activité. Il avait au cou plusieurs tumeurs de couleur rougeâtre; quelques-unes laissaient écouler une humeur séreuse; celles qui s'étaient d'abord fermées, loin de se cicatriser, s'étaient rouvertes; de nouvelles tumeurs s'ulcéraient auprès de celles qui étaient déjà en suppuration; enfin, le malade éprouvait un malaise vague qui lui rendait les alimens insipides et les jeux sans attraits.

Après avoir scrupuleusement observé sa constitution physique et morale, je lui prescrivis, comme traitement préparatoire, l'air pur de la campagne, un exercice modéré, des distractions de tout genre, des alimens de facile digestion, des boissons amères et acidulées, des bains aromatiques, dans lesquels on devait jetter quelques poignées de sel marin, enfin de légères frictions avec l'*essence éthérée*. Ce régime, en arrêtant, en diminuant même les progrès de sa maladie, rappela chez lui la gaîté; ce qui me parut d'un heureux pronostic, et je ne balancai plus à lui faire administrer d'abord les grains de santé du docteur Franck, ensuite le *toni-purgatif*, qui compléta sa guérison et cicatrisa pour toujours des plaies que l'on regardait comme incurables.

Nous avons presque toujours remarqué, chez les enfans que leurs parens nous ont amenés pour invoquer notre traitement dans les scrofules, que la disposition héréditaire était une des principales causes; qu'ils avaient un tempérament lymphathique, qu'ils avaient mené une vie indolente, et qu'une mauvaise nourriture et des affections tristes n'étaient pas étrangers à cette affection. Ils avaient presque tous la lèvre supérieure gonflée et gercée, les yeux ordinairement bleus et chassieux, une peau blanche, molle et flasque, de la nonchalance. Nous en avons vu qui avaient des tumeurs qui grossissaient, qui devenaient rouges et bleuâtres; la suppuration était partielle. Chez plusieurs les tumeurs se sont cicatrisées pour se rouvrir de nouveau. La déglutition était difficile, la respiration et la circulation étaient plus ou moins gênées. La marche de cette maladie a toujours été lente; nous avons souvent prédit aux parens, qu'à l'époque de la puberté cette affection disparaîtrait, lorsque les symptômes nous faisaient présager cette terminaison.

Lorsqu'il a été possible d'envoyer les enfans à la campagne, l'isolation, l'exercice, des gilets de flanelle sur la peau, des frictions aromatiques avec l'*essence éthérée*, des bains avec une suffisante quantité de sel gris; des anti-scorbutiques, tels que le houblon, la digitale, l'eau de goudron, ont merveilleusement précédé le *toni-purgatif*.

§. VII. — *Maladies cutanées des enfans.*

Une proportion très-grande de fluides blancs, la mobilité du système musculaire, un excès de susceptibité dans le système nerveux, et le rôle que joue le système digestif, caractérisent la constitution propre des enfans.

L'enfance est en quelque sorte une ébauche de la vie. A cette époque, les organes sont plutôt indiqués que développés. Il faut veiller à leur perfectionnement, puisqu'ils doivent tant influer, par la suite, sur la santé et la durée de l'existence. La peau est un des organes de la transpiration; chacun sait combien les transpirations interceptées ou trop abondantes peuvent occasionner d'accidens graves et multipliés; il importe donc de la maintenir dans l'état qui doit la mettre en harmonie avec nos autres organes. La salubrité de la peau, chez l'enfant, dépend de la propreté, de l'habitude de se laver, d'une nourriture légère et proportionnée à la faiblesse de ses facultés digestives, d'un air pur et frais, car les substances vivifiantes qu'il renferme, sont pour cet âge une nourriture aussi nécessaire que les alimens même; c'est une jeune plante qui languit et se décolore dans la serre, l'air extérieur peut seul lui rendre la vigueur et la santé.

Mais, si par erreur ou par imprudence, on a négligé ces précautions indispensables, le système lymphatique devient alors le siége des maladies cutanées. Le cuir chevelu et la face en offrent le plus souvent les éruptions. Il se fait aussi des suintemens derrière les oreilles. Les médecins ont donné à ces diverses affections des noms plus ou moins scientifiques ; il en est même qu'ils ont subdivisées en plusieurs classes, mais nous croyons inutile de faire avec eux assaut d'érudition. Comme les maladies cutanées ont toutes les mêmes causes, qu'elles s'annoncent par des symptômes peu différens, et doivent, de leur propre aveu, être soumises au même traitement, au même mode de curation, nous nous bornerons à des préceptes généraux.

Il serait dangereux d'arrêter ces excrétions, et de les dessécher par des lotions astringentes. Les accidens les plus graves seraient le résultat d'une telle imprudence. Ce sont des effets qui ne doivent disparaître qu'après leur cause, c'est donc cette cause qu'il faut combattre et détruire.

Si le système lymphatique était doué, chez les enfans, de plus d'activité, on verrait disparaître cette infiltration dans le tissu cellulaire, parce que les fluides blancs qui la produisent seraient reportés dans le torrent de la circulation. Tous les moyens que l'on emploie pour remédier à cette infiltration, comme les frictions, l'insolation, les divers genres d'exercices, agissent en augmentant le ton de l'organe cutané, et par une espèce de réaction, celui des organes situés plus profondément. La méthode curative, sanctionnée par notre expérience, consiste dans l'emploi des médicamens toniques et stimulans, particulièrement du *toni-purgatif*, qui, en fortifiant l'appareil digestif des enfans, empêche le fluide blanc de faire éruption, et le force d'entrer dans la circulation.

Nous terminerons ce paragraphe par un conseil que les parens ne doivent jamais perdre de vue : presque toutes les affections cutanées sont sporadiques, épidémiques et même quelquefois contagieuses, ils ne sauraient donc prendre trop de soins pour éloigner leurs enfans des lieux où l'air en est infecté, et pour les préserver du contact des personnes qui pourraient les leur communiquer.

CHAPITRE IX.

Du sommeil, des songes, des rêves, cauchemar.—Surdité.—Vieillesse, conseils hygiéniques aux vieillards.

§. Ier. *Du Sommeil, des Songes, des Rêves, Cauchemar.*

Le sommeil est une loi générale imposée à tous les êtres. Tout se fatigue, tout s'épuise; tout a besoin de repos, de réparation; c'est pendant le sommeil que la nature se recrée en quelque sorte. Sur la surface de la terre, dans ses cavités les plus profondes, dans les gouffres de l'Océan, dans le vague des airs, tout dort. Les végétaux eux-mêmes doivent au long sommeil des hivers leur durée et leur fécondité. Mais laissons-là ces grands phénomènes qui nous sont étrangers; c'est dans l'homme seul que nous devons considérer ses causes et ses effets.

Le sommeil est à l'homme physique, ce que l'espérance est à l'homme moral; ôtez-lui l'un et l'autre, et ce sera le plus malheureux des êtres. Le sommeil est le repos du cerveau. Après douze ou seize heures de vie intensive sans interruption, nos organes éprouvent un sentiment de fatigue : la tête devient pesante, l'intelligence moins active, les mouvemens plus lents, tout annonce que la machine ne pourrait sans danger, supporter une tension plus longue; elle a besoin de repos. Alors le sommeil vient à son secours; il fait passer l'homme dans un état passif, mais il lui procure une espèce de trève avec les douleurs du corps, avec les peines de l'âme. Il le renouvelle en quelque sorte, et ranimant dans tous les sens leur énergie première, il les dispose à jouir plus activement des objets qui vont les frapper. Après quelques heures de néant apparent, l'homme renaît tous les matins, jeune de force et de santé: ses impressions sont plus vives, ses membres plus souples, sa conception plus nette, ses idées plus grandes. Le matin est le temps des illusions, pendant la journée ses facultés s'émoussent, le soir il a vieilli; pour rajeunir, il a besoin du sommeil réparateur.

Ce n'est point un sommeil agité, incomplet, fatigué de songes, qui peut remplir le vœu de la nature dans le grand œuvre de la réparation; il lui faut un sommeil calme et profond, un repos total des facultés physiques et intellectuelles. On me demandera peut-être qu'elle doit en être la durée? elle varie suivant l'âge, le sexe, la constitution, la profession et le degré d'exercice. Généralement parlant, on peut dire que sept ou neuf heures sont nécessaires aux personnes faibles, tandis que les tempéramens robustes n'ont besoin que de six à huit. Trop courte, elle serait insuffisante; trop prolongée, elle affaiblirait la sensibilité générale, la contractilité musculaire. En habituant l'encéphale à l'inaction, elle la rendrait incapable d'agir, et priverait l'homme du plus beau privilége qu'il ait reçu de la nature, celui de concevoir et d'émettre des idées. Les grands dormeurs sont lourds, pesans, sans énergie; leur imagination est paresseuse, leur corps ne l'est pas moins; ils ne peuvent supporter le moindre travail; tout les lasse; tout les fatigue. Comme ils font peu de pertes, ils sont presque toujours surchargés d'embonpoint; leur existence n'est, en quelque sorte, qu'une espèce de végétation.

Pour éviter cet excès, il ne faut pas tomber dans l'excès contraire. Une veille prolongée réunit toutes les causes délétères : dissipation des facultés vitales, destruction des organes, accélération de la consomption, et retardement de la restauration. C'est une erreur bien fatale, que de croire prolonger sa vie en abrégeant son sommeil. On restera plus long-temps les yeux ouverts, mais on n'aura pas cette vivacité, cette énergie qui constitue la santé, et par conséquent la vie. Si le sommeil est trop court, si le cerveau n'a pas eu le temps de se remettre de la fatigue de la veille, il éprouve un malaise qui le rend incapable de se livrer avec fruit à de nouveaux travaux. Les idées sont moins nettes, les sensations moins vives, les mouvemens moins actifs. Je dis plus : l'insomnie peut à la longue produire des affections cérébrales, telles que l'hypocondrie, l'hystérie, l'épilepsie, la mélancolie, les inflammations du cerveau et de ses annexes.

Il est incontestable que la période de vingt-quatre heures, communiquée à tous les êtres par le mouvement journalier de la terre sur elle-même, agit puissamment sur le système organique de l'homme; elle lui occasionne, vers la chute du jour, un mouvement fébrile, que le vulgaire nomme fièvre du soir, et dont les suites naturelles sont la lassitude, l'envie de dormir, et toutes les crises qui s'opèrent par l'évaporation pendant le sommeil. Cette crise quotidienne est nécessaire à la conservation de l'homme; elle est destinée à séparer, à épurer nos sucs, et c'est vers minuit qu'elle s'opère. Celui donc qui, sourd à la voix de la nature qui l'invite alors au repos, ne se couche que vers le matin, renonce volontairement aux avantages qui devaient en résulter. Sa crise ne sera jamais qu'imparfaite, son corps ne sera jamais parfaitement purifié. Je pourrais, à l'appui de cette assertion, citer les incommodités continuelles, les douleurs rhumatismales, les atteintes de goutte qui dérivent d'un pareil régime. Je pourrais en opposition faire valoir les heureux exemples de ceux qui cèdent au vœu de la nature, et leur dire : Presque tous les centenaires se couchent et se lèvent de bonne heure.

Le sommeil de jour est donc moins salubre que celui de la nuit. C'est encore une erreur que de croire que, pris immédiatement après le repas, il puisse faciliter la digestion. J'en appelle à ceux même qui ont contracté cette habitude pernicieuse : ne s'éveillent-ils pas avec la bouche pâteuse, et ne dorment-ils pas plus mal la nuit? Ces raisons suffiraient pour le faire proscrire.

Il ne nous reste plus qu'à indiquer les moyens de se procurer un sommeil sain et paisible. Je les puiserai dans la nature. Une chambre à coucher tranquille et retirée, toujours ouverte pendant le jour, et où l'air ne soit altéré, ni par l'odeur des mets, ni par une chaleur factice; une couche plutôt dure que molle, un exercice modéré, le calme de l'âme, la sobriété, des alimens de facile digestion, des boissons peu excitantes, l'usage des bains et de la promenade : tels sont les conseils que nous dicte l'expérience. Quant aux substances médicamenteuses qui l'opèrent, telles que l'opium et les narcotiques, elles ne doivent jamais être présentées à l'homme en état de santé; elles ne sont faites que pour procurer au malade quelques instans de non-souffrance et l'oubli de ses douleurs.

Je ne terminerai point ce paragraphe sans m'occuper d'une observation spécieuse que l'on pourrait me faire. Nous avons défini le sommeil, le repos de l'encéphale, et nous avons démontré qu'il devait être complet pour être réparateur. Or il est des cas où, dans le sommeil, le cerveau n'est pas dans une inaction complète. Je veux parler des songes : non pas de ces songes pénibles qui sont les effets d'une maladie déclarée, ou les symptômes d'une affection qui nous menace; mais de ces songes agréables, qu'on éprouve dans un état de santé florissante, et qui ne causent aucun sentiment de fatigue. L'amant est heureux, le chasseur atteint sa proie, le gastronome jouit des délices de la table, l'homme de lettres obtient des succès. Tous ces rêves prouvent que les sens, loin d'être complètement inactifs pendant le sommeil, peuvent s'exercer encore sans que celui-ci soit interrompu. Leur cause, je l'avoue, est difficile à déterminer; cependant, comme ces songes sont presque toujours la reproduction d'idées fortement conçues la veille, ou d'objets ardemment désirés et non obtenus, ne pourrions-nous pas prétendre, avec quelque espèce de raison, qu'elles ne sont qu'une suite de la crise dont j'ai parlé, qu'un heureux effort que fait la nature pour s'en débarrasser en les complétant, et se livrer ensuite tout entière et sans obstacles au grand œuvre de la réparation? En effet ces songes légers sont presque toujours suivis d'un sommeil profond et bienfaisant. Aussi ne laissent-ils aucune trace désagréable au réveil. Loin de nuire au système de la réparation, ils n'en sont peut-être que les précurseurs et les premiers agens.

Lorsque le sommeil est profond, complet, il n'y a pas de rêves, surtout pendant le premier somme. Ils doivent donc être regardés comme des altérations, comme des accidens du sommeil, susceptibles d'une foule de modifications, visiblement liées, dans certains cas, avec les variations de la santé, ce qui mérite surtout d'être remarqué au début et pendant les premiers développemens d'un grand nombre de maladies.

La plupart des causes qui peuvent déterminer l'insomnie, peuvent aussi, en agissant à un plus faible degré, rendre le sommeil assez léger, assez incomplet, pour disposer à différentes espèces de rêves ou de rêveries. L'usage insolite du thé, du café, des boissons spiritueuses, surtout de l'opium donné à petites doses, excite même le cerveau au point de transformer le sommeil en une espèce de rêverie, qui devient quelquefois une agréable irritation.

L'excitement du cerveau, suite d'une irritation fébrile, d'une congestion sanguine, ou d'une agitation spasmodique, n'est pas moins contraire au sommeil complet et naturel, et par cela même appartient aux causes prédisposantes des rêves. D'autres dispositions, l'activité immodérée de la veille, des exercices violens ou inusités, tels que l'équitation, la chasse, pour des personnes nerveuses et sédentaires, une grande préoccupation morale, une forte contention d'esprit, avant de s'endormir, donneront également au sommeil, le caractère de trouble qui fait rêver, même sans le concours des causes efficientes ou occasionnelles, qui déterminent les songes pendant un sommeil plus profond ou moins agité.

Les causes extérieures qui peuvent occasionner différens rêves sont très-nombreuses. Telles sont, pour plusieurs personnes, les plus petites différences dans la manière d'être couché, un lit trop chaud, l'impression subite du froid, la compression de quelques parties, la position involontaire du corps de manière à occasionner une sensation pénible, un bruit insolite dans la chambre où l'on dort; en un mot tout ce qui peut exciter le sens du toucher ou celui de l'ouïe, sans provoquer l'activité spontanée de l'entendement, ce qui occasionnerait nécessairement le réveil en sursaut, et non pas le rêve ni la rêverie.

Les causes internes des rêves sont beaucoup moins nombreuses que les causes externes. La plus fréquente, la plus manifeste de toutes, c'est l'irritation même du cerveau, une augmentation d'action ou l'engorgement de ses vaisseaux, les divers genres d'ébranlement et d'émotion qui peuvent affecter ce viscère pendant le sommeil, soit aux approches, soit pendant le développement de plusieurs maladies.

Il faut rapporter à ces causes intérieures les divers genres d'impression ou de travail morbide plus ou moins pénibles, l'oppression, l'embarras, la difficulté dans l'action du cœur et des gros vaisseaux, le trouble nerveux de ces organes, opéré par une autre maladie ou par des passions convulsives, plusieurs états fébriles, plusieurs lésions organiques des viscères du bas-ventre et de l'estomac en particulier, l'état spasmodique de ce dernier; les distensions gazeuses, une digestion pénible, une constipation opiniâtre, enfin les nombreuses aberrations de sensibilité qui se rapportent à l'hypocondrie et à l'hystérie.

Les congestions sanguines, l'inflammation latente et chronique des différens organes, l'irritation générale, soit nerveuse, soit vasculaire, qui précède ou qui accompagne le flux menstruel chez la plupart des femmes, la plénitude de la vessie, la présence d'un calcul dans ce viscère, l'inanition, la continence forcée, l'atonie, le défaut de sensibilité et de tonicité des organes de la reproduction, à la suite de l'exercice immodéré de ces organes, se lient également à des sensations intérieures, qui deviennent souvent l'occasion et le point de départ de plusieurs rêves très-singuliers.

L'action des objets extérieurs sur les sens, les impressions, les sentimens qui résultent de l'irritation, de la souffrance de plusieurs organes internes, ne sont pas suspendus pendant le sommeil, s'il n'est pas trop profond. Ces sensations, externes ou internes, peuvent alors rappeler, d'une manière assez constante, certaines séries d'idées, plus ou moins étendues, ce qui formera des rêves plus ou moins suivis, plus ou moins durables, comme dans l'exemple suivant. M. G*** avait l'habitude de laisser du feu allumé, pendant toute la nuit, dans sa chambre à coucher. Il faisait souvent un rêve qui pouvait aisément se rapporter au pétillement, à la légère détonnation d'une ou de plusieurs étincelles, dont son oreille avait été frappée pendant un sommeil plus léger : ce qui d'ailleurs ne lui arrivait que pendant son premier somme.

Il faut rapporter à cette espèce de rêvasserie pénible

ou laborieuse, l'état où l'on se trouve après un premier somme assez court, et dans lequel on est continuellement tourmenté par le retour opiniâtre d'une idée ou d'un petit nombre d'idées, qui, sans former un véritable rêve, reviennent continuellement pendant un sommeil troublé, et si léger, si incomplet, que l'on peut reconnaître et juger jusqu'à un certain point, combien il est incommode et pénible. Plusieurs autres rêves, plus suivis et très-fréquens, paraissent également se former au hasard, ou du moins dépendre d'une agitation de l'esprit, d'un ébranlement de cerveau, qui ne permettent pas de se livrer complètement au sommeil. Nous citerons pour exemple les rêves des enfans à la suite de leurs jeux les plus animés, et celui d'un homme qui, contre sa coutume, avait chassé pendant toute la journée, exposé à une très-forte chaleur.

D'abord, il s'était endormi pendant deux heures. Ce ne fut qu'après le premier somme qu'il rêva qu'un homme, qu'il voyait très-distinctement, ouvrait la porte de sa chambre, et paraissait vouloir aller jusqu'à lui, avec les intentions les plus hostiles; ce qui l'effraya au point de le réveiller. Alors il se leva. S'étant bien assuré que l'apparition de son voleur était tout-à-fait illusoire, il se rendormit, eut de nouveau le même rêve, et fut encore réveillé; ce qui se répéta plusieurs fois jusqu'au moment où, fatigué de l'opiniâtreté de sa vision, il prit le parti de renoncer à un sommeil aussi pénible.

Les rêves, considérés sous le point de vue de leur interprétation médicale, et dans leur rapport avec l'état de la santé ou la nature des maladies, se partagent naturellement en deux classes, les rêves non morbides et les rêves morbides. Ces derniers, les seuls dont il doive être question ici, présentent un grand nombre de différences et de variétés, dont les plus tranchées peuvent rentrer sous ces trois titres : 1°. les rêves par une irritation fébrile ou non fébrile ; 2°. les rêves qui annoncent un état morbide de différens viscères, comme de l'abdomen et de la poitrine ; 3°. les rêves qui annoncent une disposition morbide plus ou moins grave de l'encéphale.

Les premiers, quoiqu'ils n'aient aucun des caractères du cauchemar, sont les plus fréquens. Plusieurs, qui surviennent pendant un sommeil laborieux et troublé, annoncent une irritation fébrile. Ils décèlent, dans celui qui les fait, un excitement, une souffrance générale d'autant plus fatigante et plus opiniâtre, qu'ils se développent pendant des maladies dont la marche est plus embarrassée et la solution plus difficile. Dans les fièvres intermittentes, en particulier, la frayeur, l'anxiété convulsive dans les rêves, le réveil en sursaut, annoncent que la maladie sera longue, qu'elle se rattache à une affection organique, et que l'on doit être très-circonspect dans l'usage des fébrifuges. Quelquefois ces rêves précèdent et annoncent le délire dans les fièvres continues. Les congestions sanguines, l'irritation vasculaire, les dispositions hémorragiques, sont ordinairement précédées par des rêves dont le sujet a quelque rapport avec cette situation morbide.

Les états morbides des viscères de la poitrine ou du bas-ventre, occasionnent un assez grand nombre de rêves, dont la marche et le sujet présentent assez souvent une liaison avec leurs causes occasionnelles. Ces songes, qui arrivent fréquemment pendant le premier sommeil, se rencontrent presque toujours dans les maladies du cœur ou des gros vaisseaux, les affections aiguës ou chroniques de la poitrine, les digestions laborieuses, les phlegmasies chroniques, les congestions sanguines, les névroses partielles du bas-ventre.

Lorsque ces maladies ne sont point encore très-avancées, et lorsque des observateurs superficiels ne les soupçonnent même pas, de pareils rêves suffiraient déjà pour éveiller l'attention sur leurs premiers développemens. Dans ces rêves, aussi pénibles qu'alarmans, on se voit tout-à-coup, après un concours et une succession de circonstances et de scènes diverses, sur les bords ou dans le fond d'un précipice qu'on ne peut franchir, ou dans un lieu sombre, sous des voûtes étroites, qui menacent de vous écraser de leur poids. L'irritation particulière qui dépend de l'embarras gastrique, suffit dans un grand nombre de circonstances pour occasionner aussi des rêves pénibles. Les anxiétés d'une digestion laborieuse, le météorisme actif, les distensions gazeuses plus ou moins fortes, les différens modes et degrés d'oppression qui, dans l'hypocondrie et l'hystérie, peuvent résulter du spasme plus ou moins fort, plus ou moins étendu, du canal intestinal, produisent une foule de rêves très-fatigans, et dont les nuances, si on les observait dans les nombreuses modifications de ces maladies, présenteraient toutes les variétés dont est susceptible le *cauchemar* ou l'*incube*, maladie dont M. Alibert a fait un genre de la famille des pneumoses.

Les symptômes communs à cet espèce de rêve, qui mérite une attention particulière, consistent dans une angoisse oppressive, dans une suffocation douloureuse que l'on éprouve par l'impossibilité d'exécuter une action quelconque, soit pour se défendre dans un grand danger, soit même pour se placer dans la situation la plus agréable, ou se borner seulement à exprimer ses pensées sur un sujet qui excite vivement l'attention.

Le cauchemar le plus pénible, celui qu'on doit regarder comme le véritable incube, le cauchemar absolu ou complet, est, sans doute, le rêve suivi et gradué, dont la principale circonstance consiste dans l'apparition d'un monstre, d'un animal effrayant, d'une figure d'homme ou de femme, qui s'approche graduellement du lit, vient s'appuyer sur la poitrine du rêveur, et lui fait éprouver l'oppression la plus pénible.

Les variétés du cauchemar sont principalement le complet et l'incomplet, le direct et l'indirect, celui du mouvement et celui des pensées. Les personnes valétudinaires, mais plus particulièrement celles dont les digestions, habituellement laborieuses, se prolongent pendant le sommeil avec un sentiment d'angoisse ou d'oppression, les hypocondriaques, les femmes hystériques, fournissent de nombreux exemples de ces différentes espèces de cauchemar, que l'on désigne trop généralement sous le nom de rêves pénibles. On regarde avec raison le cauchemar complet et absolu comme le plus pénible, comme le plus douloureux de tous les rêves. Il n'est pas étonnant que l'on ait pensé qu'il pouvait devenir, dans certaines circonstances, une cause de mort subite. Le cauchemar n'est jamais idiopathique.

Les rêves qui annoncent un état morbide de l'encéphale, pourraient aisément se ranger sous un petit nombre de titres, si nous voulions nous borner à en classer les variétés principales, ainsi que leurs rapports, soit avec les névroses, soit avec les maladies mentales. Plusieurs névroses, qui ne se sont pas encore manifestées pendant la veille, mais qui se préparent, qui se développent pendant une sorte d'incubation, peuvent être devinées, ou du moins fortement soupçonnées, par des songes bizarres et extraordinaires, qui dépendent de cette situation; telles sont l'épilepsie, l'apoplexie idiopathique, les retours périodiques de la manie, les fièvres ataxiques, les convulsions chez les enfans, enfin toutes les affections de la nombreuse et importante classe des névroses. Plusieurs fièvres ataxiques et le typhus ont été souvent précédés de ces rêves, en quelque sorte prophétiques, et qui auraient pu faire reconnaître ces maladies à une époque où elles ne s'étaient encore manifestées que pendant le sommeil.

Plusieurs maladies moins graves, ou même de simples indispositions, dont l'excitement plus ou moins prolongé du cerveau est une des principales circonstances, occasionnent chez quelques personnes des rêves très-singuliers, et quelquefois caractérisés par la succession plus suivie ou plus étendue des idées et des images qui les constituent: tels sont certains degrés d'ivresse ou de narcotisme, mais surtout quelques migraines particulières, accompagnées d'une grande exaltation nerveuse, et d'une augmentation véritablement douloureuse de susceptibilité de l'encéphale et des principaux organes des sensations. Les rêves, modifiés par l'ébranlement qui accompagne ces migraines ou qui leur succède, ont beaucoup d'analogie avec ceux qui dépendent d'une irritation fébrile et générale. Comme ces derniers, ils se rapprochent beaucoup plus du délire que les autres songes.

Quel traitement peut-on indiquer pour les rêves morbides? Il faut distinguer ceux qui sont produits par une irritation fébrile, et ceux dont la cause n'est point fébrile; ceux qui, comme les cauchemars, ont lieu avec une oppression essentielle; et ceux qui sont sans oppression essentielle, et qu'on nomme *rêves pénibles;* enfin les rêves dans les névroses, que précédent certaines fièvres ataxiques, l'apoplexie, l'épilepsie, les premiers accès d'hystérie. Nul doute que le *toni-purgatif*, administré dans des circonstances opportunes, ne prévienne ces rêves, ou ne les empêche de revenir. S'ils proviennent d'une cause fébrile, il est très-utile avant et après les accès, en donnant une issue aux matières qui favorisent la congestion sanguine; s'ils ne sont pas accompagnés de fièvre, et qu'ils soient produits par l'embarras du canal alimentaire et intestinal, en désobstruant les canaux engorgés par de laborieuses digestions, il donnera plus de liberté aux actions des autres organes, et surtout à celle de l'encéphale, qu'irrite toujours le travail et la gêne des organes inférieurs. En général, point d'excès, le ventre libre, et un usage modéré, mais soutenu, de ce médicament, tels sont les procédés hygiéniques par lesquels on prévient, on guérit les rêves morbides : bien entendu pourtant, que s'ils proviennent d'une inflammation, notre médicament ne sera administré qu'avant ou après cette cause occasionnelle; car nous ne saurions trop répéter que dans toutes les phlegmasies, le *toni-purgatif* est contre-indiqué.

§. 2. — *De la surdité.*

On appelle ainsi une maladie qui attaque l'organe auditif, et qui affecte une, ou les deux oreilles ; l'enfance et la vieillesse y sont plus sujettes que l'âge mur. Le premier symptôme qui l'annonce dans son commencement, est la difficulté de suivre une conversation générale et animée, ou d'entendre, avec la même netteté, le chant et l'accompagnement d'un morceau musical. Ce premier degré de surdité est souvent accompagné de bourdonnement ou de céphalalgie. La tête a moins de liberté, est moins disposée à l'étude des sciences abstraites, et la mémoire s'affaiblit.

La surdité varie sous plusieurs rapports chez les différens individus. Il en est qui sont tellement sourds, qu'ils ne peuvent plus se prêter à la conversation, et qui néanmoins peuvent faire leur partie dans un concert. Pour d'autres, la musique et les paroles ne sont qu'un bruit confus, quoiqu'ils entendent parfaitement les sons les plus faibles, quand ils sont isolés. Il en est qui recouvrent momentanément l'ouïe au milieu des bruits les plus tumultueux et les plus éclatans ; d'autres peuvent suivre une conversation, qui se tient à voix basse, et lorsque le silence règne autour d'eux.

La surdité commence souvent insensiblement, et quelquefois elle envahit tout-à-coup le sens de l'ouïe ; elle fait ensuite des progrès qui varient beaucoup. Tantôt elle augmente peu à peu jusqu'à l'abolition complète de l'organe attaqué ; tantôt, après être restée long-temps stationnaire, elle empire subitement ; tantôt, après avoir augmenté sans relâche pendant plusieurs années, elle laisse, pendant un temps considérable, un reste d'audition : malheureusement ce cas est rare. Le plus souvent, la surdité augmente dans la vieillesse ; elle s'accroît à l'époque de la cessation totale du flux menstruel. Elle est momentanément plus intense au retour de chaque évacuation périodique, après des inquiétudes d'esprit, à la suite de repas copieux, de courses rapides, et dans les temps humides et froids. Elle diminue, et quelquefois cesse complètement dans des circonstances opposées.

Tantôt cette maladie est isolée, tantôt elle existe avec d'autres maladies, qui en sont ou la cause, ou l'effet, ou qui dépendent avec elle de la même cause. L'ouïe se trouve affaiblie par une attaque d'apoplexie, plutôt que la vue, le goût et l'odorat. La diathèse scrofuleuse, les affections catarrhales, les maladies cutanées et particulièrement les dartres, ont souvent, avec la surdité, une étroite liaison.

De toutes les maladies dont nos sens sont affectés, celles qui attaquent celui de l'ouïe sont les plus difficiles à guérir. Les signes d'incurabilité sont principalement ceux qui annoncent que l'encéphale est principalement affecté. On peut regarder comme irremédiables, les surdités qui, sans lésion apparente dans le conduit auditif, sans aucun dérangement de la santé, se développent insensiblement vers le déclin de l'âge, augmentent par degré, et sans être interrompues par des améliorations momentanées qui, malgré leur peu de durée, sont toujours d'un bon augure. Il en est de même de la surdité, quand elle est un résultat de l'apoplexie, des maladies fébriles aiguës, de celles surtout qui sont caractérisées par des symptômes nerveux très-variables, ou par la prostration extrême des forces musculaires. La surdité, qui survient immédiatement après un coup sur la tête, après une très-forte explosion de la foudre ou de l'artillerie, est de la même catégorie.

Les causes prédisposantes de la surdité, les moins douteuses, sont une disposition héréditaire, les transpirations abondantes de la tête, qui diminuent ordinairement quand l'âge décline; la calvitie, qui livre cette partie à l'impression devenue trop vive des variations de l'atmosphère; les professions qui augmentent l'afflux du sang vers la tête, par le brusque refroidissement du corps, par la gêne de la respiration, comme la natation et l'art du plongeur; et celles où l'oreille se trouve souvent frappée de fortes détonnations, ou fatiguée par des bruits violens et continuels.

Les causes par lesquelles cette maladie peut être déterminée, sont: 1°. les phlegmasies des membranes qui revêtent l'intérieur des cavités de l'organe, soit que ces phlegmasies s'y développent primitivement, soit qu'elles s'y propagent à la faveur de la continuité des tissus, ou par sympathie, comme dans les corysas et les angines; 2°. les maladies aiguës, et surtout les exanthêmes, les maladies fébriles, nerveuses et adynamiques, l'hydrocéphale aiguë, l'apoplexie, les coups à la tête, l'explosion de la foudre et de l'artillerie, un accouchement laborieux, une salivation grave, les scrofules, et la syphilis.

Plusieurs physiologistes divisent les différentes espèces de surdités en deux classes. La première comprend toutes celles qui sont produites par un état morbide du conduit auditif ou de la caisse, tels que les écoulemens puriformes, l'engouement cérumineux ou purulent, l'élargissement, les excroissances, ou l'oblitération du conduit; celles qui résultent d'un état pathologique de la membrane du tympan, telles que sa rupture, ou son épaississement; celles qui dépendent de la disjonction, de la perte ou de l'ankilose des onglets; celles qu'on peut attribuer à l'engouement, à l'ulcération, à la carie de la caisse, à un épanchement sanguin dans la première des deux cavités, enfin, toutes celles qui résultent de l'engouement ou de l'oblitération des trompes d'Eustache.

A la seconde classe appartiennent les surdités produites par une altération des nerfs acoustiques.

On peut former une troisième classe des surdités qui surviennent dans le cours ou au déclin des maladies fébriles, des surdités métastatiques, symptomatiques, pléthoriques, syphilitiques, scrofuleuses, herpétiques.

Ce n'est que dans ces cas de surdité que les purgatifs pourraient trouver une heureuse application, ce qu'il serait absurde de prétendre dans les surdités organiques.

Parmi les nombreux individus qui sont venus nous consulter sur leur surdité, et auxquels nous avons prescrit différens moyens curatifs, nous avons observé que l'injection de l'eau tiède avait produit souvent de bons effets; nous avons aussi vu réussir deux gros de sulfure de potasse dans une pinte d'infusion de camomille; nous avons enfin obtenu, presque toujours, des résultats satisfaisans, de l'application d'une douche continue dans le cas d'épaississement de la membrane.

C'est aux savantes recherches de M. Itard qu'il faut avoir recours, pour connaître toute la ressource des injections dans le conduit auditif; il admet aussi les purgatifs comme de puissans auxiliaires : sa méthode de traitement est donc absolument conforme à la nôtre. Voici les conséquences qu'on peut déduire des considérations et des faits exposés dans l'ouvrage de M. Itard.

1°. Une cause assez fréquente de surdité est l'interception des sons par l'engouement de la cavité tympanique, ou de son conduit guttural.

2°. Les surdités qui dépendent d'une pareille cause, peuvent être guéries par un traitement rationnel, qui consiste à porter immédiatement, dans cette cavité interne de l'oreille, les moyens propres à la désobstruer.

3°. Des trois voies qui peuvent servir à l'introduction de ces moyens désobstruans, et qui sont l'apophise mastoïde, le conduit auditif, et la trompe d'Eustache, l'une présente des dangers, l'autre de graves inconvéniens, et la troisième des difficultés seulement.

4°. Comparant ensuite les avantages respectifs de ces trois méthodes, d'après les succès qu'on en a obtenus, on trouve que les succès, fort équivoques par la première, assez rares par la seconde, offrent, par la troisième, une proportion de plus d'un tiers de guérisons, ce qui établit évidemment la préférence à donner aux traitemens par la trompe d'Eustache.

5°. Les moyens médicamenteux, introduits dans l'oreille par cette dernière voie, peuvent recevoir une extension inconnue jusqu'ici; ils peuvent être détersifs, astringens, excitans, à l'état de liquide, de corps denses, de vapeurs.

6°. Il en résulte enfin qu'une partie des maladies de l'oreille, ramenée dans le cadre de nos méthodes analytiques, doit être traitée par des moyens avoués par l'art, et figurer dans le petit nombre de ces maladies, dont la guérison a pour garans la connaissance que l'on possède de leur cause matérielle, et la possibilité donnée à l'art d'en opérer l'expulsion.

En général, le traitement de la surdité dépend de la recherche attentive des causes, des symptômes et de l'état des parties affectées. Il faut chercher d'abord à s'assurer si la lésion du sens auditif est une maladie circonscrite dans l'organe, ou si elle tient à une disposition morbide d'un des grands systèmes. Dans ce dernier cas, il faut s'attacher à combattre et à détruire cette cause générale. A cet effet, il faut observer ce que la cessation ou la diminution de la maladie primitive, produit sur l'organe de l'ouïe. Si l'on n'obtient aucun résultat avantageux, il y a lieu de supposer une lésion locale quelconque, soit dans le voisinage, soit dans les rapports sympathiques de l'organe, tels que l'état des amygdales, le travail de la dentition, un catarrhe chronique de la membrane pituitaire; alors on traite la maladie en ramenant les parties affectées.

§ III. — *Vieillesse, conseils hygiéniques aux vieillards.*

Que les vieillards se rassurent : nous nous garderons bien de ranger leur âge au nombre des maladies. Mais que, d'un autre côté, ils n'exigent pas de nous ce qu'ils n'oseraient exiger de la nature ; c'est-à-dire de reculer, par un moyen quelconque, l'arrivée de la vieillesse. Il est aussi impossible à l'homme de retarder la marche de l'âge, que l'approche de la mort ; et tout le monde sait que le fameux Paracelse, qui portait au pommeau de son épée une panacée contre la vieillesse et la mort, fut frappé à l'âge de quarante ans, au milieu de sa sécurité.

Après tout, qu'a de si redoutable la vieillesse? La perte des plaisirs bruyans de la jeunesse? Mais elle ne les désire plus, puisqu'elle ne les sent plus ; et nos besoins seuls peuvent donner lieu à des regrets. L'affaiblissement de cette vivacité d'esprit, qui est le caractère de l'âge mûr? Mais cette qualité est éminemment compensée par la justesse du jugement qui est le propre de la vieillesse ; et d'ailleurs tous les veillards ne manquent pas de vivacité. L'absence de la vigueur du corps? Mais le vieillard en a-t-il besoin? Tous les âges se pressent autour de lui, pour le dispenser des fatigues d'un autre âge ; et la vénération qui l'environne vaut bien, sans doute, les forces de Samson. Le voisinage de la mort? Cette crainte doit être celle de tous les âges, et les berceaux de l'enfance paient plus souvent ce tribut que les fauteuils de la vieillesse. D'ailleurs le sage *attend la mort sans la désirer ni la craindre ;* il songe seulement à diminuer, autant qu'il est possible, les peines et les douleurs de la vie. *Ce sont là les réflexions*, dit

Cicéron, dans son dialogue de la Vieillesse, *ce sont là les réflexions qui me rendent la vieillesse non-seulement légère et exempte d'importunités, mais encore douce et agréable* (Cic., *de Senect.*, 85).

Sans doute, la vieillesse a des inconvéniens : l'organisme diminue chez les vieillards; les cartilages tendent à se solidifier, et partout les mouvemens ont moins de légèreté et de souplesse; les os diminuent et la taille décroît; la circulation est plus lente; l'acte de la respiration a moins d'énergie; les sens perdent chaque jour de leur irritabilité, la peau de ses formes et de sa mollesse; les rides, en ajoutant à la gravité diminuent les grâces de la physionomie; le goût s'émousse; l'odorat quelquefois se flétrit; la bouche se dépouille de ses molaires, qui, non seulement en faisaient l'ornement, mais encore composaient l'appareil le plus complet de la trituration. Voilà bien des maux acquis; mais quels biens le vieillard a-t-il perdus? Certes, si nous faisions, avec autant de détail, le dénombrement des maux qui affectent le plus ordinairement les autres âges, le vieillard le plus mécontent de sa position, serait forcé d'avouer qu'après tout, sa vieillesse n'a pas beaucoup perdu. Le vieillard est très-peu exposé aux maladies aiguës, à ces crises violentes qui ont tant de fois menacé ses jeunes ans. On dirait que son extérieur a tout cédé aux organes intérieurs, et que le canal alimentaire s'est fortifié, à mesure que les grâces de l'âge se fanaient sur la surface cutanée. Il digère lentement, mais il élabore bien; il ne suffira pas aux excès de son ancien temps, mais il ne cherchera pas à en faire; il n'enfantera pas de prodiges, mais il se préservera des écarts. Nestor, plus d'une fois, sut préserver l'armée des Grecs de l'influence pernicieuse du caractère bouillant du fils de Pélée.

Pourquoi donc, nous demanderont les vieillards, pourquoi donc venez-vous nous donner des conseils hygiéniques, si notre âge nous a délivrés de tant de maux ?

Ecoutez, leur répondrons-nous; en vous détaillant les avantages de votre sort, nous n'avons pas prétendu vous regarder comme invulnérables. Faites avec nous une réflexion qui vous paraîtra bien juste : vous avez vu l'épaisseur de notre volume, et les maladies nombreuses que nous y avons décrites avec autant de soin que nous en avons été capables. Eh bien ! presque toutes ces maladies se dirigent contre un âge qui n'est pas le vôtre. Mais si la vieillesse les éprouve moins fréquemment, c'est l'âge auquel elles sont le plus dangereuses. Dans de nombreux articles nous avons donné des règles aux trois âges; permettez-nous d'en consacrer un à vous consoler, et à vous instruire sur les moyens de vous préserver de tous ces maux.

De toutes les causes qui conduisent à la mort, la vieillesse est la plus inévitable ; cependant, loin de ralentir sa marche, on semble mettre tout en usage pour précipiter la succession des périodes de la vie.

Ce n'est point à la vieillesse prématurée, mais à la vieillesse vénérable, suite nécessaire d'un grand âge, et que toutes les nations, même les plus sauvages, entourent de soins et de respects, que ces conseils sont adressés.

Quoiqu'elle soit l'image de l'hiver, et que la nature épuisée semble avoir marqué cette époque pour son repos éternel, cette vieillesse, bien ménagée, peut, en quelque sorte, prolonger notre existence, et procurer au corps, par sa faiblesse même, une force d'inertie qui ralentit la dissipation du peu de forces qui lui sont accordées. Favoriser la restauration, perdre le moins possible, tel doit être le but, l'unique but du vieillard; mais pour y parvenir, il doit faire une étude réfléchie de son organisation, qui n'est plus celle des autres âges, et se soumettre aux règles hygiéniques qui lui sont adaptées. C'est pour lui applanir cette route, et rendre ses efforts moins pénibles, que nous traçons ici un tableau succinct de ses différens organes et des moyens d'y conserver, le plus long-temps possible, ce reste de feu sacré, principe de l'existence.

Organes digestifs. Ce sont les derniers organes qui vivent en nous; leur action ne cesse qu'avec la vie. Ce sont ces mêmes organes qui élaborent tout ce qui doit s'identifier avec nous; et du bon ou mauvais succès de leur opération, dépend la quantité et même la qualité de notre restauration. Leur état de bienaise, ou de malaise, influe tellement sur celui des autres organes qu'on ne saurait y apporter trop de soins. Sans bonnes digestions, point de santé : tout notre système organique se dérange et périt; mais ces mêmes organes n'ont plus, chez les vieillards, la vigueur primitive : l'état de faiblesse de leur estomac leur défend l'excès de l'alimentation. Ils doivent également éviter le trop et le trop peu. La tempérance est pour eux une loi impérieuse : uniformité dans l'heure et le nombre des repas; sobriété, surtout dans ceux du soir; alimens simples et de facile digestion, tels que des potages, des viandes rôties, des végétaux herbacés, des fruits cuits ou bien mûrs, etc.; une lente mastication; éviter les substances trop rafraîchissantes, et préférer enfin celles qui produisent une alimentation tonique et réparatrice. Par conséquent, les assaisonnemens sagement ménagés, pourront leur être permis : en favorisant l'action des organes gastriques, ils activent leur énergie; il en est de même des vins généreux; mais ils doivent en user avec modération. A leur âge on n'abuse de rien impunément : le moindre excès leur devient pernicieux.

Organes respiratoires. — La respiration est une des fonctions de la vie les plus continues et les plus nécessaires; ses organes aspirent sans cesse l'air frais, rejettent celui qui s'était échauffé dans les poumons, et dégagent le sang d'une infinité de parcelles délétères. L'haleine du vieillard, plus viciée que celle du jeune homme, corrompt plus vîte l'air respirable. Il ne peut donc rester long-temps dans un appartement clos et peu spacieux, sans s'exposer à l'impression d'un air qu'il vient de rendre, lui-même, insalubre et malsain. Il peut obvier à cet inconvénient, en ouvrant souvent les fenêtres; il fera mieux encore de sortir de sa prison, et d'aller, sur le penchant de la colline, jouir de la chaleur vivifiante du soleil, et respirer avec l'air de l'atmosphère le parfum qu'exhalent les végétaux aromatiques.

Autant on doit, à cet âge, rechercher les bienfaits d'un ciel sec et tempéré, autant on doit fuir l'influence de la fraîcheur et de l'humidité; les rhumatismes, les catarrhes, et autres phlegmasies chroniques, en sont les funestes résultats. Mais il n'est point de constitution atmosphérique plus dangereuse pour les vieillards, que le froid intense; ils sont alors frappés par les pleurésies, les péripneumonies, et autres maladies mortelles; on ne peut essayer de prévenir ces terribles fléaux, que par la chaleur des habits, et le feu des cheminées, infiniment préférable à celui des poëles. En un mot, pour conserver aux organes respiratoires du vieillard, la vigueur et l'élasticité nécessaires pour leurs fonctions, il faut, outre les accidens que j'ai signalés, éviter les variations de l'atmosphère; tout changement lui est funeste : c'est un antique bâtiment qui se soutient dans un calme profond, mais qui ne supporterait pas l'inconstance des vagues.

Organes excrétoires. — Perdre et réparer successivement, tel est le secret de notre existence; l'un est presque aussi nécessaire que l'autre. Parmi les substances que les organes digestifs reçoivent pour opérer notre réparation, toutes ne sont pas également propres à s'identifier avec notre être; elles contiennent des portions vitales, elles contiennent aussi des portions délétères. Si les substances corrompues séjournent dans le corps, elles communiqueront aux nouvelles leur influence maligne; de là naîtront l'acrimonie, les glaires, la corruption des sucs, etc. Sans une sécrétion bien établie, point de véritable état de santé; la peau et le tissu cellulaire sont en grande partie chargés de ce soin; c'est par eux que s'exhalent les deux tiers des substances morbides, c'est par eux que le corps se purifie. L'activité de la peau, sa perméabilité met notre corps à l'abri d'engorgemens et de maladies, dans les poumons, dans le bas-ventre; elle le préserve des fièvres gastriques, de l'hypocondrie, des rhumes, des catarrhes, de la phthisie, etc.; mais la peau du vieillard, sèche, aride, presque impénétrable, assiégée par des éruptions chroniques, doit se prêter difficilement à ces excrétions nécessaires; plus ses fonctions sont lentes, plus il importe de favoriser les évaporations succédanées, dont la répercussion de la périphérie à l'intérieur pourrait occasionner les plus graves accidens. Les meilleurs moyens d'y parvenir, et de rendre à la peau sa souplesse et sa perspiration, sont les bains tièdes, les lotions fréquentes, les frictions avec l'*essence éthérée*, les vêtemens moelleux; enfin tout ce qui peut entretenir une chaleur douce et bienfaisante.

Si nous nous sommes davantage attachés à la peau, on ne doit pas négliger les autres organes sécrétoires : l'exhalation muqueuse de la pituitaire, pourra être favorisée par l'usage du tabac en poudre, aiguisé avec *la poudre capitale de Saint-Ange* (1). Les urines, qu'on ne saurait rendre trop fréquentes, la défécation surtout, dont on doit faciliter l'évacuation au moins journalière, méritent aussi la plus scrupuleuse attention. Les *grains de santé* sont utiles sous ce rapport aux vieillards.

Organes nerveux. — Plus l'homme approche du terme de sa carrière, plus il doit éviter les secousses et les mouvemens trop violens; ses plus grands ennemis à cette époque sont la tension des nerfs, l'agitation du cerveau, le choc des passions, l'excès des travaux littéraires; je dis l'excès, car il serait cruel de les proscrire entièrement, et de condamner l'homme intellectuel à une mort anticipée, pour prolonger la végétation de l'homme physique. D'ail-

(1) Nous avons conseillé avec succès la mixtion d'une portion d'un quart de poudre capitale, telle que nous l'indiquons dans notre ouvrage, mêlée avec le tabac dont les vieillards font usage.

leurs, d'heureux exemples, anciens et modernes, nous autorisent à cette indulgence. Théophraste, plus que nonagénaire, publia ses *Caractères;* et le chantre de Henri, valétudinaire dès l'enfance, avait soixante-six ans lorsqu'il composa *Tancrède*. Permettons-les donc, non comme étude, mais comme objet de distraction, comme un moyen d'entretenir cette gaîté douce, ce contentement habituel qu'on doit chercher à faire naître chez les vieillards dont on voudra conserver l'existence.

Organes musculaires. — Le mouvement est la base de la santé et de la durée de l'existence; un corps inerte est dans un état de mort. Dans l'homme, le mouvement n'est autre chose que le jeu des muscles; mais comment peut-il avoir lieu, si ces muscles se solidifient, si, faute d'humidité, ils acquièrent une roideur qui les empêche d'être mis en action. Leur conserver leur contractilité, retarder leur solidification, tel est le double but qu'on ne doit jamais perdre de vue. Un exercice modéré, des promenades journalières, la chaleur solaire, le goût des jardins, la culture des fleurs, concourent puissamment à reculer le terme fatal. Tant que le vieillard pourra faire usage de ses membres, il devra se livrer à quelque exercice actif proportionné à ses forces; lorsqu'enfin la décrépitude lui interdira l'usage de se mouvoir, nous lui conseillons encore de prendre quelques exercices passifs, tels que la voiture ou toute autre gestation, et de se faire porter dans des lieux où il puisse, en plein air, jouir de l'aspect du soleil et être réchauffé de ses rayons vivifians.

Organes reproductifs. — En affaiblissant ces organes, la nature ne semble-t-elle pas nous en défendre l'usage?

Que d'imprudens ont payé de leur vie quelques instans de jouissance ! Vieillards, gardez-vous d'approcher vos lèvres de la coupe de Circé, vous y boiriez la mort ; l'hymne de Vénus serait pour vous le chant du cygne, et ses plaisirs, le dernier jet d'une lampe expirante qui s'éteindrait pour ne se rallumer jamais.

Le vieillard doit éviter les habitations peu aérées et humides ; le séjour de la campagne lui convient, sous tous les rapports ; il doit faire de l'exercice avec modération, mais régulièrement. Ses habits doivent être tels, qu'ils le mettent à l'abri des changemens brusques de la température ; l'abus des plaisirs vénériens et des jouissances de la table doit lui être rigoureusement interdit. Ils lui sont presque toujours mortels, et il nous serait facile de citer une foule de vieillards pour qui le lit de l'hyménée a été un lit de mort. Cependant on doit avouer que l'agrément des banquets d'amis, de compagnons d'enfance, et les propos joyeux que le vin enfante, peuvent rentrer, comme moyens auxiliaires, dans le régime du vieillard, en tant que ces moyens engendrent la gaîté, qui est le spécifique de la vieillesse. Les bains tièdes conviennent également aux vieillards.

La saignée générale doit leur être absolument interdite ; les vomitifs sont presque toujours contre-indiqués : ils produiraient des secousses trop violentes, et la vieillesse est l'âge du repos. Dans aucune des indispositions familières à cet âge, on ne doit chercher à affaiblir ; il est cependant nécessaire de purifier, d'expulser les humeurs morbifiques, dont le séjour serait d'autant plus dangereux, que l'organisme, à cet âge, jouit d'une moindre tonicité.

Les vieillards ne doivent jamais négliger ce moyen thérapeutique ; le *toni-purgatif* doit leur être prescrit à tous les changemens de saison, s'ils se portent bien, et toutes les fois qu'ils éprouvent de l'embarras dans les viscères destinés à la digestion. Une dose suffira, et ils l'accompagneront de beaucoup plus de précautions que les personnes moins âgées. Ils éviteront de s'exposer ce jour-là à une température froide, et de se livrer à un exercice trop longuement continué. Qu'ils laissent là toutes les drogues dont on charge ordinairement leur estomac, et dont ils aiment tant à faire usage. Les drogues affaiblissent : le régime fortifie. Les drogues sont la ressource d'un double commerce : de celui qui les ordonne et de celui qui les vend. Le régime, accompagné d'un léger purgatif, suffit à la vieillesse pour détourner toutes les maladies que le sort n'a pas marquées comme les dernières ; car il n'est point de remède contre la mort.

Mais en proposant le *purgatif* aux vieillards, nous ne prétendons point qu'ils doivent se l'administrer souvent : au contraire, ils ne doivent l'employer qu'à des intervalles assez éloignés les uns des autres, et seulement lorsqu'ils sont incommodés par le séjour des matières stercorales dans les canaux de l'abdomen, sans oublier les lavemens, pris avec modération. C'est surtout l'usage de l'*essence éthérée et balsamique* que nous devons leur recommander, avec la manière dont ils doivent s'en faire frictionner. Cet admirable médicament leur communiquera une nouvelle vigueur en relevant leurs forces abattues.

En général, les excrétions doivent être favorisées dans

la vieillesse par le purgatif et par les lavemens (1), parce qu'elles tendent constamment à séjourner dans leurs intestins, et qu'elles peuvent y causer de dangereuses affections. On doit exciter la transpiration par les frictions, quelques bains, l'application de vêtemens de flanelle sur la peau, et surtout par les soins de la propreté.

Mais c'est surtout à l'exercice que les vieillards doivent se livrer. Par ce moyen, ils reculeront l'envahissement de la matière obstruante qui tend à solidifier leurs tissus, et à en détruire les fonctions. La marche, les travaux manuels, et tous les exercices compatibles avec leur âge, éloigneront leur *pétrification*. S'ils ont un jardin, ils feront bien de le cultiver pendant quelques heures, au lieu de passer la plus grande partie de la journée dans leur fauteuil ou dans leur lit. Qu'ils exercent leurs membres, s'ils veulent en conserver l'usage. Un vieillard oisif, surtout un vieillard replet, est menacé de tous les fléaux de la vieillesse ; mais le travail que nous recommandons, est un travail facile, salubre, et proportionné à l'âge et aux forces des vieillards.

En nous résumant, nous leur dirons donc : Point d'excès ; de la gaîté, de l'exercice, le *toni-purgatif*, et vous passerez en santé les jours que le ciel vous destine.

---

(1) Nous avons indiqué l'usage d'une cuillerée de sel gris et deux cuillerées d'*essence éthérée*, dans un lavement, à un vieillard, qui s'en félicite tous les jours.

CHAPITRE X.

Douleurs. — Maladies syphilitiques. — Maladies des cuisiniers et des cuisinières. — Convalescence.

§ Ier. — *Douleurs.*

DOULEUR! ce mot a une signification très-variée et très-étendue, qu'il ne nous appartient pas de suivre dans toutes ses variations. Nous ne considérerons la douleur que sous le rapport médical, proprement dit, comme une sensation incommode, qui cause du désordre dans notre économie, occasionne le dérangement de notre santé, et nous annonce des orages. Je suis mécontent de toutes les définitions données par les auteurs; le mot seul *douleur*, n'est-il pas plus expressif, et ne renferme-t-il pas en lui-même une définition claire, exacte et laconique?

La douleur morale n'est pas de notre ressort; nous oserons donc dire, que la douleur physique est une lésion de la sensibilité animale.

Souvent la douleur est ambulante, en ce qu'elle change de place, et se porte tantôt sur les nerfs, tantôt sur les muscles; alors elle entre dans ce que l'on appelle un système, qui varie de désignation, selon les siéges qu'elle choisit. Souvent elle est périodique et revient à des époques déterminées, en se portant de nouveau sur les parties qu'elle avait déjà attaquées; d'autres fois elle est fixe, parce que la dépravation des humeurs s'est accumulée sur un seul point.

Ce qui caractérise le plus l'affection que l'on nomme *douleur*, c'est le vague dans lequel elle est presque toujours; car en causant des maux très-vifs, elle n'engendre souvent ni gonflement, ni tumeur, ni inflammation.

On peut mieux sentir la douleur que la définir. C'est, aussi bien que le plaisir, un des élémens de notre conservation. Si celui-ci nous donne la conscience du bien-être de la vie, celle-là nous avertit des dangers qui peuvent la compromettre. Si le plaisir nous fait aimer l'existence, la douleur nous fait craindre de la perdre.

La douleur est physique ou morale. Dans la première, la sensibilité animale est attaquée, et ce genre de douleur dépend de l'altération d'un organe, susceptible de transmettre au cerveau l'impression qu'il a reçue. La douleur morale est celle qui tire son origine de nos passions, soit débilitantes, soit excitantes. Les rapports intimes qui existent entre le physique et le moral, sont la cause des influences qu'ils exercent réciproquement l'un sur l'autre.

La douleur physique est susceptible d'une infinité de nuances ou de modifications, et ses causes sont très-multipliées. On peut les diviser en externes et en internes.

Les causes externes émanent de tous les objets qui nous environnent, des accidens imprévus qui nous frappent, des instrumens que l'art chirurgical fait pénétrer à travers nos organes, pour remédier à certains désordres; enfin, de tout ce qui peut faire naître quelque point d'irritation sur quelque partie que ce soit de notre corps : telles sont les compressions, les contusions, les meurtrissures, les brûlures, les coups, les chutes, les plaies, les écorchures, les piqûres, les ruptures, etc.

Les causes internes de la douleur sont, généralement parlant, l'irritation, la tension, le spasme des organes, leur constriction, leur rupture, les obstructions ou engorgemens qui ralentissent leurs fonctions, les corps étrangers qui s'y introduisent; l'acrimonie, le trouble des fluides animalisés, dont le cours peut éprouver une accélération insolite, ou d'extraordinaires déviations, une suspension momentanée ou une suppression totale. Ainsi, toutes les phlegmasies des viscères, l'ulcération des poumons, le cancer des glandes, les calculs des reins et de la vessie, etc., excitent à l'intérieur des douleurs plus ou moins vives. La proximité des organes contribue souvent à faire passer la douleur de l'un à l'autre. C'est surtout dans le traitement de ces causes internes de la douleur que le *toni-purgatif* offre les plus grands avantages, lorsqu'il n'y a aucun caractère d'inflammation.

Le siége de la douleur se trouve dans tous les appareils organiques dont l'ensemble compose l'économie humaine: tels sont les systèmes nerveux, cutané, séreux, synovial, muqueux, musculaire, fibreux, cellulaire, glanduleux, osseux, vasculaire, cartilagineux et pileux. Nous passons sur les systèmes nerveux et cutané, etc., pour ne nous occuper que des systèmes séreux et muqueux.

Le système séreux paraît le plus susceptible de sentir

vivement l'aiguillon de la douleur, quoique les membranes qui le composent, ne reçoivent aucun nerf, et que le savant Haller leur ait refusé la sensibilité. Ce système est attaqué par toutes les causes qui peuvent y faire naître l'inflammation : telles sont les plaies, les contusions, etc.; une lésion de la membrane muqueuse des intestins, qui se communique à la musculeuse, et consécutivement à la séreuse ; l'imprudence de s'exposer à un air frais, quand le corps est en sueur ; de boire à la glace quand on a chaud ; de tarir un écoulement humoral, habituel; de répercuter une affection cutanée. Que de pleurésies doivent leur naissance à ces dernières causes !

Le système muqueux est très-étendu, parce qu'il tapisse l'intérieur d'une grande quantité d'organes. Il est divisé en deux plans principaux : le premier part de la surface de l'œil, des cavités du nez et de la bouche, se prolonge dans les voies aériennes et alimentaires jusqu'au dernier des intestins ; et l'autre recouvre l'intérieur des organes urinaires et génitaux dans les deux sexes. Comme ces deux plans membraneux n'ont point de communication immédiate, on voit rarement l'irritation de l'un se communiquer douloureusement à quelque partie de l'autre.

Il est des causes de douleur qui sont communes à tout le système muqueux : ce sont, en général, celles qui peuvent léser l'organisation de ce système ; mais quoique cette organisation des membranes muqueuses soit partout identique, plusieurs d'entre elles exigent néanmoins l'action d'irritans spécifiques, pour que leurs propriétés vitales éprouvent une exaltation douloureuse. De là résultent des différences bien tranchées pour la sensation de la douleur.

Les effets de la douleur ne se bornent pas toujours à là partie qui en est le siége. Souvent ils étendent leur influence à toute la machine, troublent plus ou moins l'harmonie de ses fonctions, et finissent même à la longue par épuiser les sources de la vie. Ainsi les digestions languissent ou se suspendent, la circulation s'accélère et se précipite, la respiration ne peut s'exercer librement; certaines sécrétions diminuent ou s'arrêtent, quand d'autres deviennent plus actives; le désordre, qui s'introduit dans la nutrition, s'oppose à la réparation des pertes et des forces vitales, surtout lorsque la douleur prolonge sa durée : de là, la maigreur, le marasme, la consomption, une débilité extrême; les fonctions des sens éprouvent fréquemment des aberrations ou des illusions particulières; ils repoussent ou trouvent insipides les objets qui les flattaient peu de temps auparavant; les facultés intellectuelles participent souvent à ce trouble général. Les mouvemens volontaires sont tantôt remplacés par des spasmes, des frémissemens, tantôt frappés d'une telle faiblesse, que le malade, réduit à une inaction forcée, reste, en quelque sorte, enchaîné sur son lit de douleur. Pour comble de tourmens, le sommeil fuit sa paupière, ou ne la ferme que pour le laisser en proie aux rêves les plus pénibles et les plus sinistres.

Nous invitons nos lecteurs à lire notre dissertation sur les frictions journalières, et leur utilité pour soulager les douleurs. Combien d'exemples ne pourrions-nous pas citer, d'individus qui, ayant appris, à notre bureau de consultations, l'emploi et les effets salutaires de *l'essence éthérée* et *balsamique*, ont appliqué, avec le plus grand succès, sur des douleurs rhumatismales, des morceaux de flanelle, de coton ou de laine, imbibés de cette précieuse essence! C'est à l'exemple du docteur Pinel et de M. Distel, premier chirurgien du Roi, que nous avons adopté cette méthode; elle nous a toujours réussi.

Ses succès sont trop connus, pour qu'il soit nécessaire de citer les nombreuses observations que notre expérience nous a déjà fournies pour la guérison des douleurs par la méthode que nous indiquons?

Le traitement des douleurs est susceptible d'une foule de modifications et de méthodes particulières, qui sont relatives à la nature de cette sensation pénible, à son siége, à ses innombrables variétés, que nous ne pouvons pas traiter dans ce volume. Nous avons dû nous borner à de courtes généralités, et nous renvoyons aux divers paragraphes qui ont quelque analogie avec celui-ci, tels que celui de la goutte et du rhumatisme.

Parmi le nombre d'observations que nos consultations journalières nous mettent à portée de faire, nous allons seulement transmettre à nos lecteurs les deux suivantes.

Un individu, âgé d'à peu près cinquante-cinq ans, s'est présenté dernièrement à notre bureau de consultations, pour invoquer un traitement contre des douleurs vagues, dont il ne pouvait fixer l'origine, ni déterminer le siége précis. Cependant, pressé par nos questions, nous avons conclu, par les renseignemens qu'il nous a donnés, et par l'exploration de son pouls et la percussion de son bas-ventre, que ses digestions languissaient ou se suspendaient. Tantôt la circulation s'accélérait ou se précipitait; sa respiration laborieuse ne pouvait s'exercer librement;

certaines sécrétions s'arrêtaient ou diminuaient, tandis que d'autres devenaient plus actives; le désordre qui s'introduisait dans la nutrition, s'opposait à la réparation des pertes et des forces vitales, surtout lorsque les douleurs dont il se plaignait prolongeaient leur durée; de là une maigreur était survenue; la débilité était imminente. Les fonctions des sens éprouvaient chez cet individu des aberrations ou des illusions particulières; sa mémoire ne s'occupait point des douleurs précédentes, si ce n'était pour les trouver inférieures aux douleurs présentes; son imagination même paraissait en doubler l'intensité, d'où résultait un chagrin plus ou moins concentré; son sommeil était fatigué par des songes et des rêves fatigans et sinistres. Nous avons pensé qu'une affection organique du cœur, était la source de tous les symptômes, puisque le cerveau et le cœur vivent dans les liens d'une étroite dépendance, que l'action de l'un est absolument nécessaire à l'accomplissement des fonctions de l'autre. La personne dont il est question désirait être absolument guérie; mais, hélas! que ne pouvait-elle voir que les douleurs ne devaient cesser qu'avec l'affection dont elles étaient le symptôme! Des excrétions alvines pouvaient-elles exercer une influence favorable en soulageant le malade? Ici nous avons été guidés par une expérience raisonnée. N'avons-nous pas vu souvent une phlegmasie accompagnée d'un état inflammatoire, être guérie par des révulsifs vers le canal intestinal? Il n'y avait d'ailleurs dans le cas présent ni tension ni pulsations pénibles, ce qui nous détermina à lui prescrire, avec des modifications, les médicamens dont il est si souvent question dans les autres paragraphes de cet ouvrage; il leur fut redevable de sa guérison.

Une dame, avancée en âge, tourmentée par des douleurs inouïes, vint aussi nous consulter. Nous avons dû lui demander quelle était l'impression antérieure qui avait déterminé cette cause irritante. Nous avons examiné s'il y avait pulsations, élancemens et tiraillemens successifs. Nous avons rangé les douleurs, dont cette dame se plaignait, dans le genre chronique, puisqu'il n'y avait pas rougeur, et que la partie douloureuse était sans chaleur, sans tension ni gonflement apparent; la douleur revenait par accès rapprochés plus ou moins longs, et souvent irréguliers, quelquefois périodiques. Cette dame se plaignait de douleurs de tête, de reins, d'estomac, etc.; mais comme les effets de la douleur ne se bornent pas toujours à la partie qui en est le siége, qu'ils étendent sympathiquement leur influence sur toute la machine, et troublent plus ou moins l'harmonie de ses fonctions, nous avons attribué la cause des plaintes de cette dame, à une suppression de menstrues, provoquée par des chagrins domestiques, et à celle d'un écoulement séreux et muqueux. Ses douleurs étaient vives, irrégulières. Cette dame nous désignait plusieurs de ses amies qui avaient été soulagées par le traitement que nous leur avions prescrit. Elle s'est soumise pendant un mois à exécuter les ordonnances que nous avons cru lui prescrire, elle vient de nous apprendre le succès de nos prescriptions médicales.

---

§ II. — *Maladies syphilitiques.*

Les poisons physiques sont soumis à la vindicte des lois ; les tribunaux sévissent contre ceux qui les présentent à leurs semblables avec connaissance de cause ; mais les poisons contagieux qui se communiquent d'individu à individu, exercent impunément leurs ravages. Que dis-je? loin d'être traité de crime, le *mal vénérien* n'est qu'une *galanterie*. Peut-on traiter aussi légèrement un fléau qui infecte les sources de la vie, corrompt le germe de l'existence, et brise les liens les plus sacrés de l'humanité.

La syphilis se gagne de tant de manières, se présente sous des formes si variées, si multipliées, qu'elle ne peut être susceptible d'une définition bien exacte.

D'ailleurs, il n'entre pas dans le cadre de cet ouvrage de la faire connaître par l'énumération de ses symptômes et de ses différentes modifications, encore moins de parler de son origine, de ses progrès, de ses variations, des divers moyens de communication. Après un court exposé, nous nous contenterons de faire l'examen des préservatifs employés pour s'en garantir, et d'apprécier les traitemens mis en usage pour la combattre.

Lorsqu'il y a inflammation et ulcération des muqueuses, c'est la blennorrhagie. La sécrétion plus abondante du mucus, mais sans inflammation, c'est la blennorrhée. Lorsqu'on croyait que la matière de l'écoulement était de la semence, on lui donnait le nom de gonorrhée ; les malades qui éprouvaient un sentiment de chaleur, de brûlure, l'appelaient chaude-pisse. Les muqueuses, affectées le plus souvent, sont celles du canal de l'urètre et du prépuce, chez l'homme ; du vagin et du canal de l'urètre, chez la femme ; du rectum, du nez et de l'œil, dans les deux sexes.

Peut-on, par des moyens quelconques, se préserver de la contagion vénérienne ?

Quand on a découvert dans la vaccine le préservatif de la petite vérole, on espérait y trouver aussi celui de la syphilis ; mais la réflexion a prouvé combien cette attente se trouvait peu fondée. La petite vérole ne pouvait avoir lieu qu'une fois ; le principe contagieux s'épuisait par l'éruption : s'il y a eu des exceptions, elles ont été très-rares. L'expérience a démontré que le virus vaccin neutralisait ou anéantissait tellement celui de la variole, que rien ne pouvait plus le rappeler ; mais le virus de la syphilis peut être repris dix, vingt fois, par la même personne, et y développer les mêmes symptômes. La présence même d'un virus ancien n'en exclut pas un nouveau. Combien de fois n'a-t-on pas vu des malades, attaqués de bubons, de pustules, d'ulcères du nez et de l'arrière-bouche, de caries, d'exostoses, gagner des chancres primitifs, des pustules muqueuses, en s'exposant à une nouvelle contagion.

Existe-t-il des moyens extérieurs préservatifs de ce virus ? Plusieurs auteurs se sont occupés de cette question ; s'ils l'avaient résolue affirmativement, elle aurait pu devenir un très-grand bienfait. Les uns ont conseillé, pour faire ; des lotions une décoction de romarin, de sauge, de camomille bouillie dans du vin blanc avec du miel rosat ; les autres disent qu'il faut d'abord se laver et uriner de suite après le coït, et prescrivent la décoction suivante : gentiane, aristoloche, santal bleu, santal rouge, bois d'aloës, corne de cerf, feuilles de scordium, de bétoine, de scabieuse, de roses rouges, de gaïac; de chacune demi-once dans deux pintes d'eau. On trempe des linges dans cette décoction encore trouble, et on les applique sur la partie qui a été exposée à la contagion. On conseille enfin des fumigations avec une partie des mêmes substances.

Depuis long-temps quelques médecins ont préconisé chacun leur prophilactique. Ceux-ci ont vanté la pommade mercurielle, ceux-là une dissolution de deuto-chlorure de mercure; les uns ont débité un savon composé, les autres des pommades *divines*. Dernièrement un médecin espagnol, ou du moins se disant tel, apporta à Paris un savon préservatif et même curatif de la syphilis : au bout d'un an, il n'était plus curatif, mais seulement préservatif; maintenant ce savon est métamorphosé en poudre.

Occupons-nous maintenant des moyens curatifs. Le traitement de la *syphilis* doit varier suivant la nature de la maladie, suivant son intensité, suivant la constitution des malades, suivant les régions, et suivant les complications. Les mêmes médicamens peuvent aussi subir des modifications dans leur préparation, et être donnés sous différentes formes.

Le mercure est administré en frictions sur la peau : 1°. quand il est mélangé avec un corps gras; 2°. quand, sous forme de sel, il est dissous dans un fluide, et étendu convenablement à l'intérieur de la bouche; 3°. quand, sel insoluble, il est réduit en poudre.

Le mercure est donné en vapeur et absorbé par la peau,

quand il est mélangé avec une matière combustible qu'on fait brûler. Le mercure est pris à l'extérieur, quand il est mélangé avec un corps gras ou un corps savonneux. Le mercure est donné à l'intérieur sous forme saline : 1°. dans un liquide simple; 2°. dans du lait; 3°. dans une tisane; 4°. dans une composition siropeuse; 5°. dans un principe extractif; 6°. mélangé avec de l'amidon ou de la gomme arabique; 7°. avec des substances purgatives. On l'administre aussi en lavemens.

Le mercure est depuis long-temps reconnu pour le spécifique de la syphilis, comme le soufre est le spécifique de la gale; l'un et l'autre détruisent le principe du mal. On peut objecter contre la propriété du mercure, que plusieurs espèces de syphilis ont résisté à ce remède. S'il y a plusieurs cas d'exception, ils tiennent souvent à des causes étrangères.

Toute méthode fixe, générale et suivie par habitude, est mauvaise dans beaucoup de cas. Le besoin de la saignée n'est point absolu pour un traitement; il n'est que relatif. Si le malade est jeune, fortement constitué, il faut le saigner, surtout si le symptôme de la maladie est un chancre inflammatoire, un bubon phlegmoneux, ou un testicule engorgé et douloureux. Il en est de même des purgatifs. Presque toujours, pendant les périodes d'un traitement quelconque, la langue est chargée, la bouche mauvaise; c'est alors qu'il importe d'exciter des évacuations alvines. Ce moyen doit toujours être mis en usage par les individus qui se livrent à l'intempérance, et dont les organes digestifs ont besoin d'être nettoyés. C'est alors que le *toni-purgatif* est employé avec succès, soit dans le cours du traitement, quand il survient des indications, soit à la fin, pour évacuer les saburres, résultat des fatigues du remède et des mauvaises digestions.

Les bains sont éminemment nécessaires dans un traitement mercuriel, surtout dès l'invasion d'une blennorrhagie. La quantité des bains est déterminée par l'organisation du sujet, et par les accidens qui peuvent se rencontrer; ils sont indispensables, si l'on a adopté le système des frictions; ils emportent la crasse, rendent la peau plus souple, et facilitent l'absorption de la friction suivante.

Presque toujours, pendant l'espace d'un traitement antisyphilitique, la constipation survient et se prolonge quelques jours; cet inconvénient doit être combattu par le *tonipurgatif*, si, toutefois, il n'y a pas d'inflammation. Mais lorsque le virus invétéré s'est partagé dans quelques organes, qu'un traitement imparfait a laissé un reliquat de symptômes, soit dans l'arrière-bouche, soit même dans les organes génitaux; c'est alors qu'il a produit des effets merveilleux en expulsant par le canal de l'anus ce reste impur, qui se transforme de mille manières. On ne peut nier que les différens robs sudorifiques ne parviennent à guérir cette maladie, en expulsant le virus par les voies de la transpiration. Pourquoi ne serait-il pas de même, rejeté au-dehors de l'économie animale, en lui ouvrant une autre issue? Notre expérience journalière confirme notre assertion; mais ici nous ne pouvons révéler le nom des individus des deux sexes qui ont confirmé ce que nous avançons.

La discrétion me le défend; mais elle ne m'empêche pas de transmettre ici le résultat de mes observations relativement à l'effet de ce médicament sur les divers individus qui se sont présentés à notre bureau de consultations.

Parmi les malades attaqués de maladie syphilitique récente, comme chancres, bubons, pustules, il y en a quelques-uns dont les symptômes ont été guéris, d'autres dont les symptômes ont été seulement diminués. En général les symptômes consécutifs se sont montrés moins opiniâtres, et il y a toujours eu quelques améliorations.

Un relevé exact que j'ai conservé, établit la proportion suivante. Douze malades, ayant des symptômes variés, après avoir employé les bains et quelques autres moyens analogues, furent mis à l'usage du *toni-purgatif* : trois éprouvèrent une grande amélioration ; il n'y eut aucun changement sur quatre; il parut de l'exaspération à trois malades, mais il faut l'attribuer à des circonstances d'un régime mal entendu ; deux enfin purent se flatter d'une guérison complète par la cessation entière des symptômes.

D'après ces faits, il paraît évident que le *toni-purgatif* n'est point un anti-vénérien proprement dit ; il ne peut être le spécifique d'une syphilis récente. Cependant, en avouant son inefficacité en certains cas, je dois faire valoir ses succès dans beaucoup d'autres. Un malade me fut adressé par un chirurgien d'une petite ville. Ce malade, depuis plus de dix mois, portait au prépuce un large et profond chancre, qui n'avait pu être guéri par les préparations mercurielles. Il avait de plus les glandes inguinales tuméfiées. Je crus devoir mettre ce malade à l'usage de ce médicament ; bientôt l'ulcère diminua d'étendue, se détergea et fut cicatrisé au bout de cinq à six semaines ; la tuméfaction des glandes disparut. Je n'ai pu savoir si cette guérison s'était soutenue.

Un malade vint nous consulter pour une pustule ulcérée sur le front et le nez; elle s'étoit fermée plusieurs fois, puis était revenue pendant et après l'usage du mercure et des sudorifiques. Tandis qu'il se reposait de la fatigue des médicamens, je me décidai à lui faire prendre le *purgatif*. L'ulcère pustuleux se détergea, se cicatrisa en peu de temps, et le sujet, auparavant faible et sans énergie, reprit sensiblement des forces, à mesure qu'il employa le médicament. Je n'ai pas la connaissance que le mal se soit manifesté de nouveau.

Je pourrais citer ici, mais je me contente d'indiquer sept autres observations semblables, à quelques modifications près; elles ont été suivies d'un même succès, excepté qu'il y a eu récidive dans un cas, et dans trois autres, amélioration, mais pas de guérison. Je dois ajouter en même temps que, si les syphilis récentes se montrent rebelles à nos efforts, les vieilles syphilis, les syphilis dégénérées ou compliquées d'autres virus, après avoir résisté à l'action des mercuriaux, ont guéri avec une promptitude étonnante par l'usage de ce médicament. Un seul fait en fournira la présomption.

Un individu, âgé de vingt-cinq ans, avait été attaqué de la syphilis. Employé dans une maison de commerce, où il avait une réputation de bonne conduite, il s'était adressé, pour cacher cette honteuse maladie, à un de ces charlatans, qui prétendent la guérir, sans l'intervention du mercure, par une simple tisane, nommée *anti-syphilitique*. A peine quinze jours s'étaient écoulés, que la blennorrhagie avait disparu. Notre confiant jeune homme se croyait guéri, lorsque, quelques jours après, il lui survint des douleurs dans la région des aines, une inflammation et une ulcération des muqueuses du canal de l'urètre et du prépuce ; bientôt après, les accidens devinrent plus nombreux et plus graves. Etonné, affligé de ces nouveaux symptômes, il se rendit à notre bureau de consultations médicales. Après l'avoir exhorté à prendre courage et patience, après avoir bien observé son tempérament, nous lui prescrivîmes les bains, un régime rafraîchissant, ensuite un traitement analogue à l'intensité de sa maladie. Quant aux autres médicamens dont il devait faire usage pendant ce traitement, pour se guérir de la constipation et avoir le ventre libre, nous lui ordonnâmes celui du *toni-purgatif ;* mais surtout après le traitement, pour expulser, par le canal de l'anus, les restes impurs de la maladie. Le malade s'est scrupuleusement conformé à nos avis ; et, deux mois après, nous l'avons revu bien frais et bien portant.

---

§ III. — *Maladies des cuisiniers et des cuisinières*

Nous eussions pu consacrer plusieurs paragraphes de notre ouvrage, à la description des maladies auxquelles différentes professions exposent les individus qui les exercent; tels sont les amidoniers, les blanchisseuses, les bouchers, les boulangers, les carriers, les chandeliers, les chanteurs, les charbonniers, les chiffonniers, les chimistes, les cordonniers, les corroyeurs, les cureurs de puits, les danseurs, les doreurs sur métaux, etc. Il n'entrait pas dans le cadre de notre ouvrage, de faire des descriptions détaillées des maladies de chaque profession. Qu'il nous suffise, aujourd'hui, d'entretenir nos lecteurs des affections morbifiques chroniques des cuisiniers et cuisinières, parce que nos observations particulières ont constaté l'efficacité du *toni-purgatif* pour cette classe utile de la société, et qu'elle mérite une attention particulière dans un siècle où la gastronomie a fait, de la table, le premier lien de la société; de sorte que le proverbe usé, *point d'argent, point de suisse*, pourrait être remplacé par un autre plus moderne, *point de cuisinier, point d'amis*.

Qu'on ne prenne pas ceci pour une plaisanterie. La cuisine a eu ses *grands* hommes, et quoique la postérité n'ait conservé que le nom de Vatel et celui de Béchamel, dont l'un s'est immortalisé par sa mort, et l'autre par le procédé qu'il trouva pour apprêter à la crême le turbot et la morue, il ne faut pas conclure que les cuisiniers sont des personnages toujours vulgaires, Il n'en est pas, il est vrai, de cet art comme de tous les autres; ceux qui s'y distinguent, sont tout au plus connus de leurs contemporains. On jouit avec délices du résultat de leurs travaux, sans leur tenir compte des jouissances qu'ils procurent; ils ne retirent guère de leurs fatigues continuelles qu'une santé délabrée, une vie courte et valétudinaire. Ils passent leurs plus beaux jours dans le feu, et leurs derniers momens dans l'abandon : mais l'auteur du Cid ne fut pas plus heureux; Jean-Jacques est mort presque délaissé; ce rapprochement ne doit-il pas être un motif de consolation? D'ailleurs, s'ils n'existent que de leur vivant, si leur nom périt avec eux, raison de plus pour chercher à prolonger leur existence, en leur consacrant un paragraphe.

La profession des cuisiniers et des cuisinières, a été portée en France, dans ces derniers temps, à un grand degré de perfectionnement. La ville de Paris n'est-elle pas le centre de la bonne chère, comme elle l'est de la littérature, des sciences et des arts? Les *artistes* qui se dévouent à la profession de cuisiniers, ne sont-ils pas plus exposés que les autres à plusieurs incommodités inhérentes à leur position? Entourés journellement de substances nutritives de diverses natures, consacrant leur existence à préparer, assaisonner, déguster les compositions créées par le *génie de l'art,* les cuisiniers absorbent sans cesse les particules qui s'échappent de ces mets; leur embonpoint en reçoit un notable accroissement; ils sont en général plus exposés aux engorgemens abdominaux; ils n'ont pas le teint fleuri des bouchers. Le feu des fourneaux, les émanations des substances combustibles, surtout du charbon, nuisent prodigieusement à leur santé; leurs cuisines, étant peu aérées, quelquefois situées dans des souterrains, comment l'air, qui y circule avec peine, entraînerait-il les gaz, les odeurs nuisibles de ces cuisines? Est-il étonnant que les maux de tête, les pesanteurs dans les membres, les douleurs rhumatismales, les atteignent de bonne heure?

Il résulte du genre d'occupations de ces soutiens de la gastronomie, que le sang se porte vers la tête, qu'ils sont plus exposés aux accidens de l'apoplexie, et qu'ils périssent des suites d'un art, qui fait les délices des autres hommes. Un grand cuisinier n'est-il pas un sujet véritablement précieux, un *héros* qui voit sans cesse le péril, qui l'affronte et qui le brave sans cesse?

L'intérêt, le devoir d'un vrai cuisinier, d'une cuisinière, exigent une sévère surveillance des vases qui servent à leurs opérations alimentaires. Le cuivre, qui en fait la base, est sujet à s'oxider. N'a-t-on pas vu souvent des coliques violentes, des vomissemens, l'empoisonnement même, être le résultat de l'oxidation du cuivre, dans lequel on laisse séjourner les alimens?

Quoique les cuisiniers soient à portée de manger beaucoup, la plupart d'entre eux touchent à peine aux alimens qu'ils ont préparés avec tant de soins. Au milieu des mets les plus appétissans, ils sont sans désirs, presque sans appétit. Comment remédier à cette fâcheuse apathie? Faire de l'exercice, s'arracher souvent à leur cuisine, respirer le grand air, boire souvent de l'eau fraîche sucrée, à laquelle ils ajouteront quelques gouttes d'*essence éthérée :* ils se procureront ainsi l'appétit qui leur manque.

Un des grands soins de l'*artiste* de bouche, consiste à conserver sa langue et son arrière-bouche, dans un grand état de pureté. N'est-ce pas son organe le plus essentiel à la dégustation, et sans lequel il n'existe pas de génie alimentaire ?

Médecin, membre du Jury dégustateur, lié en cette qualité avec le célèbre auteur de l'*Almanach des Gourmands*, M. Grimod de la Reynière, si bien pénétré des difficultés et du grand mérite de l'art des Apicius, combien de fois ne l'ai-je pas vu conseiller aux maîtres de maisons d'inspecter souvent l'organe du goût des cuisiniers? Pour peu que leurs ragoûts, disait-il, pèchent par trop ou par trop peu d'assaisonnemens, il y a lieu de douter que leur palais soit en bon état. Ce grand maître de l'art gastronomique, préconisait à cette époque les *grains de santé du docteur Franck*, comme un des moyens les plus puissans d'arriver à ce but. Oui, sans doute, il faut purger souvent les cuisiniers, pour rendre à leur palais toute la virginité dont il a besoin pour confectionner, avec succès, les mets savans, qui font, de leur art, *le plus utile et le plus délicieux de tous*. Nous avons adressé un flacon de *toni-purgatif à l'immortel* gourmand, qui nous a répondu que tous les grands artistes culinaires devraient se munir d'une provision de ce médicament, véritable conservateur de la pureté de l'organe dégustatif, puisqu'il fait disparaître les mucosités destructives de l'organe du goût.

La table étant sous le rapport moral, gourmand et poli, une matière inépuisable, il nous aurait été facile d'ajouter un grand nombre de réflexions à celles qu'on vient de lire, et de parler plus longuement des maladies des cuisiniers; mais ils trouveront dans les autres paragraphes les articles généraux, qui peuvent leur être applicables.

§ IV. — *Convalescence.*

L'homme, rendu à la vie après de grandes crises, n'est point encore rendu à la santé. La nature ne brusque jamais rien ; ses transitions sont toujours sagement ménagées. Mais, reprenant insensiblement ses forces, sortant lentement du domaine des douleurs, le malade se renouvelle à son insu. Ses organes, qui ne pourraient suffire à la santé, si elle succédait inopinément à la maladie, en remplissant chaque jour, au contraire, de simples fractions de leurs fonctions précédentes, se trouveront bientôt propres à fournir leurs données dans tout leur complément.

Ce temps, qui tient le milieu entre la maladie et la santé, ainsi que ces premiers jours de l'année qui ne sont plus l'hiver, mais qui ne sont pas encore le printemps ; ce temps enfin où l'on existe presque sans végéter, se nomme convalescence.

La convalescence n'appartient plus à la thérapeutique, mais à la science hygiénique. En d'autres termes, le malade renonce à la pharmacie, pour ne plus écouter que des conseils, et ne plus user que de précautions.

Les signes qui annoncent la convalescence sont si évidens, qu'il n'est presque pas nécessaire de les indiquer. Un sentiment délicieux de bien-être, qui succède aux crises de la maladie, l'assurance du regard, un certain air de gaîté, un commencement d'appétit, la disparition de l'enduit de la langue, l'état naturel des évacuations, etc., sont autant de phénomènes sur lesquels il est impossible de se méprendre.

La nature de la convalescence varie selon les différens climats, les saisons, l'influence de l'air atmosphérique, les professions, et le genre de maladie qui l'ont précédée. Elle est bien plus pénible, bien plus longue en hiver qu'au printemps, en automne qu'en été, à cause de la durée des pluies, du froid et de l'inconstance de la température; le voisinage des lieux marécageux et humides lui est entièrement contraire. Elle la rend longue et souvent dangereuse.

On observe, en général, que le convalescent éprouve un appétit très-vif, qu'il est tourmenté par le besoin de manger, et qu'il cède quelquefois à ce besoin, jusqu'à se donner des indigestions, d'autant plus fâcheuses qu'elles provoquent des rechutes : or, chacun connaît le danger d'une rechute.

Malgré cette vivacité d'appétit, la digestion ne se fait qu'avec lenteur chez le convalescent. Le canal intestinal, doué d'une plus grande faculté absorbante, éprouve de la constipation, à laquelle succède le plus souvent la diarrhée.

Le système cutané, doué à son tour d'une grande énergie, absorbe beaucoup; de là l'enflure des pieds et des mains, qui, dans une bonne convalescence, disparaît ordinairement la nuit. Un signe de bon augure chez les femmes, c'est l'apparition du flux menstruel, surtout si la seconde succède périodiquement à la première.

La respiration est moins facile dans le convalescent que

dans l'homme sain; l'exercice produit même chez lui une certaine anhélation non ordinaire ; sa voix est moins forte et sa parole plus lente.

L'imagination du convalescent est sans énergie, son jugement est lourd, sa mémoire faible et quelquefois nulle. Les sens ne sont point à l'abri de cet état d'affaiblissement du système. La vue est trouble, l'ouïe est dure, l'odorat est d'une susceptibilité que la moindre odeur irrite.

Les influences atmosphériques incommodent sans cesse les convalescens; le moindre changement dans la température, ou dans la pesanteur de l'air les fatigue; on les voit s'exposer avec plaisir aux rayons solaires, tandis que l'homme sain, même à l'ombre, a de la peine à supporter la chaleur.

De toutes ces observations il est aisé de conclure les précautions qui conviennent aux convalescens.

La température doit toujours être pour eux entre 14 et 15 degrés au-dessus de zéro (thermomètre de Réaumur). On doit leur procurer cette température en hiver, et ne les laisser sortir que par un temps sec et doux. La trop grande chaleur, en provoquant des sueurs extrordinaires, peut retarder à son tour les convalescences; il faut tâcher de les précautionner contre son influence. Mais surtout, on doit éviter de leur faire respirer cet air chargé d'émanations délétères, qui s'élèvent des lacs, des étangs, des marais, et des substances végétales et animales en putréfaction. De légers vêtemens doivent leur être fournis; leur lit ne doit être ni trop dur ni trop mou; ils doivent fuir les lits de plume, et changer fréquemment de linge.

Quelquefois de l'eau sucrée, aiguisée d'une goutte d'*essence éthérée;* point de vin pur, il est trop excitant; mais du vin sobrement mélangé d'eau. Les liqueurs alkooliques doivent être sévèrement proscrites. Que la nourriture soit peu abondante et toujours bien apprêtée; un exercice réglé, qui active la circulation, sans fatiguer par des sueurs, et la promenade surtout, doivent être spécialement recommandés au convalescent. Hommes de lettres, n'allez pas, en sortant des portes de la mort, vous replonger dans ces méditations, dont vous avez failli être les victimes. L'attention du convalescent ne peut se soutenir qu'au détriment de sa santé. L'étude n'est pas nuisible pour l'homme en santé, elle est funeste pour lui. On a vu des lettrés convalescens, ne reprendre leurs occupations ordinaires que pour retomber dans des tourmens qui les ont conduits au tombeau.

Le convalescent doit fuir le tumulte, qui fatigue les nerfs, avec autant de soin que les affections et les chagrins, qui, enaccablant l'esprit, usent les ressorts des organes. Il a besoin d'être caressé plutôt que gouverné : c'est un enfant qui renaît à la vie; il faut lui fournir des distractions douces et agréables, charmer son ennui par la musique, les jeux, les spectacles, etc.

L'état de constipation pendant la convalescence, serait d'autant plus nuisible, que le tube alimentaire, affaibli, ne pourrait par lui-même recouvrer la tonicité propre à expulser les matières.

Il sera bon, quand cet état se manifestera chez le convalescent, de lui donner des alimens qui relâchent, tels que des pruneaux, des épinards, auxquels on joindra des lavemens émolliens. Si tout cela ne suffisait pas, on aurait recours à une dose légère de *toni-purgatif;* car, dans la convalescence, il ne faut procéder qu'avec réserve. Les frictions avec l'*essence éthérée* ne doivent point être oubliées. C'est un moyen très-efficace pour appeler les forces et l'action au-dehors, pour accélérer le mouvement progressif du sang dans les veines, et pour ramener l'action languissante de la circulation.

Nous avons employé, avec un succès inoui, les frictions sur la colonne vertébrale des convalescens, avec une mixtion d'une partie de savon, dissous dans une petite quantité d'eau chaude et d'une proportion donnée de l'*essence éthérée*. Les médecins, qui, comme nous, les ont prescrites, ont observé que les convalescences étaient moins longues et le rétablissement plus prompt, puisque les forces revenaient avec célérité en employant ce moyen.

Un individu, qui avait éprouvé les longueurs d'une fièvre maligne (pour me servir d'une expression à la portée de tout le monde), était accablé, et sa convalescence était aussi longue que sa maladie avait été pénible ; il ne pouvait récupérer ses forces. Ce ne fut qu'avec bien de la peine qu'il se transporta à notre bureau de consultations pour nous demander un moyen de rétablir promptement sa santé. Nous avons cru devoir lui prescrire des bains légèrement chauds, dans lesquels on ferait dissoudre six livres de sel gris, et auxquels on ajouterait un petit flacon *d'essence éthérée;* nous lui avons prescrit la recette suivante : Prenez gelée de corne de cerf, huit onces ; sucre, deux onces ; amandes douces épluchées et pilées, une once; eau de fleurs d'oranger, une once; huile essentielle de citron, quatre gouttes. Nous lui avons recommandé d'en faire une gelée, et d'en prendre une cuillerée toutes les heures. Il s'est parfaitement trouvé de cet analeptique; il est revenu au bout de huit jours, en se félicitant de nos conseils.

CHAPITRE XI.

Préceptes généraux d'hygiène pour conserver la santé et pour prolonger la vie.

De tout temps, et chez tous les peuples, soit dans l'ordre social, soit dans l'état de nature, le premier vœu, le but principal de l'homme fut toujours de prolonger son existence. L'hygiène devrait donc être une étude générale, puisque par elle on éviterait beaucoup de maladies qui doivent nécessairement l'abréger. Il ne faut pas confondre cet art avec la médecine curative ordinaire. La médecine, uniquement occupée de rappeler la santé, n'examine pas toujours assez si les moyens qu'elle emploie ne fatiguent pas l'organisme, si les ressorts qu'elle remet en jeu pour quelque temps, ne céderont pas bientôt à l'extrême tension qu'elle leur donne. L'hygiène, au contraire, toujours sur les pas de la nature, toujours sa compagne fidèle, ne cherche qu'à favoriser sa marche; elle n'oublie jamais qu'un degré de force trop considérable peut, aussi bien qu'un épuisement total, précipiter le cours de la vie.

Connaître les effets des alimens et des boissons, de l'air que nous respirons et de ses divers états de chaleur, de froidure et d'humidité, de sécheresse, de pureté ou de corruption; observer les autres rapports des objets physiques et moraux avec nous, la mesure du travail et du repos, des sécrétions et des excrétions, de nos besoins, de nos passions, enfin, tout le gouvernement de la vie sur cette terre, selon chaque tempérament, chaque âge : voilà la science de l'existence.

J'ai cru devoir consigner, dans le paragraphe, le résultat analytique des leçons du cours d'hygiène que j'ai professé à l'Athénée de Paris. Ce tableau, pour ainsi dire, synoptique, renfermera des conseils sur la médecine prophilactique, bien préférable, sans doute, à tous les documens d'une médecine curative; car ne vaut-il pas mieux empêcher le mal que le guérir?

Nous offrons, sous le même point de vue, ce que nos semblables doivent éviter et ce qu'ils doivent faire pour prolonger leur existence :

1°. *Ecueils que l'on doit éviter.* — Le berceau de l'enfant réclame nos premiers soins. Une éducation délicate, des précautions trop minutieuses; la pernicieuse habitude de l'emprisonner dans des chambres, de le priver des bienfaits de l'air atmosphérique; la faiblesse coupable, s'il pousse le moindre cri, d'acheter son silence par l'usage immodéré de la bouillie trop épaissie, des bonbons, des gâteaux, des pastilles; de l'étouffer enfin pour le faire taire;

tous ces abus réunis, en procurant à ses organes un développement hâtif, produisent sur lui l'effet que la sève opère sur les fleurs. Elles naissent avant le temps; mais elles sont éphémères et presque toujours inodores. Lorsque, débarrassé des lisières du premier âge, il marchera d'un pas ferme dans la carrière de la vie; lorsqu'il pourra veiller lui-même à sa propre conservation, il devra se garder des excès de l'amour et surtout de la funeste passion de l'onanisme. Ils dissipent l'un et l'autre les facultés génératives; mais la nature outragée dans le second cas se venge d'une manière cruelle, et ravit au coupable les plus belles prérogatives de l'homme, ses formes physiques et son énergie morale. Les travaux de l'esprit, s'ils sont immodérés, tendent également à énerver les organes intellectuels et corporels; les suites sont les mêmes que celles des débauches du corps; perte des facultés digestives, abattement, faiblesse de nerfs, etc. Il faut cependant convenir que l'homme de génie doit moins les redouter que celui qui travaille sur de grandes dispositions. La nature sourit aux efforts du premier, elle se venge des outrages qu'elle reçoit du second. On peut encore diminuer ce danger par un exercice modéré, en plein air, et, surtout, en variant le genre de son travail. Rien ne fatigue, n'épuise davantage le corps et l'esprit que de les tenir trop long-temps dans la même position. Toute tension prolongée est un état surnaturel. Celui qui veut atteindre un grand âge doit éviter prudemment un air insalubre, chargé de vapeurs ou de miasmes délétères, comme celui des grandes cités, dont les habitans sont, pour ainsi dire, entassés dans des rues étroites et dans des maisons élevées où logent de nombreuses familles. En effet, il est reconnu que dans les grandes capitales de l'Europe, il meurt un homme sur vingt ou vingt-trois, tandis que, dans les campagnes, le trépas n'en moissonne qu'un sur trente ou quarante. L'excès dans l'alimentation et dans la boisson; une nourriture trop délicate, trop recherchée, trop raffinée; l'usage habituel des légumes farineux sont encore autant de causes qui peuvent être nuisibles par leur excès.

Que dirons-nous des passions, ces fléaux de la vie? Quel est le tempérament assez vigoureux pour résister au chagrin, au dépit, à la crainte, à l'inquiétude, à la pusillanimité, surtout à l'envie et à la jalousie? Une fois qu'elles se sont emparées du cœur humain, elles épuisent les facultés les plus délicates de l'âme, affaiblissent les ressorts de l'appareil digestif, et arrêtent, par ce moyen, le procédé si important de la restauration.

La crainte de la mort exerce la plus funeste influence sur l'organisme de l'homme. Le malheureux qu'elle domine, perd la vie à force de craindre de la perdre. Aimer la vie, sans craindre la mort: telle est la maxime du sage.

L'oisiveté, l'inaction, et l'ennui qui en est la suite, attirent les maladies et appellent la mort. Jamais un homme adonné à l'oisiveté n'atteignit un âge avancé. Le défaut d'exercice de nos facultés entraîne aisément la détérioration des organes, la stagnation des humeurs, le défaut d'élaboration des sucs digestifs. L'ennui, qui accompagne constamment l'inaction, n'est pas moins dangereux physiquement que moralement; pour s'en préserver, il n'y a d'autre moyen que de se livrer à un travail réglé.

Que celui qui veut jouir long-temps de l'existence, ne laisse pas prendre trop d'empire à son imagination. Un état continuel d'exaltation affaiblit le ressort encéphalique, conduit à la manie, à la monomanie, aux excès de sensibilité, qui usent et finissent par anéantir le principe vital.

2°. *Moyens de prolonger la vie.* — Ces moyens sont d'abord une heureuse organisation, une bonne éducation physique, l'activité et le travail dans la jeunesse, l'abstinence des jouissances prématurées et illégitimes de l'amour, un hymen enfin où les deux époux, bien portans, vertueux, et bien unis, se rattachent par leurs enfans au bonheur universel.

A ces principes, il faut joindre un sommeil doux et paisible, ni trop court, ni trop prolongé, de petits voyages, des excursions de temps en temps, des promenades à cheval, etc. « Quand je considère le physique de l'homme, disait le grand Frédéric, je suis tenté de croire que la nature nous a plutôt faits pour l'état de postillon que pour celui de savant. »

La vie champêtre et le goût des jardins contribuent beaucoup à la durée de notre existence. Nulle part on ne trouve toutes les dispositions, pour vivre long-temps, réunies aussi complètement qu'à la campagne, où tout ce qui est autour de l'homme et dans l'homme, le conduit à la conservation de sa santé et de sa vie. Un air pur, une nourriture simple et frugale, les exercices du corps, l'ordre dans toutes les actions, le spectacle de la nature, communiquent à l'âme le sentiment du repos, de la sérénité et de la gaîté. En voulant donner à l'homme et à sa compagne une existence immortelle, où les plaça le Créateur? dans un jardin. Qui ne connaît pas le charmant épisode de Delille sur ce vieillard, le plus heureux du monde en cultivant son enclos?

La propreté et le soin de la peau méritent aussi toute l'attention de ceux qui veulent vivre long-temps, parce que la propreté éloigne de nous tout ce que la nature a séparé d'inutile ou de morbide de notre corps, ainsi que tout ce qui se porte de semblable à sa surface. La malpropreté détériore l'homme au moral comme au physique. Les bains et les frictions avec l'*essence éthérée* sont les meilleurs moyens d'entretenir la peau dans un bon état de santé.

Il est incontestable que la modération dans les repas est le plus puissant véhicule de la longévité; il est donc nécessaire de bien mâcher ce que l'on veut bien digérer. Il faut manger des végétaux herbacés autant que de viandes, et ne boire du vin qu'en petite quantité.

Il est de la plus haute importance pour la santé des enfans des deux sexes, de ceux, principalement, qui sont élevés dans les pensionnats, de respirer un air salubre, soit à la ville, soit à la campagne, de prendre une nourriture saine, et de se livrer aux exercices de leur âge. Quelle énorme différence n'existe pas entre les enfans qui sont ainsi élevés, et ceux que l'on entasse dans des dortoirs mal aérés, dans des maisons où, privés d'espace, ils ne peuvent, après leurs leçons et leurs repas, prendre l'exercice dont l'étude et la digestion leur font le besoin le plus impérieux? Presque tous les instituteurs et institutrices annoncent, dans leurs programmes, aux parens de leurs élèves, *que toutes les précautions possibles ont été prises pour maintenir les enfans dans un bon état de santé*. Ne serait-il pas à désirer qu'ils fussent tous fidèles à leur promesse, et que le soin de former le tempérament de leurs élèves l'emportât quelquefois sur celui de leur apprendre du grec ou du latin? Car la santé est d'une nécessité absolue, et le latin n'est que d'une nécessité relative. Un peu moins de latin, un peu moins de grec, un peu plus de santé.

PRINCIPES APHORISTIQUES.

1°. Il n'est point donné à l'homme de conjurer pour toujours la mort, mais seulement de reculer les bornes de la vie. Le crapuleux, le libertin, sont vieux à vingt ans; il sont morts à trente: l'homme sage devient nonagénaire.

2°. Plus les jouissances sont vives, moins elles durent; plus les excès sont nombreux, plus les forces s'épuisent. Si nous pouvions réunir dans le même instant, ainsi que dans un foyer, toutes les commotions que nous devons éprouver dans le cours de nos années, cet instant serait la mesure de notre durée: ainsi le verre lenticulaire ne brûle que parce qu'il porte à la fois, sur le même objet, une foule de rayons épars.

3°. L'homme ne doit point être considéré isolément, quand il s'agit de le soigner. Il faut l'étudier au milieu de tous les fluides qui l'entourent, au sein de la société qu'il a adoptée, et des habitudes qu'il s'est créées.

4°. Placez l'homme dans un milieu essentiellement différent de l'atmosphère de l'air, il y périra : de même, placez-le dans une atmosphère qui se charge de vapeurs malfaisantes, en plus ou moins grande quantité, sa santé s'y altérera plus ou moins.

5°. Un air vif convient aux personnes robustes. Leur organe pulmonaire a besoin d'activité, parce que chez elles le système vasculaire est bien constitué.

6°. Un air trop vif nuit aux personnes trop délicates; leur organe pulmonaire, qui est d'un tissu trop faible, élabore lentement.

7°. L'homme n'a pas été créé pour la méditation, mais pour le travail, ainsi que le remarque J.-J. Rousseau, d'après la Bible; sans l'exercice, il dépérit; l'oisiveté le fatigue; la mollesse le tue. Les travaux de l'esprit épuisent le corps, suivant cet adage vulgaire: *La lame use le fourreau.*

8°. Tout ce qui est intempestif, dans le cercle des

fonctions de la vie, ruine; ce sont des rouages dont l'un ne peut devancer l'autre, sans que la machine se dérange. L'arbre qui porte des fruits trop précoces, succombe sous le poids de cette fécondité prématurée.

9°. L'Homme est un être double : il est moral, il est physique. Il se porte bien tant que l'harmonie règne entre les deux êtres dont il se compose. Le dérangement de l'un, nécessite presque toujours le dérangement de l'autre.

10°. L'homme a son printemps et son hiver; c'est-à-dire qu'il est un âge où il a besoin qu'on lui prodigue des soins, et un autre où il a besoin d'user de précautions. Dans l'un, il commence, il n'est pas complet; dans l'autre, il finit, il y a pénurie.

11°. Tout est déperdition, tout est réparation dans l'homme. Lorsqu'il dépense plus qu'il ne reçoit, il s'affaiblit, se mine, et *vice versâ*, si la disproportion est trop considérable, il meurt.

12°. Principe final. *Modération :* c'est là l'unique solution du problême de notre existence. La prolongation de la vie humaine est proportionnée à la modération de ses actes et de ses passions! Tempérance, médiocrité en nourriture, en travaux, en plaisirs, en repos : voilà l'unique voie de conservation et d'équilibre.

COROLLAIRES.

1°. Qu'il est insensé l'homme qui, maître de sa santé, cherche pourtant, avec tant de fureur, à perdre ce trésor irréparable! Pour quelques instans d'une imaginaire jouissance, il se prépare des jours longuement douloureux. Le malheureux! après avoir, par rodomontade et vanité, prodigué ses forces, usé ses ressorts, après s'être attiré plus de mal pour jouir, que son plus grand ennemi ne pourrait lui en faire, il se voit tout-à-coup condamné, avant le temps, à traîner dans le mépris une vieillesse hideuse et impotente!

2°. Ne bannissons pas le plaisir de la liste de nos moyens hygiéniques ; la paix du cœur, la joie de l'esprit, voilà le spécifique de tous les maux de notre espèce. Mais n'oublions pas que les meilleures choses, portées à l'excès, deviennent des poisons, et que l'indigestion est plus funeste que le jeûne. Jouissons de la vie ; mais n'en accélérons pas le cours : ce serait l'arrêter. La plante meurt par trop d'engrais et de culture.

L'adolescent doit s'étudier autant que le vieillard. Celui-ci ne doit plus connaître que l'amitié ; l'amour est une syrène qui l'étouffe. L'adolescent ne doit adorer l'amour que de loin ; il doit en ignorer les sacrifices. L'offrande qu'il apporterait sur l'autel de Vénus, il l'aurait ravie à celui d'Hygie. Tout ce qui végète dans la nature, doit croître avant de produire.

L'âge viril n'est point fait pour la solitude ; la continence obligée dévore ses forces, la débauche du célibat les énerve, un mariage bien assorti les fortifie et les maintient.

La faiblesse du tempérament peut seule excuser

le célibat ; l'abandon des vieux ans du célibataire devrait en inspirer l'horreur.

3°. Autre régime est à suivre au laboureur, autre à l'habitant des villes. Le paysan qui désire la table du riche ne sait point qu'il désire la mort. Il faut une nourriture solide à la main qui travaille ; il en faut une délicate et peu substantielle à la main qui écrit.

Hommes de journée, si vous saviez combien votre appétit, provoqué par l'exercice, combien la tonicité de votre estomac, dont rien ne dérange les fonctions, combien l'heureuse habitude que vous avez contractée de la frugalité, sont préférables au goût friand et blasé du riche et du voluptueux, vous ne formeriez jamais le vœu de vous asseoir à sa table ! Le riche forme un désir bien plus raisonnable que le vôtre : il ambitionne votre appétit et vos digestions.

4°. Ne contractons point d'habitudes inutiles ; on n'en peut abandonner aucune impunément. La privation du tabac est devenue funeste à bien des cerveaux. On a vu des hommes malades, pour avoir cessé d'user du vin de Mâcon qu'ils avaient l'habitude de prendre ; et une goutte de ce vin a suffi pour leur rendre la santé.

Variez vos mets, variez vos boissons : rien d'exclusif dans les substances.

Ne contractez qu'une seule habitude : *la règle* dans les heures de vos repas, et *la mesure* égale, ou à peu près égale de vos alimens. Barthole, jusqu'à l'âge le plus avancé, fut sain de corps et d'esprit, et conserva dans les questions les plus difficiles la netteté de son jugement et la fidélité de sa mémoire, parce que chaque jour il pesait ses alimens. Galien fut toujours bien portant, parce qu'il fut sobre. Souvenez-vous que Voltaire, qui poussa si loin une vieillesse féconde en chefs-d'œuvre, était valétudinaire au berceau ; Voltaire vécut sobre et réglé.

5°. Donnez de l'air à votre demeure ; n'encombrez pas vos chambres d'habitans ; occupez des pièces à cheminée, même en été : le courant d'air y est plus fort et plus constant. Ouvrez vos fenêtres souvent ; si vous craignez l'impression de l'air, sortez de votre appartement, et même plusieurs fois dans la journée pour l'y laisser circuler ; en y rentrant ayez soin de fermer les fenêtres. Habitez préférablement le voisinage des bois ou des jardins. Les plantes, en s'emparant d'un gaz délétère dont l'air se charge à chaque instant, sont le plus utile épurateur que l'homme puisse posséder. Ne dormez pas parmi les roses et les parfums : toutes les odeurs trop fortes asphyxient. Montesquieu nous dit qu'une feuille de rose, dans le lit d'un sybarite, l'empêchait de dormir, en blessant l'épiderme délicat de sa peau. Je croirais à cette hyperbole, même à l'égard de tout autre qu'un sybarite, si Montesquieu l'avait expliquée par l'influence de l'odeur. Excellent avis aux parfumeurs, coëffeurs, liquoristes, etc., dont on voit un si grand nombre attaqués de phthisie et de consomption ! Ils ont besoin de respirer souvent l'air de la campagne ou de tout autre lieu que le luxe de l'homme n'aura pas encore corrompu, d'évacuer souvent pour réparer le défaut de tonicité de leurs organes digestifs, et de faire de l'exercice : le *purgatif* tous les mois, une longue promenade tous les jours.

Certaines vapeurs répandues dans l'atmosphère, comme les vapeurs de mercure, de fécule, de farine, de poudre, de poussière, etc., attaquent plus directement encore l'organe pulmonaire. Les ouvriers miroitiers, les doreurs sur bronze, les maçons, les tailleurs de pierre, les marchands de farine, etc., sont exposés à des inconvéniens plus ou moins graves. Il ont besoin de s'humecter souvent, de se tenir propres, de prendre des bains, d'évacuer et de ne point s'exposer trop long-temps à l'influence de ces vapeurs dessicatives. On ne saurait trop leur recommander de fuir les excès du vin.

Point d'eaux stagnantes, point de cloaques, point de tas de fumier sous les fenêtres. L'usage contraire, malheureusement établi dans tous les villages, produit un moindre nombre de maux, parce que le villageois habite plus les champs que sa chaumière ; il mourrait prématurément si, infectée de la sorte, elle devenait sa prison.

6°. On ne saurait trop recommander le séjour de la campagne et des lieux élevés aux personnes fatiguées d'une pléthore quelconque, d'un tempérament bilieux et sanguin, aux enfans empâtés, aux personnes chargées d'embonpoint, aux asthmatiques, etc.; le séjour des campagnes moins élevées, aux personnes moins robustes, aux tempéramens lymphatiques, aux vieillards, etc.

Les personnes menacées de phthisie, de consomption, les estomacs épuisés doivent éviter surtout un air trop vif; l'organe pulmonaire étant chez elles d'une plus faible complexion, ne pourrait résister à l'influence d'un air trop pur, parce que la respiration serait trop active.

7°. Il existe une telle sympathie entre les fonctions du cerveau et celles de l'estomac, que lorsque la tête est trop fortement occupée, et que l'attention est trop longuement soutenue, les digestions deviennent pénibles, le tube intestinal élabore imparfaitement, les sucs gastriques se vicient, et tout le système se dérange. Bien des gens ne peuvent faire impunément la moindre lecture après leur repas.

Malheur donc à celui qui, emporté par une passion, bien louable sans doute, veut devenir savant, en perdant de vue qu'avant tout il est homme; qui sacrifie aux travaux de l'esprit ses veilles, le temps de ses repas et de ses délassemens, et qui semble ne vouloir plus exister que par la pensée! Victime de sa vertu, les mêmes symptômes finissent, tôt ou tard, par l'assimiler aux victimes du libertinage; il dépérit, il n'appartient plus à la vie; il se voit tristement frustré dans ses plus chères espérances, car son esprit se ressent bientôt de l'anéantissement de son corps; son génie s'éteint, son imagination se flétrit. Ainsi, en courant après la gloire, l'insensé a tout perdu, la gloire et la santé. Pascal, le désespoir de l'homme qui pense et qui écrit, Pascal n'était plus que l'ombre de lui-même à trente ans; Pascal croyait voir l'enfer ouvert à ses côtés; incrédule à la voix de ses amis, il avait besoin de placer près de lui une chaise pour s'assurer de son erreur. Hommes de lettres, hommes sédentaires, lisez et tremblez!

Tissot recommandait aux gens de lettres de se frictionner le bas-ventre, le matin en se levant. Ce moyen ne leur suffit pas pour suppléer à la privation de l'exercice. Des frictions sur le bas-ventre peuvent provoquer l'urine, mais non les selles; elles doivent se faire surtout sur la colonne vertébrale et sur les reins.

L'homme de lettres, l'homme de bureau, l'homme qui médite, le prêtre qui prie, la vierge du monastère, et enfin toutes les personnes que leur état oblige à une vie sédentaire, ne doivent point s'aveugler sur les dangers de leur profession. Voici l'unique régime qui leur convienne:

Leur demeure doit être aérée, leur nourriture légère et frugale, leurs vêtemens fournis, leur chaussure à l'abri de l'humidité, et leur tête couverte. Ils doivent éviter tous les liens qui leur serreraient trop les articulations, les cravates trop étroites, les gilets trop pincés. Leurs méditations ne doivent jamais dépasser une ou deux heures, au plus; toutes les deux heures, ils doivent faire du mouvement. Les instrumens à cordes, le jeu de la balle, l'art du tourneur, etc., couperaient leurs occupations avec beaucoup de succès, et l'esprit reviendrait plus dispos au travail après ces genres de récréation.

La promenade journalière doit leur être expressément recommandée, surtout après leur repas. Les soirées sont un besoin pour eux ; le tumulte des réunions et la gaîté qui y règne si souvent, sont autant de distractions capables de les préserver de l'hypocondrie, qui est presque toujours la fille des méditations longues et solitaires.

Les frictions leur sont indispensables. On a vu des hommes d'une santé plus que délicate puiser, dans ce moyen thérapeutique, une énergie de caractère et une vigueur d'élocution qui leur a mérité l'immortalité : tels sont Cicéron, Fontenelle, Voltaire, etc. *L'essence éthérée* réunit à un degré éminent tout ce qui tend à adoucir le tissu de la main qui frictionne, et à purifier, à embaumer le sang de la surface frictionnée.

La constipation n'est pas moins l'ennemie du génie que de la santé ; et l'homme de lettres ne saurait user de trop de précautions pour tenir son ventre libre. Nous en connaissons qui, tous les mois, ne manquent point de prendre une dose de *purgatif*, et qui seuls exécutent les travaux de plusieurs ensemble. Ce médicament n'exigeant aucun sacrifice de temps et ne dérangeant en aucune manière l'ordre des occupations ordinaires, est le seul genre de préservatif qui convienne à un homme de lettres.

8°. Ne dérangez pas l'heure de vos repas ; ne mangez pas sans appétit ; ne chantez pas sans poitrine ; sans passion ne faites pas l'amour ; ne sacrifiez pas à Vénus plus souvent que vos forces ne le permettent ; n'ambitionnez pas l'austérité d'un célibataire avec un tempérament vigoureux. La Bruyère dit à ce sujet : *Chante-t-on avec un rhume ?* Enfin ne cherchez pas à vivre avec la constitution d'un autre ; soyez *vous*, et ne vous démentez jamais.

Pères et mères, veillez sur vos enfans, et ne vous aveuglez pas sur l'aberration de leur imagination trop vive ; ne les renfermez pas ; ne les laissez pas seuls ; donnez-leur beaucoup de distractions ; préservez-les des mauvaises compagnies ; égayez leur esprit ; fortifiez leur corps : la solitude est pour eux un poison qui dévore ; leurs plus grands ennemis, ce sont eux-mêmes. Persuadez-vous bien que cet être, étendu aujourd'hui sur un lit de mort, après avoir séjourné trop prématurément sur un lit de débauche, eût été peut-être un Turenne ou un Montesquieu, si à vingt ans il n'avait pas épuisé déjà tous ses goûts.

Ne vous enfoncez pas dans votre douleur ; ne vous livrez pas à la mélancolie ; ne vous créez point de chagrins ; diminuez l'impression de vos peines domestiques ; évitez la colère et les emportemens, surtout les calculs sourds et prolongés de la vengeance. Je ne vous dis point : *Fermez votre cœur à la compassion ;* non : la sensibilité, au contraire, est un baume pour nous-mêmes, et une consolation pour autrui. Il n'y a que le chagrin personnel qui tue,

Il faut prendre la santé de l'enfant au berceau ; le premier lait sucé décide quelquefois de la constitution de toute la vie. Mères, soyez nourrices : et avec ce double titre, redoublez de vigilance sur vous-mêmes : point d'excès, point d'abus. Vos oublis seraient des infanticides. Donnez un air pur à vos enfants ; ne les emprisonnez pas dans leurs langes, ne les laissez pas crier en vain, ne les perdez pas de vue, ne les laissez pas cohabiter avec des chats, des chiens ou d'autres animaux domestiques : il est d'une pareille négligence des exemples qui font frémir. Ayez pour le vieillard les mêmes soins que pour l'enfant lui-même ; égards, attentions, vêtemens, nourriture, distractions, prodiguez tout à la vieillesse de celui qui a tout prodigué à votre enfance.

Dans vos promenades, transpirez jusqu'à la moiteur et arrêtez-vous. Evitez les courans d'air, le passage subit d'un endroit chaud à un endroit frais. Point de ces habits légers, qui ne sont pas même imperméables à la vue. Femmes, redoutez la sortie des bals, des soirées et des spectacles. Dans certaines circonstances, redoutez jusqu'à l'eau froide ; peu de promenades sur les fleuves, si ce n'est dans les grandes chaleurs ; changez souvent de linge ; frictionnez-vous souvent. Toutes les fois que l'estomac est chargé, que la bouche est pâteuse, que la bile ne coule pas, que des accès d'hypocondrie vous surprennent, que la tête éprouve des vertiges, que des écoulemens insolites ont lieu, que des palpitations de cœur se manifestent, n'hésitez pas, et faites usage du *purgatif*. Plus vous tiendrez votre estomac libre, moins vous serez sujets aux maladies, et plus vous vivrez longtemps.

Il est naturel qu'après avoir exposé les salutaires principes de l'hygiène, science qui devrait être universelle et familière à tous les hommes, nous entrions dans quelques détails sur la *longévité*, qui est le résultat d'une conduite en harmonie avec ces principes.

La longévité, *longæva ætas*, est l'existence la plus prolongée que la nature bienfaisante permette à l'homme d'espérer. Elle est presque toujours en proportion avec la quantité de vie qu'on a reçue et celle qu'on dépense. La vie, dans presque tous les animaux, est en rapport avec la durée de l'accroissement du corps. L'expérience fait connaître que l'homme, bien constitué, peut vivre six à sept fois le temps qu'il met à s'accroître jusqu'à l'âge de puberté. Comme il devient pubère environ à l'âge de quatorze ans, sa vie peut s'étendre jusqu'à cent ans et bien au-delà. S'il n'atteint pas ce grand âge, c'est encore plus par sa faute que par celle de la nature, par ses excès et les maladies qui en résultent, enfin ses passions.

Il existe dans notre espèce de nombreux exemples de longévité; mais que sert à l'homme de reculer le terme ordinaire de la vie, quand il ne lui est plus possible de sentir les douceurs de l'existence ? Il n'y a de bon pour lui que le milieu de sa carrière, encore ce milieu est-il rempli de passions et de travaux. Un auteur a calculé qu'une vie moyenne produisait à peu près trois années de bonheur, délayées dans soixante à quatre-vingts ans de misères ou de dégoûts; et cependant tous, tant que nous sommes, nous nous efforçons d'épuiser la coupe de l'existence.

Tant que nos besoins et nos désirs sont en proportion avec nos moyens et nos facultés, nous pouvons fournir une carrière aussi longue qu'heureuse; mais lorsque nous allons au-delà des bornes de notre condition, nous devenons malheureux : tel berger a vécu content pendant toute sa vie, qui serait devenu inconsolable si on l'eût élevé sur un trône. Souvent, c'est la seule comparaison qui nous rend misérables, tandis que nous ne le sommes point en réalité. Dans un état au-dessous de la médiocrité, on peut jouir de ce bonheur, qui prolonge la santé et la vie plus que chez les enfans des rois.

L'unique source de toute longévité ne saurait être que la modération et l'égalité du moral, comme celle du physique, parce que tout extrême ne dure pas, et que le milieu est le chemin de la santé, comme celui de la vertu. Comme les machines les mieux organisées durent plus long-temps que les autres, il est naturel de croire que les individus les mieux constitués, obtiennent un plus grand nombre d'années : cependant il en est rarement ainsi; on se fie à sa force, on s'abandonne aux passions, et souvent aux excès les plus ruineux. De là tant de jeunes gens succombent aux plus terribles maladies, à la fleur même de l'âge, tandis que des êtres débiles, des femmes délicates, qui fuient avec soin tout ce qui peut déranger leur petite santé, parviennent paisiblement à l'âge le plus avancé.

Si la modération et la tempérance doivent être consultées en toutes choses, c'est principalement lorsqu'il est question de longévité. Si vous connaissez la quantité de nourriture qui vous est nécessaire chaque jour, vous avez trouvé le moyen de conserver long-temps la santé et la vie. « Vous ne serez jamais malade, dit Sanctorius, si vous prenez soin de ne jamais avoir d'indigestions ou de crudités. » L'exemple le plus remarquable est celui de Louis Cornaro, ce noble vénitien, qui garantit si bien sa débile constitution de toute atteinte, par la plus exacte sobriété, qu'il parvint au-delà de quatre-vingt-quinze ans. Le jurisconsulte Barthole conserva long-temps la netteté de son esprit et la vigueur de sa santé par un régime sévère et régulier. Les anciens n'atteignaient ces âges prodigieux qui nous étonnent, que parce qu'ils se contentaient de simples végétaux. Mais rien ne prouve mieux que c'est la sobriété, surtout, qui produit la longévité, que l'histoire des ordres religieux.

Les jouissances excessives de l'amour, surtout avant que le corps soit pleinement formé, deviennent la cause la plus commune des morts prématurées. Il est incalculable combien, chaque jour, elles tuent d'individus, surtout à l'époque de la force. On tombe malade, on digère mal, on éprouve des maux de nerfs, on est frappé d'apoplexie, le plus souvent par un coït intempestif ou plus fréquent que les forces ne le permettent. La véritable *eau de Jouvence*, c'est le liquide régénérateur. C'est par lui que le corps raffermi, tendu et endurci, peut résister à toutes les traverses qui l'attendent sur la route de la vie; et c'est par sa déperdition trop fréquente que la machine s'use et que tous ses liens se relâchent,

Rien n'est plus essentiel à l'homme, pour vivre long-temps, que de régler son moral. *Etre toujours en paix avec soi-même*, est un précepte non moins convenable à la santé qu'à la sagesse. Une sensibilité excessive, les afflictions, les chagrins, dévorent la vie; un cœur tendre et passionné, une imagination ardente, une âme triste, appellent les maladies et la mort. La gaîté, l'espérance, le courage, la constance, etc., contribuent à la longévité, ainsi qu'un caractère doux, bienveillant et gai. Laissons-nous conduire par la bonne nature, autant du moins que le comportent les conventions sociales. La médiocrité des biens, un doux loisir, une vie tempérante et active, la paix de l'âme, un cœur noble et généreux, la pratique de la bienfaisance, ce sont là les biens les plus capables de prolonger notre carrière. Jamais on n'a vu un homme triste, craintif, jaloux, dur, haineux, vindicatif, ambitieux, s'avancer au-delà du terme ordinaire de la vie.

Nos lecteurs liront, sans doute, avec intérêt, le morceau suivant, que nous avons extrait de la *Gazette de Santé*, du 15 juillet 1823.

« M. Neumark vient de publier à Ratisbonne un livre curieux sur les moyens d'atteindre un âge avancé. Les exemples, cités par l'auteur, de personnes qui ont vécu quatre-vingt-dix et cent ans, sont pour chacune de ces années au nombre de 12 à 30. Ceux des centenaires jusqu'à cent quinze ans sont plus nombreux; mais ce nombre diminue pour ceux qui ont atteint l'âge de cent seize à cent vingt-trois ans ; il n'est plus que de 4 à 9. Les exemples de personnes âgées de plus de cent vingt-trois ans sont beaucoup plus rares. M. Neumarck n'en cite qu'une seule de deux cent, deux de deux cent quatre-vingts-dix-sept, et une de trois cent soixante ans. Le vieillard qui a atteint ce dernier âge, est, dit-il, un nommé *Jean de Temporibus*, mort en Allemagne en 1128. Il était écuyer de Charlemagne. On compte parmi les centenaires peu de gens d'une haute classe, et peu de médecins. Hippocrate et Dufournel, celui-ci mort à Paris en 1805, à l'âge de cent quinze ans, sont presque les seuls. Le plus grand nombre d'exemples de longévité sont fournis par la Russie, la Suède, la Norwége, le Danemarck, la Hongrie et la Grande-Bretagne. »

La mauvaise qualité des alimens et des boissons, ainsi que l'intempérance, sont les sources les plus fécondes des maladies.

Lorsqu'on ingère dans l'estomac une trop grande quantité d'alimens, il en résulte plusieurs phénomènes dangereux. Ces accidens se manifestent aussitôt après les repas, ou par l'habitude de manger trop. Dans le premier cas, l'individu éprouve tous les symptômes d'une indigestion, ou seulement ceux d'une digestion pénible et laborieuse, des nausées, des vomissemens, des cardialgies, des diarrhées, etc. Dans le second, il se développe chez les grands mangeurs une constitution particulière. Il est possible que, prenant une grande quantité d'alimens, ils restent maigres, parce qu'il n'y en a qu'une petite quantité d'assimilée, et que l'autre est évacuée très-souvent. Leurs selles sont très-abondantes, et la masse de substance alimentaire ne tarde pas à déterminer, sur les intestins, quelque irritation chronique qui les conduit au tombeau, ou à leur causer la presque totalité des maladies, principalement la goutte.

Il ne suffit pas de prendre une très-grande quantité d'alimens pour obtenir une alimentation abondante; il faut encore que l'estomac, le *duodenum*, et les autres intestins soient disposés à les élaborer convenablement; il faut encore que les absorbans soient disposés à enlever à l'intestin la plus grande portion de ses principes nutritifs; enfin que nos parties soient disposées à se les approprier; car l'alimentation ne peut avoir lieu sans le concours de la digestion, de l'absorption et de l'assimilation. Dans d'autres cas, les grands mangeurs absorbent une grande quantité de principe alibile, et leurs organes, principalement le tissu cellulaire, se pénètrent d'une grande quantité de sucs nourriciers; ils engraissent ordinairement par cela même qu'ils sont débilités par l'excès de la table; alors ils deviennent lourds, peu irritables, ils tombent dans l'assoupissement, et sont disposés à l'apoplexie, ainsi qu'à toutes les congestions intérieures.

Il n'y a guère que l'expérience qui puisse faire connaître les alimens et les boissons utiles ou nuisibles à chacun.

Il faut une plus grande quantité de nourriture aux enfans et aux jeunes gens qu'aux hommes d'un âge moyen et aux vieillards; les digestions sont d'autant plus actives que le corps prend plus d'accroissement.

La température est une des sources fécondes de la santé et de la longévité. Il est utile à la santé de ne pas user d'une grande variété de mets à chaque repas. L'expérience a prouvé que le plus grand nombre de ceux qui étaient parvenus à un grand âge avaient vécu sobrement. C'est surtout dans la vieillesse qu'il faut être tempérant; les excès dans les alimens et les liqueurs fortes sont plus dangereux à cet âge que dans aucun autre : il n'est pas rare de voir des vieillards périr d'apoplexie, d'indigestion, etc., pour s'être trop livrés au plaisir de la table.

La triste uniformité ne convient qu'aux personnes faibles, infirmes et valétudinaires. Quant à celles qui jouissent d'une bonne santé, il est bon que leur régime soit varié.

Une bonne constitution indique la force et la vigueur des organes digestifs ; mais ne perdons pas de vue qu'une bonne constitution se maintient par une vie sobre, régulière et exercée; elle suppose une santé durable, la facilité à supporter les travaux, et à résister aux vicissitudes des saisons et aux légers excès dans les alimens et les boissons.

Les signes qui démontrent que les alimens qu'on a pris se digèrent bien, sont de ne ressentir aucun poids dans la région épigastrique, de ne point avoir de rapports, de flatuosités, de hoquet, ni aucune difficulté de respirer; enfin d'éprouver une douce chaleur à la peau, un peu d'élévation dans le pouls, un sentiment de plaisir qui se répand sur tous les organes.

Le régime doit être analogue à la constitution et surtout aux forces de l'estomac. La nourriture de l'homme robuste et vigoureux doit être bien différente de celle de l'homme faible, infirme ou valétudinaire : il lui faut des alimens consistans, tenaces, et qui exercent fortement les organes de la digestion pour exciter et soutenir l'organisme.

Lorsqu'on est sujet à des rapports qui ne sont pas accompagnés de douleurs d'estomac, il faut boire de temps en temps quelques verres d'eau fraîche, aiguisée avec une ou deux gouttes de *l'essence éthérée*, et se reposer.

On se trouve mieux de commencer le repas par des choses salées; tous les ragoûts sont nuisibles, soit qu'on en mange trop à cause de leur saveur qui irrite l'appétit, soit parce qu'ils se digèrent moins bien. Le dessert ne nuit pas à un bon estomac; mais il s'aigrit dans les estomacs faibles.

Lorsqu'on a mangé beaucoup, la digestion se fait plus aisément en buvant un verre d'eau froide, sans sucre (1).

---

(1) C'est une erreur vulgaire de croire que le sucre est un sel dissolvant : le sucre est nourrissant, mucilagineux et adoucissant ; ainsi un verre d'eau sucrée, après les grands repas, n'est pas préférable à un verre d'eau. L'eau pure et fraîche humecte, donne du ton à l'estomac, et de là à tout l'organisme ; elle aide la digestion, dissout les matières excrémentielles. Les buveurs

On mange et on dort beaucoup plus en hiver que dans les autres saisons ; aussi l'hiver amène ordinairement la pléthore : c'est pourquoi il est plus utile d'user du *purgatif* dès les premiers jours du printemps, pour se préserver des maladies plus fréquentes dans cette saison. On conçoit donc aisément que les moyens curatifs les plus efficaces sont les purgatifs, pour combattre les maladies qui sont le plus fréquemment bilieuses et catarrhales, dans le printemps.

Le régime des différens âges de la vie doit avoir pour base celui des constitutions et des saisons qui leur sont analogues ; la constitution de l'enfance est la pituiteuse ; celle de la jeunesse est la sanguine ; celle de l'âge viril, la bilieuse ; enfin, celle de la vieillesse, la mélancolique ou la pituiteuse.

Indépendamment de l'influence qu'exercent les différences des constitutions, des saisons, des localités, des habitudes, etc., sur la prolongation de notre existence, serait-ce un sophisme que de pré-

---

d'eau mangent beaucoup, digèrent bien, et parviennent à une grande vieillesse. L'eau convient à tous les âges et à toutes les constitutions. *Bois de l'eau*, dit fréquemment le célèbre Dubois aux jeunes gens qui le consultent, *bois de l'eau, te dis-je.*

C'est encore une erreur commune que celle des personnes qui enlèvent au café ses principes amers et aromatiques, en ajoutant à leur tasse de café une grande quantité de sucre, c'est comme s'ils buvaient un verre de sirop : l'eau fraîche est le meilleur dissolvant.

tendre que le mode des gouvernemens ne lui est pas étranger. En effet, le calme des monarchies, la verge de fer du despotisme doivent agir d'une manière contraire sur le moral, comme sur le physique de l'homme, et produire des effets bien différens.

Il est hardi sans doute de résoudre cette grande question : Quel est le gouvernement le plus convenable à la santé? Je répondrai : Le plus conforme à la nature est sans contredit le meilleur. Dans cet état, l'homme libre de crainte, en respectant les lois, fort de leur protection, pourra poursuivre la carrière qu'il se sera tracée, et l'avenir pour lui sera doux et paisible ; le calme n'est-il pas le baume de l'existence ?

Dans tous les temps, les climats, les gouvernemens ont influé sur l'économie de notre système ; combien cette grande vérité n'est-elle pas encore plus frappante à une époque où nous avons vu passer devant nous les événemens de trente siècles ! Nous avons donc plus reçu, plus supporté de commotions, en faisant successivement l'essai de tous les régimes. Ne devons-nous pas faire quelque attention au grand développement des qualités intellectuelles résultant, 1°. des révolutions qui ont mis tout en question ; 2°. d'une forme de gouvernement, où chacun s'associe aux grands intérêts nationaux ; 3°. de la grande impulsion qui a été imprimée aux sciences et aux arts, et à la tension plus considérable des facultés intellectuelles d'un plus grand nombre d'individus? Cette tension a produit l'irritabilité dans les organes cérébraux, et a fait affluer le sang dans la tête; c'est pourquoi nous voyons de nos jours les apoplexies foudroyantes beaucoup plus multipliées qu'autrefois.

En scrutant les secrets de l'organisation, en observant les phénomènes de la vie physique, ne sait-on pas que les circonstances variées dans lesquelles les Français se sont trouvés, ont dû troubler le juste équilibre des fonctions organiques de la tête, en nous trouvant associés aux grandes discussions qui tant de fois ont changé l'ordre social? Notre irritabilité n'a-t-elle pas été fortement ébranlée dans nos affections, dans nos intérêts?

L'observation n'a-t-elle pas fait reconnaître que ces événemens ont occasionné une perturbation cérébrale, et l'afflux des humeurs vers l'encéphale? Les moyens hygiéniques dont nous parlons auraient-ils pu fournir des moyens suffisans de curation?

Les positions physiques qui ont influé sur les chances de la vie, les événemens de l'état social, les divers gouvernemens, les déplacemens de fortune, les lois, la source des erreurs ou des vérités répandues, n'ont-ils pas été une perturbation suffisante pour projecter le sang vers la tête? Les mouvemens vitaux, tels que la digestion, la circulation, les sécrétions des différentes humeurs, dépendent très-probablement d'un autre principe d'action résidant dans le cerveau.

Quel est l'homme impartial qui pourrait se dissimuler que le souffle de la discorde, toutes les passions hostiles, la terreur, l'indignation, la vengeance peuvent, à la voix, et même à l'aspect d'un seul homme, enflammer tout-à-coup une grande multitude?

La hardiesse des examens, en un mot toutes les dispositions et les circonstances dans lesquelles la France s'est trouvée, ont acquis un nouveau degré d'énergie par l'effet de la plus étonnante commotion politique, dont l'histoire ait conservé le souvenir; mais actuellement que le mouvement sera réduit à ne plus être que celui des idées et non celui des passions, j'ose affirmer que les affections cérébrales seront plus lentes et moins funestes. La marche mesurée d'un gouvernement fixe et établi, doit nécessairement y contribuer. D'ailleurs plus les hommes seront éclairés et sages, plus ils redouteront les secousses.

En admettant notre système de révulsion vers le canal intestinal, une médecine préventive est, certes, bien préférable à la médecine curative dont la puissance dans les affections subites est si incertaine et si peu positive. Les causes dont nous parlons ont imprimé à tout l'organe cérébral et sensitif un surcroît remarquable d'activité et d'irritabilité. Lorsque les circonstances dont elles ont été accompagnées ont excité vivement les passions de l'âme, leur continuité a dû produire l'afflux du sang vers le cerveau: de là les apoplexies foudroyantes.

C'est une observation qu'on a eu malheureusement trop d'occasions de faire chez les individus qui ont exercé des fonctions publiques.

Ce que nous pourrions établir en général sur ce sujet, rentrerait presque toujours dans des considérations exposées ailleurs assez en détail (voyez nos paragraphes sur les tempéramens, sur la double organisation de l'homme, et sur l'apoplexie); ce que nous pourrions ajouter encore nous forcerait de tracer des tableaux d'autres maladies, et d'entrer dans des explications médicales trop circonstanciées, qui seraient absolument étrangères au but et au plan de cet ouvrage.

MANIÈRE

D'EMPLOYER LE TONI-PURGATIF.

Il importe que la digestion soit terminée avant de prendre la dose de ce médicament, convenable à tel ou à tel tempérament ; l'heure de la journée est indifférente : l'estomac ne connaît point les horloges. Il est nécessaire cependant qu'il se soit écoulé un espace de cinq à six heures, après un repas modéré; c'est pourquoi nous conseillons de prendre le *toni-purgatif*, le matin de très-bonne heure.

Plusieurs personnes, notamment les Anglais, préfèrent en faire usage le soir avant de se coucher; c'est alors, disent-ils, que leurs médecins ont coutume d'administrer les purgations, afin que l'estomac et le canal intestinal, exerçant des fonctions automatiques, se débarrassent plus facilement des matières bilieuses et glaireuses qui interrompent les fonctions digestives. Il est vrai que dans cet intervalle de repos, le cerveau n'agissant pas sur l'estomac, les purgations opèrent beaucoup mieux ; mais il est vrai aussi que l'on est exposé à être éveillé par les effets du *toni-purgatif*, inconvénient qui n'a pas lieu le matin.

Le malade n'a pas besoin de s'abreuver de tisanes, de se débiliter l'estomac par des boissons quelconques, avant l'usage du *toni-purgatif*. Nulle saison, à la rigueur, ne s'oppose à son usage : cependant une température douce est plus favorable. Ce médicament possède un avantage inappréciable, c'est qu'il n'est altérable dans aucun climat.

Les doses, après qu'on aura remué la bouteille, seront mesurées avec une cuillère à soupe, et réunies dans un verre ordinaire, bien propre ; elles doivent toujours être proportionnées au tempérament des personnes, et au besoin plus ou moins urgent qu'on éprouve de se procurer des évacuations. Chez les uns, une seule cuillerée est suffisante; chez les autres, deux ou trois cuillerées sont nécessaires pour obtenir l'effet désiré : une cuillerée suffit ordinairement aux enfans de six à huit ans; une dose qui opère avec lenteur, ne doit être répétée que d'après le mode indiqué ci-dessus.

Si la première dose d'une simple cuillerée n'a pas produit des évacuations suffisantes, et que le malade éprouve les mêmes symptômes, que la langue soit chargée, pâteuse, que l'estomac soit encore embarrassé, que l'appétit soit languissant, on augmentera l'usage d'une cuillerée, et même de plus dans la suite, si le besoin l'exige; car il est souvent préjudiciable de ne prendre que de faibles doses, qui ne procurent que des évacuations insuffisantes, puisque c'est par l'expulsion des humeurs, causes occasionnelles d'un grand nombre de maladies, que l'on peut obtenir le soulagement désiré.

Si une dose, augmentée et portée successivement jusqu'à quatre cuillerées, ne produisait pas au moins une douzaine d'évacuations, il vaudrait mieux réitérer de temps en temps la même dose plutôt que d'outrepasser cette quantité de quatre cuillerées.

Aussitôt que ce médicament fait ressentir ses effets, c'est-à-dire que la dose a opéré plusieurs fois, le malade doit faire usage soit du bouillon coupé, soit du bouillon maigre, du petit-lait, d'un thé léger, d'une infusion de tilleul avec ou sans sucre; mais il est nécessaire que ces diverses boissons soient tièdes, pendant la durée des évacuations.

Lorsque l'estomac est débarrassé et qu'il n'y a plus ni renvoi ni rapport de la dose, le malade prend un bouillon gras, ou un léger potage, si toutefois il ne sort pas d'une longue maladie ; et, une heure après, il peut faire usage des alimens dont il a contracté l'habitude, en préférant néanmoins les viandes légères, telles que les poulets ou les viandes rôties, selon son goût et son appétit, les alimens gras ou maigres, et en s'abstenant de ceux qui seraient trop salés ou d'une digestion trop pénible. Il peut user de la boisson à laquelle il est accoutumé, sans s'interdire l'usage modéré d'un bon vin trempé avec l'eau. Il doit éviter l'intempérance et les autres excès de tous les genres. S'il n'éprouve aucune appétence pour les alimens solides, il aura soin de ne pas négliger de prendre de bons bouillons dans lesquels on aura fait bouillir une poule, car c'est le meilleur moyen de réparer les déperditions qui ont eu lieu par les voies inférieures.

Le malade éprouve quelquefois une altération après avoir mangé, ce qui arrive quand on commence l'usage du *toni-purgatif;* alors, il boira de l'eau avec un peu de vin, ou une orangeade, ou une limonade légère, ou un verre d'eau sucrée, à laquelle il ajoutera deux ou trois gouttes de vinaigre, ou d'*essence éthérée* (ce qui vaut toujours mieux). Ces diverses boissons seront prises aussi fraîches qu'il sera possible.

Le malade n'est pas condamné à garder le lit, pas même la chambre, pendant les effets du *toni-purgatif*, à moins que des circonstances impérieuses d'une situation physique ou morbifique ne l'obligent à rester chez lui. Il pourra vaquer à ses occupations habituelles, sans néanmoins trop se fatiguer; il aura seulement l'attention de se vêtir chaudement, et convenablement selon la température.

Si le malade éprouvait des évanouissemens assez forts pour lui faire rejeter la dose du *toni-purgatif*, ou s'il lui survenait des douleurs imprévues, il ferait usage d'un morceau de sucre, arrosé avec quelques gouttes de l'*essence éthérée*, et la purgation serait réitérée le lendemain à des doses proportionnées au besoin.

Le malade ne peut s'attendre à déraciner une maladie chronique, qui, quelquefois, date de plusieurs années, par l'usage d'une simple dose; il éprouvera quelquefois, après plusieurs doses, quelques malaises, de l'affaiblissement, des incommodités qu'il n'avait pas l'habitude de ressentir : cette situation ne devra point l'inquiéter.

Il ne suspendra l'usage du *toni-purgatif* que d'après des indications bien positives; car l'expérience nous a démontré que les évacuations nombreuses ont débarrassé le système de l'économie animale des humeurs qui l'infectaient.

Il est souvent utile de suspendre pendant quelques jours le traitement, ou de ne reprendre les doses qu'après le repos que les circonstances auront exigé; lorsqu'une maladie est récente, l'espace de huit à dix jours est suffisant, en alternant avec des boissons appropriées et analogues à la maladie qu'on veut combattre.

La fréquence d'une purgation, administrée avec le *toni-purgatif*, n'est pas à redouter, puisqu'une quantité de personnes, atteintes de maladies qui avaient résisté aux autres traitemens, en ont été guéries, en usant de ce curatif pendant trente et quarante jours de suite.

Nous connaissons un grand nombre d'individus qui ont la bonne habitude, après avoir pris une cuillerée du *toni-purgatif* et fait usage des boisons indiquées, de prendre le lendemain une tisane quelconque, à laquelle ils ont ajouté une cuillerée de ce médicament sur la quantité de cinq verres à peu près de cette même tisane: c'est une potion laxative dont ils ont souvent fait précéder, accompagner et suivre l'usage.

Bien des personnes ont éprouvé, dans leurs maladies, des effets merveilleux de l'usage de deux ou trois cuillerées de *toni-purgatif*, ajoutées à un lavement : c'est une méthode que nous ne saurions trop recommander. En effet, nos consultations journalières nous démontrent que des individus, qui ont suivi la méthode de prendre trois lavemens successifs, à la suite l'un de l'autre, et surtout en mêlant à chaque lavement deux à trois cuillerées de *toni-purgatif*, ont éprouvé un bienfait signalé dans presque toutes les infirmités pour lesquelles ils s'étaient adressés à notre bureau consultatif.

En commençant le traitement d'un malade, il est important d'avoir égard à la plus ou moins grande intensité, à l'espèce, à l'ancienneté de sa maladie, parce que les doses du *toni-purgatif* doivent être proportionnées, d'après le type raisonné de ces diverses circonstances. En effet, les évacuans qui produisent un résultat ostensible, réclamant la circonspection qu'exigent les organes sur lesquels ils agissent, et la sensibilité de chaque individu n'étant pas facile à connaître, c'est à la personne qui fait usage la première fois de ce médicament, à tâtonner, pour ainsi dire, jusqu'à ce qu'elle ait trouvé le volume des doses qu'il convient de lui administrer. Celui qui est familiarisé avec notre méthode, possède un grand avantage sur celui qui ne la connaît point encore. Les effets de ce médicament dépendent de l'abondance des matières qui séjournent dans l'estomac et le canal intestinal, et des dispositions de la constitution organique, puisqu'il n'agit pas de même sur tous les individus.

Les grandes personnes des deux sexes commenceront l'usage du *toni-purgatif* par la dose d'une ou deux cuillerées à soupe. Les enfans d'un à deux ans et au-dessous sont ordinairement évacués par la dose d'une cuillerée ; on peut en donner deux aux enfans de quatre à sept ans.

Si le malade, de quelque âge que ce soit, évacue autant que les autres personnes, il ne faut ni s'en étonner ni diminuer la dose ; s'il reçoit le soulagement espéré, il faut réduire cette dose à une moindre quantité.

L'action des *purgatifs* est quelquefois retardée par des circonstances imprévues ; elle est toujours subordonnée au tempérament, à l'âge et au sexe; elle est tardive chez les uns, accélérée chez les autres. Les uns éprouvent des effets évacuans au bout d'une heure et même après une première dose ordinaire; chez les autres, les évacuations ne se manifestent quelquefois qu'après trois, quatre et même cinq heures, que la dose a été prise. Les uns sont débarrassés au bout de quelques heures de l'effet de leur dose; les autres l'éprouvent plus lentement pendant douze heures et quelquefois davantage. Comment ne pas admettre la dissemblance des tempéramens? Elle dérive nécessairement ou de la sensibilité et des diverses impressions qui lui sont inhérentes, ou de la surabondance plus ou moins grande des humeurs à évacuer; ces variations sont si multipliées qu'il est impossible d'en fixer le résultat dans un mode quelconque d'ordonnance médicale.

Les personnes qui auront commencé un traitement pour combattre un genre des maladies chroniques, dont nous avons parlé dans notre ouvrage, pourront se livrer aux diverses occupations que leur position sociale exige, pendant l'intervalle où la dose de ce médicament aura cessé d'agir; mais il est important de leur faire remarquer qu'une fatigue quelconque, physique ou morale, leur est interdite, et que ce n'est que comme agrément, ou comme une utile diversion, que nous indiquons l'occupation. Ces mêmes personnes sont dispensées de garder le lit, si leur état de maladie ne les y oblige pas, et même de séjourner dans la chambre, surtout dans le beau temps, ou lorsqu'elles n'ont pas à redouter l'action de la température, ou l'intempérie des saisons. La prudence est, sans doute, la mère de la sûreté; mais un exercice convenable facilite, chez quelques personnes, les effets des médicamens ; et c'est pour cette raison que les médecins des eaux minérales recommandent impérieusement l'exercice aux buveurs de ces eaux, afin d'en connaître les résultats.

Dans le cours du traitement d'une maladie quelconque, et particulièrement des maladies chroniques, dont nous n'avons pas prétendu nous écarter, les doses purgatives peuvent cesser d'opérer, autant pendant le cours de leur emploi que dans le commencement, parce que le canal alimentaire ne peut toujours être dans le même état de plénitude. Comme l'essentiel est de guérir et de détruire la cause des maladies, les gens du monde doivent se laisser instruire, et non dédaigner les vérités consignées dans notre ouvrage. Combien n'avons-nous pas vu d'individus, foulant aux pieds nos maximes, périr pour avoir prêté l'oreille aux préventions irréfléchies que notre système à provoquées chez quelques médecins, contempteurs de tout ce qui n'émane pas de leur bouche ou de leur plume ! Doivent-ils être crus sur leur parole, ou d'après les succès qu'ils obtiennent ?

Quand une dose est insuffisante pour expulser suffisamment la plénitude humorale, il arrive quelquefois que le malade éprouve des malaises qu'il n'eût point ressentis si la dose eût été plus considérable, parce que cette faible dose a mis les humeurs en mouvement sans les évacuer ; c'est donc dans ce cas qu'il est nécessaire d'administrer une dose plus forte et plus volumineuse.

Quelle est la boisson la plus convenable quand on a pris la dose ou les doses dans une juste proportion ? Pendant que le *toni-purgatif* opère, on ne doit prendre aucune boisson, pour ne pas s'exposer à rendre les doses par le vomissement ; mais aussitôt que le malade ressent le besoin d'aller à la garde-robe, il doit avoir recours aux boissons dont nous avons déjà parlé. Chez quelques personnes, une demi-pinte est suffisante ; chez quelques autres, une plus grande quantité est nécessaire. On divisera cette boisson en verres ou demi-verres, surtout pour humecter la bouche, lorsqu'on éprouve de la soif ou de l'altération. Cette boisson, comme nous l'avons déjà dit, peut se composer d'un thé léger, de bouillon aux herbes, de petit-lait, d'eau sucrée, d'eau panée ou colorée avec un peu de vin. Le tout sera pris tiède pendant l'effet de la dose.

Pour ce qui est du régime indiqué pendant les divers traitemens auxquels les malades sont assujettis, nous ne manquerons jamais d'observer l'âge, le sexe, le tempérament, le genre, l'espèce et l'intensité de la maladie : c'est la vraie base de l'art de guérir ; ce qui réussit, en effet, chez les uns, ne réussit point chez les autres. Nous dirons néanmoins, dans le cas présent, que si le malade prenait des alimens avant que son estomac eût été débarrassé, ce viscère pourrait les rejeter, faute d'avoir acquis les forces digestives pour les assimiler convenablement. Le malade jugera, mieux que personne, le moment où il doit prendre un bouillon gras ; c'est surtout lorsqu'il n'éprouve plus aucun rapport ou renvoi à la bouche, ou plus sûrement encore lorsque la disposition de l'estomac pour recevoir la nourriture ne s'y oppose pas. S'il ne vient pas d'éprouver les atteintes d'une maladie aiguë, il prendra un potâge composé selon son goût, ou une soupe quelconque, ou bien il peut laisser un intervalle entre le bouillon et le potage. S'il éprouve de l'appétit, il n'y a pas un grand inconvénient à le satisfaire, pourvu que ce soit avec la prudence que peut exiger sa situation; mais il vaut mieux multiplier ses repas que de prendre une grande quantité d'alimens à la fois: peu et souvent. Une nourriture salubre est indispensable: point de fruits crûs, abstinence de légumes et de salades; les alimens âcres, trop salés ou de haut goût, les échauffans, les irritans, doivent être sévèrement interdits.

On usera du vin avec la modération convenable, surtout lorsqu'il est mêlé avec une quantité d'eau suffisante. Il est inutile de dire que les liqueurs doivent être absolument bannies de notre traitement. C'est, selon nous, le plus funeste présent que la chimie ait pu faire à l'espèce humaine, que la distillation des liqueurs fortes. Il est plus nécessaire alors que dans toutes les autres circonstances de la vie, de s'abstenir d'en faire usage les jours où l'on a pris le *toni-purgatif*.

Dans le cas imprévu où un malade, après avoir pris trop tôt des alimens solides ou même une soupe, rejetterait ces alimens ou cette soupe au dehors par le vomissement, il n'y aurait pas d'inconvénient à en réitérer une moindre quantité quelque temps après. En général, l'usage de bouillons, même aux herbes, est préférable à toutes les tisanes débilitantes dont les malades abusent souvent, même pendant la convalescence.

Lorsqu'un malade est obligé de répéter les doses évacuantes, il est nécessaire de profiter de l'intervalle qui existe entre une dose et la digestion du bouillon ou de la soupe: plus le repas est léger, plutôt il est digéré, et plutôt la dose évacuante peut être répétée. Si le malade n'a pris qu'une soupe, deux heures suffisent pour répéter la dose évacuante.

Quels sont donc les soins généraux les plus appropriés à l'emploi du *toni-purgatif?* La propreté est une des premières bases de la santé : c'est surtout lorsqu'un malade a été soumis à des évacuations, que la plus grande propreté est nécessaire; il est donc important d'employer les mesures les plus convenables pour qu'il ne puisse être incommodé par les déjections alvines. Le linge doit être très-souvent changé. Le sommeil, ce grand réparateur des déperditions, sera respecté et protégé par toutes les précautions analogues. Un malade, fatigué après les évacuations, est plus susceptible de recevoir des affections morales qu'il est important de lui éviter; on doit donc l'encourager, et lui procurer les agrémens que sa position sociale lui permet. Comme l'air qu'il respire influe plus puissamment qu'on ne croit sur ses habitudes physiques, on ouvrira souvent les fenêtres pour renouveler l'air, en prenant néanmoins des précautions, afin qu'il ne puisse en être incommodé. Cette mesure est tout aussi importante pour les personnes qui entourent le malade que pour lui.

N. B. Les malades ne doivent pas négliger l'usage des lavemens émolliens avec une décoction de guimauve ou de graines de lin, le jour même que les évacuations ont été effectuées. Les lavemens émolliens, répétés plusieurs jours de suite, et même pendant une semaine, dans lesquels on a eu soin d'ajouter trois cuillerées de *toni-purgatif*, ont produit l'effet d'une ou plusieurs purgations, et de notables soulagemens à des malades qui étaient trop débiles pour être évacués différemment.

TABLEAU DES DOSES

PROPORTIONNÉES AUX DIFFÉRENS AGES.

POUR LES ENFANS D'UN A TROIS ANS.

Faible, une cuillerée à café.
Fort, deux cuillerées à café.

DE TROIS A SEPT ANS.

Faible, deux cuillerées à café.
Robuste, de trois à quatre cuillerées à café.
Malade, une à deux cuillerées à café.

DE SEPT A QUATORZE ANS.

Pour une demoiselle	Faible, une demi-cuillerée à soupe. Forte, une cuillerée à soupe. Malade, une demi-cuillerée à soupe.
Pour un garçon	Faible, une cuillerée à soupe. Fort, une cuillerée et demie à soupe. Malade, une cuillerée à soupe.

DE QUATORZE A VINGT-UN AN.

Pour une demoiselle	Faible, une demi-cuillerée à soupe à une cuillerée. Forte, une cuillerée à soupe à une cuillerée et demie. Malade, une demi-cuillerée à soupe à une cuillerée.
Pour un garçon	Faible, une cuillerée à soupe. Fort, une à deux cuillerées à soupe. Malade, d'une demi à une et demi-cuillerée à soupe.

DE VINGT A CINQUANTE ANS.

Pour une femme	Faible, une à deux cuillerées à soupe. Forte, deux à trois cuillerées à soupe. Malade, une à deux cuillerées à soupe.
Pour un homme	Faible, une à trois cuillerées à soupe. Fort, de deux à quatre cuillerées à soupe. Malade, une à deux cuillerées à soupe.

DE CINQUANTE A SOIXANTE-CINQ ANS.

Pour une femme	Faible, d'une demi-cuillerée à soupe à une cuil. et demie. Forte, une à deux cuillerées à soupe. Malade, d'une cuillerée à soupe à une cuillerée et demie.
Pour un homme	Faible, une à deux cuillerées à soupe. Fort, deux à trois cuillerées à soupe. Malade, une à deux cuillerées à soupe.

DE SOIXANTE-CINQ A SOIXANTE-QUINZE ANS.

Pour une femme	Faible, une demi à une cuillerée à soupe. Forte, une cuillerée à une cuillerée et demie à soupe. Malade, une cuillerée à soupe.
Pour un homme	Faible, une cuillerée à soupe. Fort, une à deux cuillerées à soupe. Malade, une cuillerée à soupe.

Nous observons que, pour les lavemens émolliens, la dose du *toni-purgatif* doit être double et même triple dans plusieurs circonstances.

Il est souvent nécessaire, pour les enfans d'un an à trois ans, de leur administrer la dose dans trois ou quatre cuillerées à soupe, de lait ou de petit-lait, ou, mieux encore, une pareille quantité d'eau dans laquelle on ajoutera une cuillerée à soupe de sirop de gomme ou de guimauve.

NOTICE
SUR LES GRAINS
DE SANTÉ
DU DOCTEUR FRANCK.

JUSQU'ICI on ne s'est occupé que des méthodes curatives pour les maladies de longue durée ; un mode préservatif serait bien préférable. *Ils connaissaient*, dit Bichat, *mieux que nos modernes mécaniciens, les lois de l'économie, les anciens qui croyaient que les sombres affections s'évacuaient par les purgatifs, avec les mauvaises humeurs. En débarrassant les premières voies, ils en faisaient disparaître la cause de ses affections. Voyez, en effet, quelle sombre teinte répand sur nous l'embarras des organes gastriques.* Les Grains de Santé ont la propriété de remédier aux maux d'estomac, de chasser les vents, de rétablir le cours des règles, et de dissiper la mélancolie. Ils entraînent, surtout par leur qualité purgative, les humeurs qui séjournent dans les viscères du bas-ventre, de quelque nature qu'elles soient. C'est le meilleur de tous les purgatifs qu'on appelle ordinairement de précaution, puisqu'il s'oppose à la saburre bilieuse et glaireuse des premières voies, et qu'il restitue le coloris et l'embonpoint. Il rétablit l'appétit, favorise la lenteur des digestions, guérit les hydropisies commençantes et les engorgemens du foie et de la rate. En le donnant aux enfans, il détruit les vers. Il n'a aucun mauvais goût ; on le prend dans une cuillerée de soupe au dîner, et le lendemain matin il produit son effet. FRANCK, professeur de médecine, a remarqué que ceux à qui il l'a prescrit, ont été exempts de fièvres intermittentes, putrides et malignes.

40 à 50 *grains dissous dans l'eau bouillante, et pris dans un lavement, ont opéré des effets merveilleux dans plusieurs maladies aiguës et chroniques.*

S'adresser A PARIS, *rue d'Antin*, n°. 10, AU BUREAU DES CONSULTATIONS MÉDICALES.

Et dans les départemens, au bureau de la poste.

EXTRAIT DU JOURNAL DE PARIS.

Du 9 septembre 1800.

REYNES, *médecin et président du Comité de Bienfaisance, à M.* MAREST, *médecin, rue de la Loi.*

Vous me demandez, mon cher confrère, quelles sont les propriétés des GRAINS DE SANTÉ, et dans quel cas on peut les administrer avec efficacité, et s'ils sont spécifiques dans toute espèce de maladies. Je vous dirai avec ma franchise accoutumée, qu'il n'y a point de spécifique dans la nature. Pringle, médecin anglais, l'a prouvé par des faits et des observations incontestables. Le quinquina, le mercure, l'opium, subtances auxquelles on a jadis donné ce nom, ne le méritent point, puisque les fièvres intermittentes résistent souvent au quinquina, que le mercure ne guérit pas toujours les maladies vénériennes, et que l'opium n'a pas, dans tous les cas, une vertu narcotique. Quoi qu'il en soit, l'action des Grains de Santé se borne sur les viscères abdominaux, surtout lorsqu'il y a beaucoup de saburre et de glaires à évacuer; ils ont l'avantage alors de ne pas occasioner des épreintes ni des déjections douloureuses. Ils sont infiniment préférables au séné combiné avec la manne et les sels neutres. Il ne faut pas se dissimuler que ces *médecines*, le matin à jeun, ne fassent une impression agaçante sur les membranes veloutés de l'estomac, et que les boissons chaudes, prises pour aider l'action de ses purgatifs, n'affaiblissent ce viscère si nécessaire à la digestion, et centre de la sympathie de l'économie animale. D'ailleurs, tout le monde sait combien les purgations liquides et noires sont désagréables au goût et à l'odorat. Les Grains de Santé n'ont pas cet inconvénient, qui est majeur, surtout pour le sexe et l'enfance; ils n'ont aucun mauvais goût ni odeur, et ils procurent une purgation dont l'effet est le plus doux, et le moins fatigant. J'en ai constamment éprouvé les meilleurs effets, soit à mon égard, soit pour ceux à qui je les ai prescrits; c'est un moyen curatif dans les empâtemens du foie et les engorgemens du bas-ventre. En chassant les vers, ils désobstruent les glandes du mésentère des enfans. J'ai vu plusieurs dépôts laiteux résister aux remèdes indiqués, même à l'anti-laiteux de Weisse, être guéris par leur usage. A petite dose, ils donnent toujours de l'appétit, remédient aux digestions lentes et laborieuses, expulsent les vents, dissipent la mélancolie et la migraine. Toutes ces propriétés les rendent très-recommandables, et doivent les placer au nombre des meilleurs médicamens. Je sais qu'un des premiers magistrats a fait usage des Grains de Santé avec le plus grand succès, et qu'il s'en est parfaitement bien trouvé dans une maladie chronique bilieuse.

Salut et dévouement,

Reynes, *rue des Gravilliers*, n°. 10.

EXTRAIT DU JOURNAL DES DÉBATS.

Apollon était un médecin aussi habile, pour le moins, que son fils Esculape; il y a donc une grande affinité entre la littérature et la médecine; elles ont le même dieu : les bons auteurs sont les médecins de l'âme. Je ne sais quel roi d'Egypte avait fait graver sur sa bibliothèque, aussi bien fournie de livres que la boutique d'un apothicaire l'est aujourd'hui de drogues : *Apothicairerie de l'âme.* Je mettrais bien ici le titre en grec, tel qu'il est rapporté par les historiens, mais cela ne servirait de rien; l'essentiel serait de le mettre en égyptien, et nous ne l'avons pas en cette langue.

Un des grands moyens de la médecine est la purgation; souvent elle purge les humeurs à peu près comme le théâtre purge les passions; il y a deux sortes de purgations médicinales, une qui suit la maladie, l'autre qui la précède où la prévient, et qu'on appelle à cause de cela *médecine de précaution.* Si celle-ci produisait toujours l'effet qu'on en attend, ce serait bien la meilleure.

Les plus habiles médecins ont cherché les moyens les plus simples et les plus prompts de débarrasser quelquefois le corps des humeurs superflues, sans cependant interrompre le régime ordinaire et le cours de l'économie animale, interruption qui entraîne toujours des inconvéniens fâcheux. Le problème de la médecine est de prévenir les maladies : la plupart des médecins prétendent que l'exercice et la sobriété sont les seuls moyens d'atteindre ce but; d'autres prétendent que, malgré l'exercice et la sobriété, il peut survenir des embarras, des engorgemens, un épaississement qui demandent l'usage de quelques remèdes, sans qu'on soit obligé de se constituer en état de maladie; c'est à quoi le docteur Franck paraît être parvenu par la composition de ses pilules antibilieuses connues sous le nom de *Grains de Santé.*

Ce remède jouit depuis long-temps d'une juste célébrité : il est approuvé des gens de l'art, et ne peut être rangé au nombre des recettes des charlatans et empiriques, puisqu'il émane d'une officine légale. Il purge doucement, sans dégoût, sans embarras, sans empêcher qu'on ne vaque à ses affaires : il a tous les bénéfices des médecines ordinaires, et n'en a pas les charges :

c'est un remède simple, il peut même dans les campagnes tenir lieu de pharmacie. Ces Grains de Santé sont fort supérieurs aux poudres d'Ailhaud, dont le goût était détestable, l'effet médiocre, et que le charlatanisme avait mises en vogue : elles ont depuis long-temps perdu leur crédit. La préparation du docteur Franck, conforme aux principes de la saine médecine et de la nouvelle chimie, est aujourd'hui d'un usage presque général, et mérite sa réputation.

Au surplus, le décret du 14 juin 1805 nous dispense d'en faire un plus grand éloge.

S'adresser rue d'Antin, n°. 10, A PARIS, AU BUREAU DES CONSULTATIONS MÉDICALES.

Et dans les départemens, au bureau de la poste.

Paris, le 1er. juin 1805.

MONSIEUR,

Tous les médecins ont applaudi à l'heureuse idée qui vous a déterminé à publier l'administration des pilules dites du docteur Franck ; leur nom est aimable, ce sont des *Grains de Santé ;* leur couleur argentine flatte l'œil au lieu de l'effrayer. Modestes, malgré leur célébrité, elles aiment à se cacher sous un aliment quelconque au moment où on les avale, et elles traversent *incognito* le gosier d'un gourmand. Ces pilules antibilieuses purgent depuis dix ans l'Europe, à son très-grand contentement. Les rois et les bergers s'en trouvent bien ; et si elles eussent été connues sous le règne du grand Frédéric, ce roi protecteur de la gastronomie n'eût pas trouvé son tombeau dans un pâté d'anguilles.

L'invention de ces Grains de Santé est une de ces vérités simples qui frappent et persuadent dès qu'elles sont connues : c'est donc aux médecins à les faire connaître comme toutes les vérités dont la société peut attendre quelque bien. On commence à les préférer à la manne, au séné et autres purgations liquides et dégoûtantes. J'ai lu avec satisfaction la mention honorable qui en a été insérée dans le Journal de Médecine. L'approbation de nos confrères est au-dessus des suffrages vulgaires : on n'est jamais mieux apprécié que par ses pairs.

LEFÈVRE, Médecin-Docteur de la Faculté de Paris.

Salins, le 7 février 1807.

Monsieur et cher Confrère,

Monsieur le directeur de la poste aux lettres de cette ville m'a remis de votre part une boîte de Grains de Santé, avec la lettre que vous m'avez fait l'honneur de m'écrire ; veuillez en recevoir mes remercîmens.

Depuis plusieurs années, j'ai conseillé l'usage de ce remède à plusieurs malades, qui, tous, s'en sont bien trouvés. Vous l'indiquez comme vermifuge en lavement ; je ne doute nullement qu'il ne remplisse cette indication ; j'en ai fait usage en topique appliqué sur l'ombilic chez les petits enfans affectés de fièvre vermineuse, et il a parfaitement réussi.

Veuillez recevoir de nouveau mes sentimens de gratitude, et l'assurance de ceux d'estime avec lesquels j'ai l'honneur d'être,

Monsieur et cher Confrère, votre très-humble et très-obéissant serviteur,

FAIVRES, Doct. Méd.

SERVICE DE SANTÉ.

MARINE.

Brest, le 23 janvier 1805.

Les membres du Conseil de santé de Brest certifient avoir individuellement employé les Grains de Santé du docteur Franck, et que, s'étant communiqué les résultats qu'ils ont observés de leur administration, ils les ont unanimement reconnus pour un purgatif fort doux, méritant en général la réputation dont ils jouissent.

PICHON, Méd.	DUBREUIL, Méd.	BILLARD Méd.	DUPRÉ Méd.
	THAUMIEZ, Chir.	DURET, Chir.	

Toulon, le 24 mars 1805.

Le Conseil de santé navale, à monsieur PERRIN, *directeur de la poste.*

Nous nous sommes mutuellement communiqué les lettres que vous avez pris la peine de nous écrire individuellement, et nous avons conféré de leur contenu selon vos désirs.

Les Grains de Santé sont connus depuis quelque temps de deux de nos membres, de M. Becqueret, qui les a analysés, et de M. Manne, qui les a administrés, à l'invitation du préfet du Var.

Il résulte des expériences, que les Grains de Santé sont un purgatif doux, propre à enlever la saburre et les glaires des premières voies, à remédier aux empâtemens du foie, à chasser les vents, et à désobstruer les glandes du mésentère des enfans. Ils ont produit des effets salutaires dans les engorgemens lymphatiques ; mais nous estimons qu'il faut s'en abstenir dans les dyssenteries, les diarrhées, les pertes de sang des femmes et les hémorroïdes.

Nous avons l'honneur de vous saluer,

NÉGRIN, Méd.	MANNE, Méd.	HURAN, Méd.	CAUDEIRON, Méd.

Paris, 19 novembre 1801.

Le Comité de Bienfaisance, aux Préfets des Départemens.

MONSIEUR LE PRÉFET,

Depuis long-temps notre Comité emploie, avec le plus grand succès, pour les indigens de notre division, un remède bienfaisant et salutaire; nous avons pensé qu'il était important de vous le faire connaître, ce sont les Grains de Santé du docteur Franck : c'est un purgatif dont l'action est la plus douce et la moins fatigante; nos officiers de santé en ont constamment éprouvé les meilleurs effets. Nous vous invitons à le faire adopter en faveur des indigens de votre préfecture. Le plus grand avantage qui doit vous déterminer à en propager l'usage, c'est l'économie; une boîte de trois francs vous donnera les moyens d'être utile à vingt-cinq personnes, tandis qu'une médecine noire et dégoûtante coûte vingt-cinq ou trente sous.

Nous avons cru qu'il suffirait d'indiquer à votre philantropie les avantages précieux de ce médicament, afin que vous vous empressiez de le faire adopter en faveur des pauvres; au surplus, ce remède, approuvé par le Gouvernement, peut suppléer les boîtes médicamentales que l'on envoyait jadis aux intendans.

Nous avons l'honneur de vous saluer,

GUIGNARD, Méd. BLONDEL, REYNE,

DEWALT, Méd. Président, D. M.

MOREAU, Méd.

PETIT, Méd. D. LAMY, Adj.

MICHAULT, Officier de Santé. DUNAU, MELLET, Officier de santé.

BELLIER, Officier de santé.

Vu en légalisation des signatures de MM. Guignard, Blondel, Reyne, Dewalt, Moreau, Petit, Lamy, Michault, Dunau, Mellet et Bellier.

A la Mairie du 6e. arrondissement de Paris, le 23 novembre 1801.

GALLET,	SOUHART,	BRICOGNE,
Secrétaire.	Adjoint.	Maire.

Vu par moi Préfet du département de la Seine,

MEJEAN, Secrétaire général.

Vu par moi Ministre de l'intérieur,

CHAPTAL.

MANIÈRE de faire usage des Grains de santé.

Ce purgatif bienfaisant n'a aucun mauvais goût, pourvu qu'on avale les grains ensemble ou séparément dans les premières cuillerées de soupe, en dînant et en soupant. On les enveloppe avec le pain, le riz, le vermicelle, la semoule, ou mieux encore dans une cuillerée d'eau ou de bouillon. La dose est de huit, et même plus, suivant l'âge et le tempérament; et quatre suffisent pour les enfans au-dessous de sept ans. On mange à son ordinaire, et le lendemain matin les évacuations bilieuses et glaireuses se succèdent. L'usage de ces grains, à petite dose, est salutaire à la santé, surtout dans les engorgemens des viscères du bas-ventre, et dans les constipations. Cet excellent remède n'exige ni régime ni tisane; il se conserve toujours sans jamais perdre aucune de ses propriétés. Il est utile de boire quelques tasses de thé dans la soirée. Quarante à cinquante grains dissous dans l'eau bouillante, et pris dans un lavement, opèrent des effets merveilleux dans les maladies aiguës et chroniques. Administrés de cette manière aux enfans, ils tuent les vers ascarides. La dose doit être proportionnée à leur âge. On peut prendre ces grains dans les premières cuillerées de café, de chocolat, de lait, ou bien avant le dîner ou souper. Une infusion de thé avec l'écorce de citron dans la matinée, sera une boisson très-appropriée.

Trente grains dissous dans le vin chaud qu'on étend sur du coton, appliqué sur l'estomac, ont opéré de bons effets.

La Gazette de Santé du 21 mars recommande l'usage de ce remède dans cette saison.

POUDRE CAPITALE DE SAINT-ANGE.

Cette poudre est excellente pour guérir les maux de tête, les étourdissemens, les vapeurs, la migraine, et autres incomm tés du système cérébral, qui peuvent affecter les organes de l'odorat, de la vue et de l'ouïe. Un grand nombre d'observations en prouvent l'efficacité contre les affections morbifiques de la tête, et notamment contre ce qu'on appelle vulgairement rhumes de cerveau. Il faut en respirer par le nez une prise de temps en temps dans la journée, suivant le besoin, comme on prend une prise de tabac. Les personnes qui font usage de tabac se trouvent très-bien de parfumer leur tabatière, en y ajoutant quelques prises de cette poudre capitale.

Cette poudre, perfectionnée selon l'art, par un des bons pharmaciens de la capitale, se distribue au BUREAU DES CONSULTATIONS MÉDICALES, RUE D'ANTIN, nº. 10.

Et dans les départemens, au bureau de la poste.

DISSERTATION

SUR

L'UTILITÉ DES FRICTIONS JOURNALIÈRES.

Perfectionner de jour en jour dans les arts, comme dans les sciences médicales, telle est la prérogative inhérente à l'époque actuelle; telle est aussi la source des découvertes utiles à l'humanité. La soumission du raisonnement à l'observation, fait le caractère de la science moderne. Jusqu'à ce jour, l'emploi des frictions, cette branche importante de l'art de guérir, semble avoir été négligé. Un très-petit nombre de médecins habiles avaient employé ce mode de préservation ou de curation. Les anciens faisaient un usage assez fréquent des frictions. Elles furent recommandées par Asclépiade, qui faisait dépendre la conservation de la santé de la juste proportion des pores avec les corpuscules auxquels ils doivent livrer passage. Celse dit qu'il fut l'inventeur de cette pratique.

On trouve le passage suivant dans le livre d'Hippocrate : *De articulis multarum rerum peritum esse medicum expedit, et non minùs frictionis.* Ce père de la médecine employa plusieurs fois les frictions médicamenteuses, dans le traitement des maladies des femmes, surtout pour irriter la menstruation trop languissante.

L'utilité des frictions, comme moyen prophylactique, laisse entrevoir tout l'avantage qu'on peut en retirer dans le traitement de quelques maladies. Du temps de Galien, on les employait contre les fièvres intermittentes Un de leurs principaux effets est de rompre le spasme et la concentration des forces sur l'épigastre.

Chaque point de la surface, dit le docteur Alibert (1), *a, pour ainsi dire, son mode de plaisir et de douleur; les maladies les plus variées sont le résultat de l'exaltation excessive, ou de la prostration extrême de ses forces vitales.* Mais quel est le pathologiste que ces nombreuses connexions sympathiques avec les organes intérieurs n'ont pas frappé? Il est démontré qu'il existe une analogie, une connexion sympathique entre les organes internes et ceux de l'épiderme. Mascagni écrivait à l'illustre professeur Desgenettes : *Les innombrables éminences qui sont à la surface de nos corps, sont couvertes des bouches béantes des vaisseaux absorbans les plus déliés, qui forment d'abord le tissu de l'épiderme, ensuite les réseaux, puis les branches, enfin les troncs majeurs. Les plans intérieurs communiquent avec les extérieurs : ainsi toutes les parties correspondent avec la peau.... Quand les médicamens seront introduits par cette voie dans le torrent de la circulation, ils produiront certainement de très-grands effets. Nous avons donc lieu d'espérer maintenant qu'on pourra faire les applications les plus heureuses de la connaissance du système absorbant à la pratique de la médecine dont les progrès doivent être le but de nos travaux comme l'objet de nos désirs.*

Nous savons que les médicamens employés en frictions agissent tantôt par absorption, tantôt par sympathie, peut-être en même temps, par ces deux modes.

Lorsque des scrutateurs infatigables des secrets de la nature enrichirent l'art de guérir, dans le commencement de ce siècle, d'un grand nombre de faits nouveaux, les médecins se familiarisèrent avec la méthode iatraleptique. Spallanzani fit beaucoup d'expériences sur le suc gastrique, et lui attribua de grandes propriétés médicales. Ballerini, Salmon, Botta, Tourdes, confirmèrent, par leurs expériences, les effets de cette méthode, et MM. Alibert, Pinel et Duméril, chargés de les répéter, reconnurent l'action purgative, diurétique et fébrifuge de plusieurs médicamens appliqués à l'extérieur.

Personne n'a fait autant d'expériences sur les propriétés des frictions médicamenteuses que le docteur Chrestien, de Montpellier. Il les a opposées à un grand nombre de maladies, et presque toujours, dit-il, avec le plus grand succès. Barthez lui écrivait : *Je me trouve de plus en plus confirmé dans mon opinion, sur l'utilité singulière que votre méthode doit avoir dans plusieurs cas difficiles, où les remèdes internes n'ont pas de succès, ou ne réussissent qu'imparfaitement.*

---

(1) Ce savant médecin, dans sa pratique éclairée et dans son grand ouvrage sur les maladies de la peau, apprécie avec discernement les frictions.

Ce célèbre médecin de Montpellier a obtenu, dit-il, des effets admirables d'une Essence antispasmodique, chez une jeune fille atteinte d'une fièvre pernicieuse, liée à une suppression de menstrues. Les émétiques, les purgatifs, les toniques, donnés avec libéralité, exaspérèrent à un tel point les symptômes ataxiques, unis à ceux d'une prostration extrême, que M. Chrestien désespérait presque de la malade ; mais des frictions avec cette Essence, sur la partie interne des cuisses, sur l'abdomen, rappelèrent le flux périodique, et guérirent la fièvre très-rapidement.

Les frictions ont été souvent utiles pour les rhumatismes : elles calment les douleurs, rétablissent la transpiration, modèrent la violence des attaques, écartent l'insomnie, régularisent la circulation, dégagent les articulations, et augmentent la chaleur générale.

Les hypocondriaques, les mélancoliques se portent mieux, en usant de frictions qui leur rendent l'hilarité si utile à la santé, en fortifiant le tissu des organes.

Le docteur Dufour, membre de notre bureau de Consultations médicales, a observé que M......, âgé de cinquante-quatre ans, d'un tempérament bilieux, éprouvait depuis long-temps de fréquentes attaques de lumbago, compliqué de rétention d'urine, et qui développait les symptômes les plus graves. Le malade était atteint depuis long-temps d'une douleur sciatique qui avait causé la claudication. Lorsque ce médecin fut appelé auprès de lui, celui-ci ressentait le long du rachis une douleur vive qui se propageait dans la cavité abdominale, et se faisait surtout sentir dans la région de la vessie. L'abdomen était douloureux, les urines ne coulaient que goutte à goutte, un vomissement violent avait lieu, le pouls était faible, le visage décomposé, les yeux avaient perdu leur éclat, la douleur avait disparu des extrémités, divers antispasmodiques à l'intérieur, les émolliens sur le ventre, n'eurent aucun effet. Le vomissement cessa, mais fut remplacé par un hoquet insupportable. Le gonflement de l'abdomen était joint à une sensibilité extrême. Ce médecin fit frictionner pendant la nuit, avec une dose suffisante de l'Essence dont nous allons parler, mêlée avec une eau savonneuse chaude, l'abdomen et la partie interne des cuisses, en employant à chaque heure une once de la liqueur. Peu de temps après la première friction, les urines coulèrent avec plus de facilité, et la douleur fut moins vive. Deux nouvelles frictions augmentèrent beaucoup cette amélioration, et le malade dormit après la quatrième ; les frictions discontinuées pendant quelque temps, furent reprises, et faites de trois heures en trois heures. Bientôt le malade fut délivré de tous ses maux.

Plusieurs observations prouvent que des céphalalgies violentes, des sciatiques rebelles, des douleurs rhumatismales opiniâtres, situées en différentes parties du corps, ont été guéries par les frictions sur la peau avec cette même Essence. Ses effets ont été manifestes, et ne peuvent être révoqués en doute dans une affection cardialgique qu'éprouvait un jeune homme de trente ans, d'un tempérament bilieux, qui éprouvait depuis vingt jours une cardialgie qui lui laissait peu de momens exempts de souffrances : la même Essence n'a pas eu moins de succès dans une maladie nerveuse convulsive avec perte de connaissance. Une demoiselle de vingt-deux ans, d'un tempérament pléthorique, d'une constitution forte, est atteinte d'une maladie nerveuse, qui présente quelque analogie avec l'épilepsie, et liée avec une irrégularité très-ancienne des menstrues causée par une vive frayeur. Des frictions avec cette Essence rétablissent le calme dans le système nerveux. De nouvelles affections morales rappellent la maladie, et le même traitement réussit encore en stimulant les appareils organiques.

Nous avons fait cesser, par ces frictions antispasmodiques, une ischurie sympathique. Une dame d'environ cinquante ans, arrivée à l'époque critique, d'un tempérament lymphatique bilieux, ayant le système nerveux d'une sensibilité extraordinaire, éprouva une strangurie dans le cours d'une maladie gastrique ; des frictions furent faites sur la colonne vertébrale et sur les reins ; deux suffirent pour enlever toute sensation douloureuse. Les mêmes frictions sur le bas-ventre ont fait cesser plusieurs fois des coliques qui avaient résisté aux remèdes internes appropriés en pareil cas. L'hypocondrie et la mélancolie ont disparu.

La méthode iatraleptique offre des ressources très-variées aux praticiens ; c'est une terre encore peu défrichée, et qui promet les plus beaux fruits.

Un établissement mieux organisé que celui de Vienne en Autriche, manquait à la capitale ; ce sera donc rue d'Antin, nº. 10, que les frictions médicamenteuses seront administrées avec le plus grand succès.

Cette méthode, branche essentielle de la thérapeutique, réussit souvent entre des mains habiles. L'estomac de beaucoup de malades se familiarise tellement avec les médicamens, que les plus énergiques d'entre eux perdent toute leur action ; alors les frictions les remplacent avec beaucoup d'avantage. Certaines idiosyncrasies défendent l'usage intérieur de quelques médicamens ; ainsi on a vu des individus ne pouvoir supporter l'opium, à la plus faible dose, et cependant ce narcotique, employé à l'extérieur, produisait chez eux les meilleurs effets. Les frictions médicamenteuses méritent la préférence sur les méthodes ordinaires dans la plupart des maladies des systèmes lymphatique et cellulaire. Cette méthode a ajouté au domaine de la thérapeutique ; elle a obtenu, dans plusieurs cas, des succès non contestés, elle en promet beaucoup, et les médecins qui ont soutenu sa cause, la plupart avec autant de talent que de zèle, sont dignes des plus grands éloges. Le célèbre Corvisart a employé souvent avec le plus grand succès la percussion frictionnante pour soulager les maladies organiques du cœur et de la poitrine; ce praticien recommandable en a fait usage dans les engorgemens du foie et des viscères du bas-ventre. Il les a employées pendant les convalescences pour tonifier les organes et relever les forces abattues. *Cette action tonique extérieure est souvent préférable*, disait-il, *au vin de Bordeaux ou de Malaga, qui n'agissent dans l'estomac que d'une manière sympathique sur l'organisme.*

L'utilité des frictions, les indications importantes qu'elles remplissent, les font considérer par les modernes comme une des ressources les plus précieuses de l'art de guérir. Tous les auteurs s'accordent à dire que l'emploi des frictions détermine, dans l'économie animale, un changement, accompagné des plus agréables sensations, et dont difficilement on se ferait une idée. La peau devient plus douce et plus flexible, et ressent un bien-être qui donne à l'existence un charme tout nouveau. A la fatigue que l'on éprouvait, succède un sentiment de légèreté qui rend propre à tous les exercices du corps; les muscles, rendus à leur contractibilité naturelle, agissent avec plus d'énergie et plus de facilité : on croirait que le sang coule plus largement dans les vaisseaux qui le contiennent; les forces physiques éprouvent des changemens salutaires; les fonctions du cerveau, qui sont si souvent modifiées par celles-ci, présentent bientôt un surcroît d'activité remarquable; l'imagination se développe, le tableau riant des plaisirs se retrace sous un jour plus voluptueux et sous des couleurs plus vives. Il y a augmentation de l'exhalation habituelle à la surface de la membrane éminemment vasculaire ou nerveuse, dont toutes nos parties sont revêtues. Ses effets ne sont pas moins remarquables sur les organes de la locomotion; nous ne saurions douter que les maladies ne soient singulièrement modifiées par l'usage de cette Essence en frictions, puisque les fonctions de la vie peuvent l'être en état de santé.

Les Egyptiens, dit M. Larrey, emploient les frictions à la suite des bains, contre quelques maladies externes; il ajoute qu'ils les opposent assez à propos aux phlegmasies; les indigènes leur attribuent une foule de propriétés, comme *de remédier aux maladies dans lesquelles les fluides sont disposés à stagner*. M. Petit-Radel lui donne le même usage; il les juge convenables dans la leucophlegmatie et le rhumatisme.

Les auteurs de l'article *Bain* du Dictionnaire des Sciences médicales, pensent même que l'usage de cette pratique est une des causes de l'absence de la goutte chez les Orientaux. La théorie nous conduirait sans doute à penser qu'il pourrait parfaitement convenir dans les maladies qui ont leur siége dans des organes sur lesquels son influence est directe : ainsi les dartres, l'éléphantiasis des Grecs et des Arabes, les différens engorgemens chroniques de la peau et des tissus cellulaires subjacens, le rhumatisme chronique, les contractions spasmodiques des muscles, et peut-être le tétanos, la paralysie qui n'a pas sa source dans une lésion cérébrale, la goutte, la faiblesse ou la roideur des articulations, la fausse ankilose, le rachitisme, pourraient non-seulement être modifiés par les frictions, mais encore être guéris lorsque l'on choisirait pour son emploi des circonstances opportunes.

L'emploi de l'or en frictions semblait oublié dans ces derniers temps, lorsque le célèbre médecin dont nous avons parlé, le docteur Chrestien, annonça qu'il avait reconnu à ce métal des propriétés médicamenteuses très-efficaces, et qu'il en avait tiré grand parti contre des affections scrofuleuses et syphilitiques. Il a adressé à l'Institut (Académie des Sciences), un travail volumineux. Les commissaires de cette compagnie ont fait des expériences pour en apprécier les vertus. Au moyen de frictions d'or, ils sont parvenus à cicatriser des ulcères scrofuleux, à résoudre des engorgemens syphilitiques, à mettre fin à des douleurs ostéocopes insupportables, à dissiper d'anciennes ophthalmies, des maux de gorge opiniâtres, des dartres, et à d'autres éruptions qui avaient résisté à tous les autres remèdes.

---

*Manière d'employer l'*Essence (1) *éthérée et balsamique, pour conserver la santé.*

1°. Cette teinture nervino-tonique a la propriété de maintenir la fraîcheur, la propreté de la bouche, la blancheur des dents. Les lèvres et les gencives deviennent plus fraîches, plus vermeilles. Le Journal des Modes en a consacré la vogue justement méritée, en l'appelant *Nouvelle Fontaine de Jouvence.*

2°. Elle est utile aux personnes d'un tempérament débile, en frictions pour le tissu de la peau, pour la transpiration et la conservation de la santé, en stimulant les appareils organiques.

3°. Lorsqu'on emploie les frictions sur l'estomac avec les mains humectées de cette Essence, la digestion s'opère plus rapidement, l'appétit se rétablit, et les fonctions des viscères abdominaux s'exécutent plus facilement.

---

(1) C'est la teinture antispasmodique du docteur Chrestien de Montpellier, perfectionnée par les Membres du bureau des Consultations médicales.

4°. Son usage journalier rend l'haleine douce. Quelques gouttes dans l'eau parfument et adoucissent la peau après la barbe. En lavant ainsi la figure et les yeux, elle fortifie la vue.

5°. Cette Essence, inspirée par les narines, devient salutaire, et surtout en frottant la région des tempes. La dose d'une ou deux cuillerées dans un lavement fournit un excellent curatif. Que de coliques, de maux d'estomac n'ont-ils pas été guéris par l'application d'un morceau de mie de pain imprégné avec cette Essence.

6°. Il est nécessaire de faire dissoudre dans une quantité d'eau bouillante une dose suffisante de savon, et mêler avec moitié de cette Essence, pour frictionner les parties du corps qui en seront susceptibles. Ces frictions sur les extrémités inférieures et sur les bras, ont été d'un secours inouï dans plusieurs maladies aiguës et chroniques. Plusieurs observations prouvent qu'elles ont été un moyen préservatif contre quelques maladies, et surtout contre les maladies contagieuses, putrides et malignes.

7°. Les personnes sédentaires suppléeront au défaut d'exercice en frictionnant la surface du corps avec cette Essence, le matin en se levant, et le soir en se couchant. C'est de cette manière qu'elle a été employée par M. Distel, premier chirurgien du Roi, pour soulager les douleurs.

8°. Dans les congestions cérébrales, les maux de tête, un bain de pied très-chaud avec une demi-livre de moutarde pulvérisée, deux poignées de sel gris, une demi-bouteille de vinaigre, une quantité d'eau suffisante, aiguisée avec un demi-flacon de cette Essence, détourne l'irritation, et prévient les apoplexies foudroyantes.

9°. Dans les rhumes et même les catarrhes, il est urgent d'en faire chauffer une quantité suffisante, et d'en frotter les pieds, en les enveloppant avec des morceaux de flanelle ou de laine, avant de se mettre au lit. La transpiration alors se rétablit.

10°. Des compresses de flanelle, ou de coton, arrosées de cette Essence chaude, appliquées sur les douleurs rhumatismales, les dissipent et préviennent les accidens qui en sont la suite, en fortifiant le tissu des organes. Le docteur Pinel l'emploie de cette manière.

11°. Plusieurs médecins et chirurgiens l'ont employée avec succès à la dose d'une cuillerée à café dans un verre d'eau sucrée, dans les circonstances où le vin de quinquina est indiqué. Le Dr. Jeanroi avait observé que la dose de deux cuillerées dans la même quantité d'eau, neutralise les glaires pituiteuses, qu'elle est un bon stomachique, et qu'elle débarrasse des vents et des flatuosités. La dose de cette mixtion est de quatre cuillerées dans la journée, plus ou moins suivant l'âge.

12°. En versant une bouteille d'Essence dans un bain, même d'eaux minérales, et en se frottant les pieds après le bain, plusieurs individus ont été guéris de maladies chroniques et nerveuses. Elle peut même au besoin suppléer aux bains. Il est souvent utile de la modifier avec moitié d'une eau de guimauve, surtout lorsqu'on frictionnera les enfans cacochymes.

13°. Les docteurs Alibert, premier médecin ordinaire du Roi, Sue, médecin en chef de la maison militaire et civile du Roi, Tartra, médecin du deuxième dispensaire de Paris, Giraudy, secrétaire perpétuel de la société de médecine-pratique, et plusieurs autres médecins célèbres de Paris, ont observé qu'en employant cette Essence en frictions sur la colonne vertébrale et sur la région épigastrique, pendant les convalescences, la santé se rétablissait plus promptement. En Allemagne, et surtout en Angleterre, les frictions sont plus usitées qu'en France. On en fait usage avec succès pour réparer les fatigues d'un voyage sur terre et sur mer, et pour retarder la vieillesse.

14°. Une considération qui doit déterminer pour son usage, c'est qu'elle a été perfectionnée par M. Lecourt, un des pharmaciens les plus distingués de Paris, selon la prescription des docteurs, membres du comité des Consultations Médicales.

15°. En faisant usage de cette essence intérieurement, mixtionnée comme il est dit ci-dessus, dans un verre d'eau sucrée, et en s'en faisant frotter les reins, sans mixtion, les émissions involontaires de semence des organes génitaux ont été supprimées en tonifiant ces parties. Cette Essence, approuvée par la Société de médecine-pratique, est à l'usage des cours de France et de Russie.

Nous ne mentionnons ici qu'en abrégé les sublimes propriétés des Grains de Santé du docteur Franck; c'est un des meilleurs purgatifs de précaution; c'est un remède souverain contre les vents et les flatuosités du bas-ventre; c'est un antidote puissant contre les vers du canal intestinal; ils remédient aux maux d'estomac, en s'opposant à la saburre bilieuse et glaireuse des premières voies: ces Grains de Santé rétablissent l'appétit en favorisant la lenteur des digestions; ils guérissent les engorgemens du foie et de la rate; ils n'ont ni mauvais goût ni mauvaise odeur, et sont préférables aux médecines noires liquides et dégoûtantes.

Si les personnes qui font usage des Grains de Santé du docteur Franck n'ont pas été suffisamment évacuées, elles pourront avoir recours au toni-purgatif annoncé dans cet ouvrage, dont deux cuillerées suffisent pour exciter cinq à six évacuations. Ce purgatif perfectionné n'a ni mauvais goût ni odeur; il possède tous les avantages de la médecine de Leroy, sans en avoir les inconvéniens. On peut d'ailleurs recourir à la lecture du volume qui donne les plus grands détails sur cet objet. Cet ouvrage se vend au dépôt général, rue d'Antin, n°. 10, où l'on peut prendre de plus amples renseignemens.

Parmi les expériences nombreuses qui ont été faites de l'Essence éthérée et balsamique, les membres de la Société de médecine-pratique de Paris ont particulièrement préconisé l'emploi d'une ou deux cuillerées à café de cette Essence dans un verre d'eau sucrée. Les médecins et les chirurgiens se convaincront aisément, en dégustant cette mixtion, qu'elle peut devenir très-utile dans une infinité d'indications médicales qui se présentent dans le cours des maladies aiguës et chroniques. Ce mélange possède les avantages du vin de quinquina, et surtout ses propriétés fébrifuges, toniques, astringentes et antiseptiques. Ces épreuves répétées ont démontré que cette mixtion était même préférable à ce vin, sous plusieurs rapports, et surtout pour l'économie.

DU CHARLATANISME MÉDICAL.

Rien de plus ancien et de plus répandu que le charlatanisme. On le trouve dans tous les temps, dans tous les lieux, dans toutes les professions. Il y a toujours eu des charlatans de religion, de mœurs, de vertu, de science, d'esprit et de fortune. Chez les uns, le charlatanisme tire sa source de l'ignorance qui veut contrefaire le savoir, de la vanité qui veut se faire remarquer; chez les autres, de la soif de l'or, qui se sert de tous les moyens possibles pour combattre le besoin, ou pour arriver à la fortune. Jamais il n'a été plus commun que de nos jours; mais il n'est pas de profession où il soit plus dangereux que celle de médecin, et néanmoins cette espèce de manie a envahi toutes les branches de la science médicale. Partout où il y a des médecins se trouvent des charlatans, dit un auteur célèbre.

La médecine est aujourd'hui une des sciences la plus entourée d'erreurs. Elle ne repose guère que sur une multitude de faits difficiles à observer et à expliquer, sur des traditions pour la plupart inexactes ou fausses : faut-il que le charlatanisme ait encore ajouté à l'incertitude de cette science, qui a une influence journalière et inévitable sur le bien-être et la vie d'un si grand nombre d'individus? Quels efforts ne faudrait-il donc pas pour combattre avec succès les habitudes et les préjugés de la plupart des médecins, qui exploitent ce chaos au lieu de le débrouiller? Ces préjugés tiennent à leur constitution physique, à leurs goûts, à leurs dispositions morales, à leur imagination, à leur paresse, aux opinions qu'ils ont adoptées, aux impressions, aux souvenirs de leur jeune âge, et à des lectures mal digérées?

Dans les temps anciens, la médecine était simple comme la nature : elle consistait dans un régime frugal, dans un exercice modéré, dans la connaissance et l'usage de quelques plantes médicinales, de quelques remèdes propres à conserver ou à rétablir la santé. Elle était renfermée dans les familles. Caton l'ancien était le médecin de sa femme, de ses enfans et de ses esclaves.

Cette médecine simple et facile était celle d'Hippocrate, à qui l'antiquité a décerné le nom de divin. Rome fut long-temps sans médecins, et la mort n'y exerçait pas plus de ravages qu'ailleurs.

Ce ne fut qu'au temps de Pompée, que l'on vit arriver dans cette capitale du monde un médecin grec, nommé Asclépiade, qui, n'ayant pas réussi au barreau, voulut essayer si la carrière médicale ne lui serait pas plus heureuse. Il fonda une école nouvelle où il mit tout en problême.

De nos jours la médecine a été envisagée sous vingt rapports différens, tous opposés les uns aux autres. C'est ainsi que tous les systèmes en médecine se succèdent, se reproduisent et s'anéantissent tour à tour. L'imagination des uns crée des maladies dont les autres nient l'existence.

Consultez vingt médecins ; n'aurez-vous pas vingt avis différens? Pourrez-vous connaître le meilleur? Votre santé ne sera-t-elle pas livrée aux hasards d'une loterie? Il n'est pas un seul de ces médecins qui n'accuse son confrère d'ignorance, c'est à qui l'emportera sur ses rivaux, *Invidia medicorum pessima.* Il n'est ruse, artifice, qu'on ne mette en usage pour se faire connaître et pour surprendre la bonne foi du public.

Tantôt ce sont des annonces dans les feuilles périodiques, tantôt des cartes fastueuses que l'on distribue chez les portiers des hôtels, tantôt des arrangemens avec des pharmaciens, auxquels on promet de les prôner à condition qu'ils nous prôneront à leur tour, et qu'ils partageront avec nous les bénéfices de leurs drogues (1). Certains d'entre eux ne portent-ils pas le ridicule pour s'accréditer chez des personnes opulentes, jusqu'à se faire demander aux loges d'un théâtre, dans les hôtels garnis, au nom

---

(1) Il est constant qu'un fameux docteur tudesque ordonne très-souvent, à de riches étrangers, des pilules de castoreum, qu'un certain apothicaire vend dix francs, parce qu'il est obligé de donner, par convention stipulée, cinq francs au médecin ordonnatenr.

de M. le duc de ***, ou de madame la comtesse de ***, etc., etc.?

Tel réussit en affectant l'opinion politique des malades. Tel autre en s'affublant du manteau de la religion et de la dévotion : genre hypocrite de savoir-faire, aussi bon pour certains docteurs que beaucoup d'autres.

Quelle vaste galerie de portraits ne fournirait pas le charlatanisme à ma plume, si je voulais peindre ce Protée sous toutes les formes qu'il affecte chaque jour, plus ridicules les unes que les autres, si je voulais adapter à chacun son charlatanisme usuel? On verrait d'abord paraître le médecin sans malades, qui veut acquérir une réputation. Il passe la journée à analyser des maladies dont il a entendu parler, et que, par malheur pour lui, il n'a pu traiter encore; il veut des malades, il lui faut des malades... Grâce à son charlatanisme, il aura des malades. Les journaux ne sont-ils pas là pour improviser sa renommée? Certes, le rédacteur n'aura pas à se plaindre de la reconnaissance du héros de l'article; le prote ne sera pas oublié. Que dis-je? pour être plus sûr de l'éloge, faut-il se charger de la rédaction? Il n'est rien que le docteur ne puisse mettre en usage. Il fera répéter plusieurs fois l'annonce de son ouvrage; il étalera une liste de grands personnages qui ont déjà souscrit. Il fera porter à domicile sa quittance de souscription. S'il ne réussit point par ces manéges, il faut avouer qu'il est malheureux dans son charlatanisme.

Viendrait ensuite le médecin à la mode, s'insinuant dans les salons pour offrir des invitations de bal. D'ailleurs le docteur n'a pu se refuser aux instances de Madame la comtesse, qui a besoin de distractions; elle est très en faveur; elle l'a présenté chez la maréchale; il a eu l'honneur de dîner chez le ministre, et, si elle le veut, il peut tout obtenir. Il a déjà, à la vérité, deux belles places, des titres et des décorations; mais qu'importe, il consent volontiers à intriguer pour en avoir encore. Afin d'arriver à son but, il accompagne madame à la promenade, aux spectacles; il se condamne à dîner chez la comtesse..... deux fois par semaine. La femme de chambre est ravie du docteur; elle en reçoit tant de billets de spectacle! Monsieur le comte trouve toujours le complaisant docteur de son avis. Les petits enfans aiment les bonbons; il n'est pas jusqu'aux croquignoles obligées, qui étaient apportées jadis pour l'épagneul gothique, et aujourd'hui pour le perroquet de madame. Aussi ce n'est qu'une voix : *Ah! le bon docteur! ah! l'aimable docteur!* Peu lui importe que l'on dise le savant docteur; la science pour lui est de réussir.

La pénible indécision d'un troisième est digne de remarque dans les sociétés qu'il fréquente. Serai-je libéral, ou royaliste? car enfin il faut opter. Me voilà donc obligé, pour être appelé et consulté, de rendre mon opinion flexible. La médecine est cependant une science indépendante de l'esprit de parti; autrefois oui; mais aujourd'hui non. Il est tel malade qui prendrait le spleen, si l'on lui ordonnait *la Quotidienne*; et tel autre qui aurait une attaque d'apoplexie, en lisant *le Constitutionnel.* Il y a une grande sagacité à apporter dans les ordonnances à prescrire. Le lit du malade même, ce sanctuaire de la douleur n'exclut pas ces considérations; et les conseils des Galien et des Hippocrates modernes doivent se ressentir de l'esprit de parti. « Non, je ne puis me trouver avec le docteur ***. — Mais c'est un homme d'un grand talent! — D'accord; mais il a des opinions que je ne partage pas, et je ne puis, sans me compromettre, accepter cette consultation. Si M. le duc le savait, je craindrais d'encourir sa disgrâce. » Est-ce là du charlatanisme?

Ne négligeons aucun moyen, se dit ce jeune docteur, à peine sorti des bancs de l'école, qui pour se mettre en vue, et faire parler de lui, voudrait être médecin d'un théâtre. Comment y réussir? comment évincer son confrère? Cette position l'embarrasse. Il faudrait au moins être présenté par la première actrice. Que faire pour attirer ses regards? Prendre un cabriolet, une livrée, s'il le faut; assister tous les soirs au foyer du théâtre; profiter de la première indisposition pour envoyer savoir de ses nouvelles, se faire présenter à une de ses soirées; jouer avec désintéressement; quitter le ton sévère et sérieux, parler des cercles, des bals, des improvisateurs, des arts, des artistes, enfin de tout, excepté de médecine; et l'on finit par faire dire: «Bon dieu! cher docteur! que je regrette de me bien porter; il me semble que ma confiance en vous serait sans bornes. Vous m'appartenez, docteur, vous me prescrirez des congés, des voyages; enfin vous ne ferez pas comme votre confrère, qui n'a ni talent ni complaisances; il m'a sauvé d'une grande maladie, il est vrai, mais il est si ennuyeux! Ainsi, c'est décidé, docteur, je me charge de vous, je ferai votre réputation. » Il devient par elle le médecin de toutes les actrices; il a des loges aux spectacles. Mais a-t-il des malades? a-t-il de la réputation? Patience! il attend. Triste genre de charlatanisme!

Oserons-nous soulever le coin du voile dont se couvre ce docteur hypocrite, qui, par des dehors d'une fausse piété, cherche le moyen de parvenir. Voyez-le dans les temples, désirant attirer les regards des âmes pieuses. Ses démarches ne seront pas infructueuses, il sait que madame la marquise de .... entend la messe de son curé. « Assistons à cette messe, je parviendrai à me faire connaître des sœurs de la charité; la sœur m'introduit dans le couvent des.....; je deviendrai médecin du bureau de bienfaisance; je serai condamné, à la vérité, à monter quelquefois au cinquième étage, mais dans l'espoir d'entrer au premier; en faisant accroire au portier que je suis médecin du corps diplomatique (1), j'arriverai infailliblement au temple de la renommée et peut-être à celui de la fortune. »

---

(1) Tout Paris a connu ce médecin qui ne vous abordait pas dans un salon sans vous dire : *Je suis le médecin de l'ambassadeur persan, je sors de chez le prince de Metternich.* Que de successeurs n'a-t-il pas laissés!

Que pourrions-nous dire de ce médecin musqué, se dirigeant sur la pointe du pied vers le boudoir de cette douairière. La bague obligée, l'épingle au jabot, la tournure médicale moderne, il est le complaisant adulateur de sa malade. Le docteur ici n'ordonne point, il contresigne les ordonnances de la dame. « J'aime mieux du tilleul, docteur. — Eh bien! soit, prenez du tilleul, belle dame. — Ah! pas de médecines noires et dégoûtantes, docteur! — Eh bien! soit, prenez des Grains de Santé. » Ce ton doucereux, insinuant, mielleux, ce laisser-aller de la science exerce un empire despotique sur l'imagination de bien des gens. Ce charlatanisme n'en vaut-il pas un autre?

Peindrai-je ici l'anxiété d'un malade inquiet sur son sort? Il désire ajouter de nouvelles ordonnances à celles qui n'ont pu le guérir. Les assistans demandent une consultation : ces paroles font pâlir le médecin accoutumé à dominer dans la maison ; il redoute la présence de confrères dont il n'est pas aimé. Cette réunion d'êtres incohérens qui se détestent, il faut la subir! Voilà les passions en présence, le choc des amours-propres, la jalousie de métier, la dissimulation concentrée; faut-il le dire, en un mot, concurrence de charlatanerie. Comme ces discussions ne sont pas à la portée des profanes, il serait assez difficile souvent d'en connaître le résultat véritable. Ce qui arrive le plus fréquemment, c'est que chaque docteur croit avoir rempli son devoir. Cependant il faut satisfaire, non l'amphytrion, puisqu'il n'est pas ici question de dîner, mais d'un malade payant. Voulez-vous savoir le point qui les a réunis, c'est de se demander : *La maison est-elle bonne? serons-nous bien payés?*

Les médecins du jour sont anacréontiques, a dit M. Lemercier, dans un de ses ouvrages, dédié à M. Dupuytren. Tous les moyens sont bons pour réussir. Admirons donc l'heureuse inspiration de cet autre docteur; il n'a été appelé jusqu'ici que chez des malades obcurs; les gens du grand monde lui paraissent une clientelle à envier : l'heure du succès va peut-être sonner. Les assemblées littéraires sont aujourd'hui très-fréquentées; il choisit la société des bonnes-lettres; il sait qu'elle est bien composée. Sera-t-il admis parmi ses membres? C'est le but de son espérance; mais il faut justifier de ses titres, de ses qualités, etc. Quoi de plus facile pour lui? n'est-il pas correspondant des sociétés de Turin, de Wilna, d'Iéna, d'Édimbourg, de Copenhague, de Stockolm? Il le serait de Pékin s'il savait qu'il y eût des associations savantes en Chine. Il mentionnera les académies des principales villes de France, et ajoutera vaguement quelques etc., etc., etc., à son bagage titulaire. Reçu à l'unanimité, jouissant du privilége d'abonné, il sera l'admirateur du beau talent du professeur Pariset; il exaltera sa savante élocution. Tous ces éloges sont bien mérités sans doute; mais ne sont-ils pas plutôt adressés au secrétaire de l'académie royale de médecine, qu'à l'éloquent professeur ? Il se flatte d'en être protégé, parce qu'il aspire à devenir un jour associé de cette académie. Mais a-t-il bien prévu l'avenir ? On n'entre pas à l'académie par abonnement ; la pompe de titres si légèrement acquis n'en imposera pas à l'impartial secrétaire perpétuel.

Quel est donc cet autre médecin gascon, qui, voyant tous les autres moyens envahis par ses confrères, s'introduit adroitement dans une pension de jeunes demoiselles ? C'est par là qu'il veut débuter ; il sait qu'il sera mal payé ; mais que de bouches pour établir sa renommée ! Soixante familles entendront parler de lui. « Pas de honte ! supplantons, se dit-il, quelques confrères, mettons notre talent au rabais. N'oublions pas le jour de la distribution des prix, assistons au concert, faisons attention aux demoiselles des noms les plus remarquables, cherchons leur schal, et jouissons du privilége doctoral en le plaçant sur leurs épaules, afin que les parens puissent dire : Que de soins, que d'intérêt le docteur porte à ma fille ! » — « Il faut renvoyer M. ***, dit la maîtresse de pension, je veux demain le faire solder. » Voilà comme les petites choses mènent à une grande réputation. Cette réputation n'est, à ce qu'on dit, que du vent ; mais ce vent-là fait quelquefois tourner le moulin, et y aide souvent.

Que d'autres moyens de charlatanerie se présentent ici à notre imagination ? « J'accepte rarement des dîners en ville, dit le médecin inoccupé ; *mes malades avant tout.* » S'il consent à paraître à table, il a bien soin d'arriver après le potage, et de s'échapper en s'imposant la privation de prendre du café, que sa gouvernante préparait chez lui.

Puisque votre talent se borne à plaire à des valets-de-chambre, à faire une ordonnance symétriquement calculée, avec des signes inintelligibles ; puisque vous êtes parvenu à classer dans votre mémoire ce que quelques-uns de vos prédécesseurs avaient écrit et pensé avant vous ; que vous êtes sans invention, sans esprit, sans âme, vous ne pouvez prétendre qu'à la gloire d'un écho.

De l'intrigue, et vous arriverez. Tranchez ; ayez une volonté forte pour avoir un genre à vous. Vos absurdités même paraîtront des oracles. Ne soyez jamais de l'avis de vos confrères; ayez seul raison. Soyez trivial, faux, bizarre ; soyez dogmatique, soyez même académique ; mais vous n'irez jamais à la postérité, prenez-en votre parti. Aurez-vous du talent? je l'ignore. Mais ayez toujours de l'audace si vous réussissez : criez au scandale des charlatans, et dites que vous ne l'êtes pas. Disons plutôt nous, avec l'Italien : *Noi siamo tutti ciarlatani*; et avec le latin : *Mundus omnis exercet histrioniam.*

S'il est vrai que cette épithète de charlatan appartient plus particulièrement aux médecins, en général, c'est qu'ils ont souvent prêté le flanc, et n'ont que trop malheureusement justifié les préventions des gens du monde.

Il n'y a que les médecins célèbres qui laissent de bons exemples; les médecins médiocres transmettent des ridicules. Relevons-nous donc, lecteur; je vous invite, comme Bacon, *à ne point vous agenouiller devant des fantômes.* Distinguez le praticien honorable, doué d'un esprit juste, sage, profond et méthodique; dédaignez celui qui est naturellement disposé à l'exaltation, à l'obscurité, à la jonglerie. Adoptez les perfectionnemens raisonnés quelle qu'en soit l'origine, et rejettez tout ce qui est vague ou affecté. Souvenez-vous qu'il n'existe qu'une bonne école médicale, dirigée par un seul maître : la nature, et toujours la nature. N'admettez aucune science exclusive, reconnaissez dans quelques *charlatans* des qualités qui leur sont propres, et sachez-leur quelque gré d'avoir cherché à enrichir la pratique de l'art médical, surtout à une époque où les esprits avertis en toutes choses de rechercher le mieux, s'agitent dans tous les sens pour le découvrir et l'atteindre.

Ce serait un examen curieux, dit Vicq-d'Azir, *que celui des grandes réputations et de leurs causes; les ruses que le charlatanisme emploie pour se faire une renommée, sa marche insidieuse, le bruit qu'il fait faire, sont propres à récréer le médecin savant et modeste qui en est le témoin; mais si le spectacle de tels artifices l'amuse un moment, trop souvent celui des succès du charlatan le décourage et l'afflige.* Le savoir-faire n'est pas précisément le charlatanisme; mais plusieurs procédés du charlatanisme font partie du savoir-faire.

Si le Français du siècle de Louis XIV et celui d'aujourd'hui sont dissemblables, les dispositions et les facultés des médecins ne sont-elles pas également différentes ? A l'époque de Molière, ils possédaient un charlatanisme pédantesque qui serait trop ridicule de nos jours ; le temps a apporté des nuances bien sensibles : cela tient au caractère et au ton de la société, qui exigent des plaisanteries plus fines, qui n'admettent qu'une moquerie plus délicate ; aujourd'hui les vices, les travers, les passions sont tout-à-fait disparates. Ce n'est plus sous l'influence d'une vaste perruque ou de la canne à bec-de-corbin, que le charlatanisme aérien de nos jours se réfugie. Pourceaugnac ne serait plus qu'une farce ; la doctrine des deux médecins de cette pièce, dans la scène de la consultation, ne trouverait plus d'imitateurs : les médecins ne citeraient pas aujourd'hui Hippocrate et Galien, ils ont soin d'éviter le galimatias et la pédanterie de cette époque ; et ne fourniraient plus à Molière le texte d'une scène aussi bouffonne. Ce n'est pas en marchant sous la bannière de Thomas Diafoirus, ni sous les ailes de Trissotin que l'on parviendrait dans le monde. Cet amas de non sens et de niaiseries déplairait souverainement.

Mais si cette époque fut féconde en ridicules pédantesques, le temps présent ne l'est pas moins en ridicules prétentieux ; car, ne semble-t-il pas que les qualités essentielles de la plupart des médecins doivent consister, de nos jours, dans beaucoup de jactance, de promptes répliques, un esprit facile à se ployer à toutes sortes de caractères, à flatter tous les goûts, toutes les opinions, toutes les passions, à faire toutes sortes d'efforts pour envahir toutes les places, et supplanter ceux qui depuis long-temps les occupent avec honneur. Les cabales, les intrigues ne sont-elles pas les causes du triomphe de certains concurrens?

Mais, hélas! l'intrigue est au talent ce que le frêlon est à l'abeille, ce que l'herbe parasite est à la plante utile. L'intrigue n'est-elle pas l'inépuisable ressource des petits esprits? cette vérité fâcheuse ne peut-elle pas s'appliquer à un grand nombre de médecins, de Paris surtout? car il est un genre de charlatanisme inhérent à la localité, et qui leur est particulier; c'est une disposition d'esprit, ce sont des nuances ignorées en province. La médecine entre leurs mains a cessé d'être une profession honorable; cette noble science n'est plus chez eux qu'un savoir-faire; disons le mot, qu'un métier. Combien de médecins n'ont-ils pas la bonne foi de convenir avec leurs confrères que leur charlatanisme est obligé? « *Vulgus vult decipi*, disent-ils; *car si nous sommes forcés de niaiser en courant certaines ruelles, n'en accusez que le vulgaire qui est ainsi fabriqué. Les pilules dorées de mie de pain, ordonnées par le fameux Tronchin à une grande dame vaporeuse, n'étaient-elles pas une jonglerie obligée? Nos prescriptions médicales ne sont-elles pas d'obligation? nos malades seraient-ils contens si nous ne prescrivions rien? ne sommes-nous pas des routiniers d'habitude?* »

Ne pourrions-nous pas opposer à la justification de ces médecins beaux-esprits, charlatans habitués des salons de la capitale, la manière grave, consciencieuse des praticiens des villes départementales, où la médecine est plus souvent exempte des intrigues, des menées indignes d'une pareille profession, où l'ambition offre moins de charmes, où les collègues sont moins multipliés, et où les rivalités sont plus vîte démasquées?

Ce n'est que dans l'immensité d'une capitale, que le manége d'un grand personnage médical pouvait se développer impunément. Dans une ville plus circonscrite, l'opinion publique en eût fait justice, et eût devancé, de cinquante années, le *Dictionnaire des sciences médicales*, qui a rappelé les intrigues de son début dans la carrière de la pratique. Le Vaudeville a plaisamment voué au ridicule et aux risées du parterre ce genre gravement bouffon. (1) Aujourd'hui que son astre est pâlissant, que l'existence est prête à lui échapper, ne le voit-on pas encore prêt à saisir toutes les occasions, pour réveiller dans les feuilles périodiques le souvenir d'un nom qui tombe, et d'une renommée à laquelle il a survécu? L'époque où les Lieutaud, les Senac, les Vicq-d'Azir publiaient de bons ouvrages, en honorant leur archiatrie, reviendra-t-elle bientôt?

Ce n'est point dans les murs d'une ville de pro-

---

(1) Voyez la jolie pièce de M. Scribe, intitulée : *Le vieux et le jeune Médecin.*

vince, que se soutiendrait une certaine société de médecine sans existence légale, vrai club de médecins; ce n'est point là que l'on pourrait se donner une importance mensongère en faisant annoncer dans les journaux un prétendu renouvellement de bureau, et en cherchant à accoler son nom à celui de personnages plus ou moins recommandables. Ce n'est que dans la *bonne ville de Paris*, que le public, voyant le nom répété d'un certain membre de cette société, devient la dupe d'une supercherie jésuitique *en robe courte*. Que n'est-il permis de tout dire? l'embarras est de trop parler: les amours-propres sont d'une susceptibilité si désespérante!

Que dirons-nous de certains autres manéges de cet auteur avide de nouveautés, qui n'est pas même original? Il veut faire croire qu'il est inventeur, il n'est que plagiaire; ses prétendues découvertes sont tout au plus une compilation laborieuse de vieux livres, qu'il s'est borné à rajeunir, et de divers systèmes de médecine qui, tour à tour, ont régné dans l'opinion. Eh quoi! la médiocrité usurpera-t-elle toujours la place du génie, dont les conceptions les plus belles sont effacées par des fantaisies bizarres et capricieuses? le champ de bataille restera-t-il toujours à l'intrigue? les petites ruses, les tours d'adresse, réussiront-ils donc sans cesse à celui qui veut faire parler de soi? Il y aurait un volume à faire sur l'esprit de cabale, sur l'influence des coteries médicales et le développement de leurs effets.

S'il existe des médecins doués d'une intrigue audacieuse ; combien d'autres font consister toute leur science dans l'art de composer une formule compliquée et surtout inintelligible au vulgaire! Ils osent espérer faire preuve de savoir aux yeux des personnes qui entourent le malade ; les bonnes femmes, les garde-malades ne sont-elles pas des moyens d'obtenir une clientelle? Ils flattent le goût de la multitude qui mesure trop souvent la science du médecin sur la longueur et la complication de son ordonnance. Qui ne connaît pas en effet les collusions qui existent trop souvent entre plusieurs médecins et certains pharmaciens, leurs conventions écrites ou verbales. Les uns expriment par écrit (1) la quotité de la somme que le pharmacien doit donner au médecin, soit par mois, soit par année; les autres la font dépendre proportionnellement de la valeur du remède ordonné. La préférence accordée à tel pharmacien n'a souvent pas une autre origine : c'est un intérêt calculateur qui les lie au détriment des intérêts sacrés des malades.

Mais s'il existe des trafiquans de formules pharmaceutiques, des marchands d'ordonnances, il est, pour l'honneur de l'art, des praticiens distingués par leur désintéressement, dignes de la confiance publique dans l'exercice de l'art de guérir, des hommes

(1) Il y a des médecins qui ajoutent certains signes convenus avec l'apothicaire, afin que celui-ci exige plus ou moins sur telle ou telle ordonnance.

honorés par leur savoir, leurs profondes études, leurs découvertes.

Ce ne sont pas ces derniers qui calomnieraient les propagateurs de certains médicamens, qui ont *l'audace* de guérir par une méthode opposée, en les désignant, avec un superbe dédain, par un nom qui ne saurait s'appliquer qu'à certains de leurs confrères.

Non, non, leurs dirons-nous, Messieurs les *graves docteurs*, vous qui tâchez, avec tant de soin, d'anathématiser tout ce qui ne rentre pas dans le cercle de vos coteries, tout ce qui s'éloigne du dédale de vos formes médicales, pour se rapprocher de la simplicité de la nature. Ce n'est point par des incriminations, mais par des actes, que vous devez réfuter la pratique de ces hommes que vous ne daignez pas même appeler du nom de vos adversaires; faites mieux qu'eux, et vous n'aurez pas besoin, pour vous faire croire, de prodiguer, avec tant de profusion, des épithètes injurieuses, des mots retentissans et des phrases insignifiantes.

Quoi! c'est au pied du lit du mourant, que vous seuls avez soigné, que vous déclamez contre les prétendus charlatans, dont la main moins savante que la vôtre avait eu le bonheur, jadis, de soulager du moins ses premières douleurs ou de le rappeler à la vie. Quoi! c'est auprès de ce valétudinaire, qui languit depuis quinze ans entre vos mains, que vous dénoncez l'impuissance du charlatanisme! Il faut, messieurs, que vous ayez des fronts d'airain ou une élocution bien séduisante ; et j'admire ici la force des préjugés qui a si bien noué le bandeau dont se couvrent les yeux de la multitude.

Pour nous, qui n'affectons pas un langage si ambitieux; pour nous, qui cherchons à ne parler qu'à la raison, nous nous efforçons et nous ne cesserons de nous efforcer de dessiller les yeux que vous avez fascinés; nous promettrons moins que vous, mais aussi nous tiendrons davantage; nous ne ferons point, de la santé des hommes, l'objet d'essais périlleux; nous marcherons, non point à travers vos prodiges mensongers, mais en suivant la route toujours vraie de l'observation et de la nature ; nous vous occuperons quelquefois de nos succès, en nous écriant : *Naturam videant, intabescant que relictâ.*

Disons-le hardiment : il est presque incontestable que c'est à la médecine populaire, dédaignée par les médecins, qu'un grand nombre de moyens curatifs et préservatifs doivent leur propagation.

Ainsi que la religion naturelle, la vraie médecine est simple à concevoir et facile à pratiquer. Ce n'est pas d'elle que parlait Montaigne, quand il écrivait ces paroles : *J'ai trouvé, sans le secours des médecins, mes maladies aussi douces à supporter et aussi courtes que nul autre, et je n'y ai point mêlé l'amertume de leurs ordonnances.* Aussi Boërhaave, celui qui, peut-être, après Hippocrate, a le plus honoré la médecine et l'humanité, ne craint pas de dire que, *si l'on vient à peser mûrement le bien qu'a procuré aux hommes une poignée de vrais fils d'Es-*

culape, et le mal que l'immense quantité de docteurs de cette profession a fait au genre humain depuis l'origine de l'art jusqu'à ce jour, on pensera sans doute qu'il serait plus avantageux qu'il n'y eût jamais eu de médecins dans le monde. Inst. Med., p. 401.

Certes, ces imposantes autorités ne justifient-elles pas ce que nous avons dit plus haut, et n'anéantissent-elles pas victorieusement les déclamations de quelques jeunes novateurs, qui s'imaginent être les dépositaires privilégiés du feu sacré des autels d'Epidaure. Que dis-je? leurs propres actes les réfutent plus victorieusement encore; car, qui d'entre eux porte la consolation sous le chaume, des secours chez l'indigent des villes, la guérison à tous les malheureux accablés du poids du jour et de la chaleur? Voit-on ces docteurs présomptueux et méprisans se dévouer, sans espérance de salaire, à des œuvres d'humanité? Les malades infortunés ne périraient-ils pas, s'ils n'avaient à attendre de secours que de la main de ces hommes pour qui la porte d'une chaumière est un épouvantail? Mais, par bonheur, le ciel leur a accordé d'autres anges tutélaires; et la sœur de charité, le bon curé, une dame de paroisse, l'impartial chirurgien, aidés des lumières puisées dans les livres populaires qu'il plaît au pédantisme de dénigrer, les consoleront dans leurs angoisses, et la bienfaisance les rendra à la santé avec des médicamens étrangers au charlatanisme des ordonnances.

La Médecine sans Médecin! s'écrieront doctoralement ces orgueilleux adeptes de l'art médical;

un livre populaire écrit par une main hardie ! Oui, sans doute, les médecins les plus instruits n'ont pas craint de populariser leur langage ; ce genre de composition compte parmi ses auteurs, Vanswieten, Lieutaud, Barthez, Sydenham, Boërhaave, Buchan, Tissot, Helvétius, Hufeland, Celse et le grand Hippocrate. Courbez le front devant ces grands noms ! pâlissez devant ces autorités !

Nous venons après ces grands hommes, nous n'effacerons pas leur renommée ; mais nous oserons rectifier les erreurs, que les progrès de la science ont fait découvrir dans leurs ouvrages ; et nous joindrons, à ce qu'ils nous ont révélé dans leurs écrits philantropiques, tout ce que nous ont appris trente années de pratique et d'observations. Les médicamens que nous conseillerons au malade, seront aussi naturels que notre livre sera intelligible. Enfin, bien loin d'envier au public l'honneur de nous entendre, bien loin de l'obliger à se couvrir les yeux et à nous suivre en aveugle, nous nous plaisons à lui parler une langue connue, à lui ouvrir la route que nous nous sommes tracée, et à placer entre ses mains les armes dont il doit repousser le charlatanisme et défendre sa santé.

Nous aimons à le répéter : tout est simple dans la nature, et voilà pourquoi la chirurgie jette maintenant un si grand éclat ; il n'en est pas de cet art comme de la médecine ; elle opère à découvert ; tout est visible dans ses procédés, tout est occulte dans la science médicale ; les plus grands succès couronnent ostensiblement le génie de nos grands chirurgiens : heureux effet d'un organe intellectuel bien constitué et d'une appréhension digitale, savante, et pour ainsi dire inspirée !

Honneur donc aux progrès et à la gloire des connaissances médicales modernes qui ont épuré le jargon scholastique! Honneur à l'art chirurgical! Honneur à celui qui pourra bannir le charlatanisme médical de l'ordre social, et le chasser du temple d'Hippocrate !

J'ai dit de certains médecins ce que j'en pense, sans m'en laisser imposer par les réputations usurpées. Je me ferai jeter la pierre par bien du monde... N'importe... mon parti est pris, quoi qu'il puisse en arriver. La vérité avant tout.

Nous engageons donc toutes les personnes auxquelles leur santé est chère, toutes celles que le charlatanisme a rendues plus ou moins ses victimes, à consulter avec confiance le livre que nous leur avons consacré. Nous avons évité tout ce qui pouvait jeter quelque obscurité sur nos conseils; nous avons banni, autant qu'il a été possible, les mots scientifiques : notre unique but a été d'être utile aux hommes; notre plus flatteuse récompense sera de l'avoir atteint.

FIN.

www.ingramcontent.com/pod-product-compliance
Lightning Source LLC
LaVergne TN
LVHW010122230826
846091LV00001BA/121

9782014051964